Dr LANGLEBERT

TRAITÉ PRATIQUE DES MALADIES DES ORGANES SEXUELS

avec figures dans le texte

PARIS

OCTAVE DOIN ÉDITEUR

A LA MÊME LIBRAIRIE

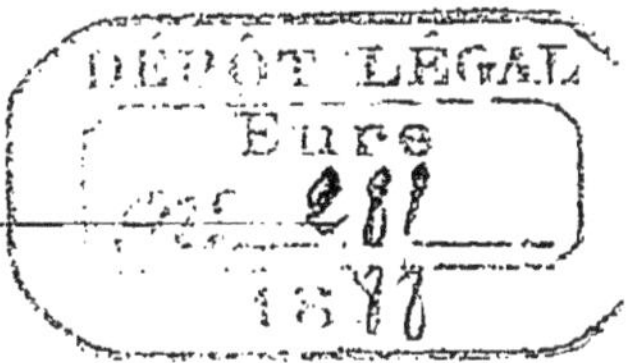

ATLAS DES MALADIES DES VOIES URINAIRES

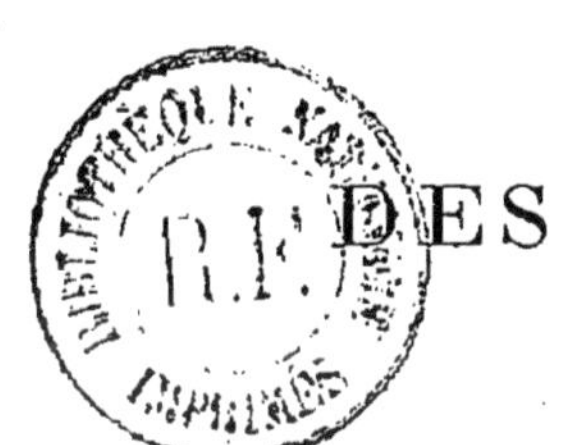

PAR

M. F. GUYON
Professeur de pathologie externe
à la Faculté de médecine de Paris,
Chirurgien de l'hôpital Necker, etc.

M. P. BAZY
Chef de clinique
chirurgicale
à l'Hôtel-Dieu.

L'ouvrage paraît par livraisons de 10 planches en couleur, dessinées d'après nature et représentant les différentes affections des voies urinaires, la plupart de grandeur naturelle.

Il sera complet en 10 livraisons, format petit in-4°. Il contiendra 100 planches et 700 pages de texte.

PRIX DE CHAQUE LIVRAISON... 12 fr. 50

Les livraisons 1 à 4 sont en vente (août 1884.)

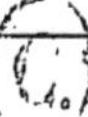

A LA MÊME LIBRAIRIE

MANUEL PRATIQUE
DES MALADIES
DES VOIES URINAIRES
ET
DES ORGANES GÉNITAUX

PAR

LE Dr GÉRARD DELFAU

Ancien Interne des Hôpitaux de Paris.

Un fort volume in-18 de 1,000 pages avec 150 figures dans le texte. Prix. . . . . 11 fr.

Cet ouvrage est divisé en 6 parties consacrées : la 1re, au *Penis ;* la 2e, à *l'Urèthre;* la 3e, à la *Vessie;* la 4e, aux *Reins;* le 5e, à la *Prostate* et la 6e, à l'*Appareil séminal.*

ETUDE
SUR
L'URÉTHRITE CHRONIQUE
BLENNORRHAGIQUE

Blennorrhée, Suintement uréthral, Goutte militaire

PAR

LE Dr R. JAMIN

Ancien Interne des Hôpitaux de Paris.

1 volume, grand in-8° de 225 pages avec 2 planches hors texte. Prix. . . . . 6 fr.

TRAITÉ PRATIQUE
DES MALADIES
DES
ORGANES SEXUELS

BIBLIOTHÈQUE DE L'ÉLÈVE ET DU PRATICIEN

Collection publiée dans le format in-18 jésus. Cartonnage diamant, tranches rouges

OUVRAGES PARUS DANS CETTE COLLECTION :

Manuel pratique de Laryngoscopie et de Laryngologie, par le Dr G. Poyet, ancien interne des hôpitaux de Paris. 1 vol. de 400 pages avec 30 figures de texte et 24 dessins chromolithographiques hors texte. Prix .... 7 fr. 50

Histoire de la Médecine, d'Hippocrate à Broussais et ses successeurs, par J.-M. Guardia. 1 vol. de 600 pages. Prix .... 7 fr. »

Traité pratique de Massage et de Gymnastique médicale, par le Dr J. Schreiber, ancien professeur libre à l'Université de Vienne, membre des Sociétés d'Hygiène et d'Hydrologie de Paris. 1 vol. de 350 pages avec 117 figures dans le texte. Prix .... 7 fr. »

Traité pratique des Maladies des organes sexuels, par le Docteur Langlebert. 1 vol. de 550 pages avec figures .... 7 fr. »

Manuel de Dissection des Régions et des Nerfs, par le Dr Charles Auffret, professeur d'Anatomie et de Physiologie à l'Ecole de Médecine navale de Brest. 1 vol. de 471 pages, avec 60 figures originales dans le texte exécutées pour la plupart d'après les préparations de l'auteur. Prix .... 7 fr. »

Manuel pratique de Médecine mentale, par le Dr E. Régis, ancien chef de clinique de la Faculté de Médecine de Paris à Sainte-Anne, précédé d'une préface de M. B. Ball, professeur de Clinique des maladies mentales à la Faculté de Médecine de Paris. 1 vol. de 600 pages avec planches. Prix .... 7 fr. 50

Manuel pratique des Maladies de la Peau, par le Dr F. Berlioz professeur à l'Ecole de Médecine de Grenoble. 1 vol. de 500 pages. Prix .... 6 fr. »

Manuel clinique de l'analyse des urines, par P. Yvon, pharmacien de 1re classe, ancien interne des hôpitaux de Paris, 2e édition, revue et augmentée. 1 vol. de 320 pages, avec 47 figures dans le texte et 4 planches hors texte. Prix .... 6 fr. »

Hygiène de la vue, par le Dr G. Sous (de Bordeaux). 1 vol. de 350 pages avec 67 figures. Prix .... 6 fr. »

Manuel pratique de Médecine thermale, par le Dr H. Candellé, ancien interne des hôpitaux de Paris, membre de la Société d'hydrologie médicale. 1 vol de 450 pages. Prix .... 6 fr. »

Manuel pratique des Maladies de l'Oreille, par le Dr P. Guerder. 1 vol. de 3.0 pages. Prix .... 5 fr. »

Guide thérapeutique aux Eaux minérales et aux Bains de mer par le Dr Campardon avec une préface de M. Dujardin-Beaumetz. 1 vol. de 300 pages. Prix .... 5 fr. »

Guide du Médecin et du Pharmacien de réserve de l'armée territoriale et du médecin auxiliaire, par A. Petit, médecin aide-major de 1re classe, attaché à la direction du service de santé du 16e corps d'armée, 1 vol. de 270 pages, avec figures et planches en couleur. Prix .... 5 fr. »

Des Vers chez les enfants et des Maladies Vermineuses, par le Dr Elie Goubert. Ouvrage couronné (médaille d'or) par la Société protectrice de l'Enfance. 1 vol. de 180 pages, avec 60 figures dans le texte. Prix .... 4 fr. »

Manuel d'Ophtalmoscopie, par le Dr A. Landolt, directeur du laboratoire d'ophtalmologie à la Sorbonne. 1 vol. avec figures dans le texte. Prix .... 3 fr. 50

Manuel d'Hygiène et d'Education de la première Enfance, par le Dr Bourgeois, médecin-major de la Garde républicaine. 1 vol. de 170 pages. Prix .... 3 fr. »

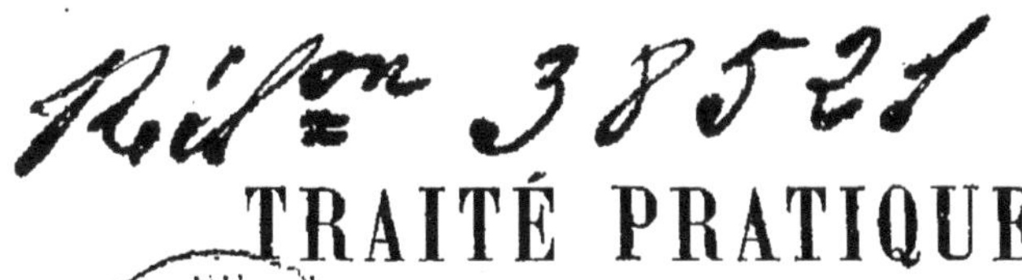

TRAITÉ PRATIQUE
DES MALADIES
DES
ORGANES SEXUELS

BLENNORRHAGIE AIGUE ET CHRONIQUE. — CYSTITE, PROSTATITE. — RÉTRÉCISSEMENTS DE L'URÈTHRE, LEURS COMPLICATIONS. — CHANCRES, BUBONS, MALADIES DU TESTICULE. — IMPUISSANCE ET PERTES SÉMINALES. MALADIES DES FEMMES

PAR

LE Dr LANGLEBERT

ANCIEN INTERNE DES HÔPITAUX DE PARIS,
MEMBRE DE LA SOCIÉTÉ CLINIQUE.

Avec figures dans le texte.

PARIS
OCTAVE DOIN, ÉDITEUR
8, PLACE DE L'ODÉON, 8

1885

INTRODUCTION

La médecine est devenue une science trop étendue, trop complexe dans ses détails, trop variée dans ses moyens, pour qu'un esprit si vaste, si exercé qu'on le suppose, puisse l'embrasser dans son ensemble, en connaître à fond et dans tous les cas les ressources et la puissance. De là sont nés les spécialistes. Bien décriés au début, ils ont, par leurs efforts, leur persévérance et malgré tant de rancunes mal dissimulées, affirmé leur existence. L'éclat de leurs travaux, leurs services rendus à la thérapeutique, les ont imposés au bon sens public, qui finit toujours par avoir raison. Aussi occupent-ils aujourd'hui, et à juste titre, les premières places.

L'étudiant qui vient d'être nommé docteur et quitte, plein d'espérance, les bancs de l'école pour exercer la médecine à Paris ou en province, connaît bien, lorsqu'il a travaillé, une grande partie de la pathologie, la grosse médecine, si je puis ainsi dire. Mais à côté de cet ensemble, qui constitue le fonds médical, il est un grand nombre de parties extrêmement importantes, qu'une étude minutieuse et spéciale permet seule de savoir. C'est sur un de ces points particuliers que nous désirons appeler son attention.

Ce livre comprend la description complète et détaillée de toutes les maladies des organes sexuels de l'homme, de celles dont la gravité peut aller jusqu'à entraîner la mort, et d'autres plus légères, mais infiniment plus nombreuses, qui semblent créées pour tourmenter l'humanité et la harceler sans cesse. Celles-ci sont moins connues, et le traitement en est presque toujours livré à l'empirisme le plus vulgaire.

S'agit-il d'une blennorrhagie chronique, d'un simple suintement uréthral; vite une injection quelconque, vite les balsamiques, sans qu'on s'inquiète seulement de la cause qui peut entretenir l'écoulement. Un homme encore jeune, ou dans l'âge mûr, vient-il faire l'aveu d'une impuissance prématurée, qu'aussitôt on le congédie avec une potion quelconque plus ou moins cantharidée, sans seulement avoir examiné soigneusement ses organes et cherché ainsi à remonter à la source réelle de cet état de défaillance. Et cependant d'un diagnostic précis dépend le plus souvent la guérison.

Heureusement certains esprits des plus distingués, Ricord, Roubaud, Lallemand et bien d'autres, qu'une longue pratique préparait à cette sélection, sont arrivés, par une série d'observations et d'efforts, à créer des méthodes thérapeutiques, qui nous permettent, dès aujourd'hui, d'enlever à l'empirisme aveugle le traitement de ces maladies.

Appelé, par notre situation, à soigner ces malades, et profitant des conseils et de l'expérience paternels, nous nous sommes attaché à traiter très complètement, dans ce livre, les points particuliers que nous venons de signaler. Le lecteur y trouvera donc, condensé sur ces sujets intéressants, le résultat d'une longue et persévérante observation.

Notre *Traité pratique des Maladies des Organes sexuels,* écrit surtout au point de vue de leur traitement, est destiné, non à combler une lacune, car la description didactique de la plupart de ces affections si diverses existe disséminée un peu partout, mais à rendre un réel service, en les réunissant toutes en un seul groupe comprenant : *la blennorrhagie aiguë et ses nombreuses complications (abcès périuréthraux, cystite, prostatite aiguë et chronique); la blennorrhagie chronique ou blennorrhée; les rétrécissements de l'urèthre et toutes les maladies qui en dérivent (affections des reins, rétention et infiltration d'urine, abcès urineux, fistules, etc.); l'herpès, les végétations, le phimosis, le paraphimosis et diverses autres affections chirurgicales du pénis; les chancres et les bubons; les maladies du testicule et de ses enveloppes; enfin l'impuissance et les pertes séminales.*

Les deux derniers chapitres sont consacrés à la description et au traitement de quelques maladies des femmes. Ne voulant pas écrire un manuel complet de gynécologie, nous avons choisi seulement, parmi ces affections si nombreuses, celles qui ont le plus de rapport de causalité avec les maladies des organes sexuels de l'homme, c'est-à-dire la blennorrhagie et la leucorrhée. Pour certaines autres lésions telles que les chancres, les végétations, l'herpès génital, etc... nous avons signalé, dans leurs chapitres respectifs, les particularités qu'elles présentent chez la femme.

Enfin nous avons éliminé la syphilis, nous proposant de lui consacrer un volume spécial. Car, si cette maladie redoutable a fréquemment pour point de départ un chancre des parties sexuelles, ses manifestations constitutionnelles frappent sur tout l'organisme et n'ont pas uniquement pour lieu d'élection les organes génitaux.

Cet ouvrage comprend surtout un enseignement de thérapeutique et de clinique : guérir doit être en effet l'unique objectif de la médecine. Les discussions purement théoriques, les démonstrations trop ardues d'anatomie pathologique en ont donc été éliminées avec soin. Tout ce qui touche au traitement a été au contraire minutieusement décrit et, sous ce rapport, nous pouvons dire que ce traité est original, car on y trouvera un certain nombre de méthodes et de procédés thérapeutiques, comme le suspensoir ouaté imperméable, les injections au soufre et à l'émulsion de vaseline, le traitement de la blennorrhagie chronique et des pertes séminales par notre porte-topique uréthral, la sulfurine, différents procédés de dilatation des rétrécissements, etc., que mon père ou moi avons innovés.

Pour terminer cette introduction, nous résumerons en deux mots la pensée qui nous a constamment dirigé pendant que nous écrivions ce livre: l'intérêt du malade et du médecin. Du malade, en lui offrant de nouvelles ressources, alors que plusieurs traitements auraient déjà échoué contre son mal; du médecin, en lui procurant, pour certaines circonstances difficiles ou urgentes, des indications précises, dont il pourra, dans sa pratique, apprécier toute la valeur. Avoir réussi à atteindre ce double but est notre plus cher espoir.

TRAITÉ PRATIQUE

DES MALADIES

DES ORGANES SEXUELS

CHAPITRE PREMIER

TRAITEMENT DE LA BLENNORRHAGIE

PREMIÈRE PÉRIODE

Première période de blennorrhagie. — On doit recourir dès le début de la blennorrhagie au traitement par les astringents. — Réfutation des différentes critiques faites aux injections intra-uréthrales. — Traitement externe local. — Hygiène. — Prophylaxie. — Traitement abortif.

La blennorrhagie, par sa fréquence, doit être placée au premier rang des maladies des organes sexuels. Aucune affection n'est plus commune et c'est d'elle, je crois, qu'on a pu dire : tous les hommes de nos grandes villes l'ont eue, l'ont ou l'auront.

La blennorrhagie comprend trois périodes ; une période aiguë ou d'augment, une période d'état ou stationnaire, et une période de déclin.

La première période de la blennorrhagie dure en moyenne une huitaine de jours, que la victime consacre à maudire sa malechance et à jurer, mais un peu tard, et toujours à tort, qu'on ne l'y reprendra plus. Le malade ayant seulement ressenti le soir ou pendant la nuit quelques légers chatouillements ou un peu de chaleur à l'extrémité du canal de l'urèthre, s'éveille le matin tout anxieux, regarde le gland, le presse modérément et voit sourdre des lèvres du méat la première goutte de muco-pus. Les douleurs, en urinant, sont cuisantes et augmentent pendant les quatre ou cinq premiers jours, elles peuvent être assez vives pour arracher des cris; le gland est rouge, tuméfié et un écoulement copieux, épais, verdâtre vient souiller le linge. Dans les cas suraigus, le prépuce est le siège d'un œdème plus ou moins prononcé et, pendant la nuit, des érections violentes, très douloureuses, suivies d'une éjaculation de sperme sanguinolent deviennent pour le patient un véritable supplice. Après huit jours environ, ces symptômes s'amendent notablement; on entre alors dans la période stationnaire de la maladie.

L'infiltration par un nombre considérable de globules blancs du réseau lymphatique sous-épithélial de la portion antérieure du canal de l'urèthre et une abondante desquamation de l'épithélium constituent les caractères anatomo-pathologiques principaux de la blennorrhagie.

Quand l'inflammation est très intense, le réseau lymphatique profond s'infiltre également et il en résulte, sur une portion déterminée, un épaississement et un défaut d'élasticité des parois uréthrales, se manifestant au dehors, pendant l'érection, par le symptôme si pénible connu sous le nom de *chaude pisse cordée.*

Ces notions anatomo-pathologiques désormais bien fixées, nous allons discuter la question du traitement applicable à cette première période de la blennorrhagie.

Le traitement de la blennorrhagie peut être, soit méthodique, c'est-à-dire adapté à chacune des périodes de la maladie, soit abortif, pour obtenir une guérison immédiate ou tout au moins très prompte.

TRAITEMENT MÉTHODIQUE

Bien que ne voulant exposer dans cet ouvrage que nos méthodes ou nos procédés thérapeutiques, nous ne pouvons nous dispenser cependant d'indiquer les deux modes de traitement méthodique de la blennorrhagie, le plus généralement adoptés, l'un, le traitement dit *antiphlogistique*, l'autre, le traitement *astringent*, de beaucoup préférable.

Le traitement antiphlogistique comporte l'administration quotidienne de boissons délayantes, prises en grande quantité, telles que des infusions d'orge, de chiendent, de guimauve, une macération de graines de lin, etc. Le malade prend en outre des bains, et plusieurs paquets par jour d'une poudre diurétique, dans laquelle entre, pour la plus grande part, le bicarbonate de soude ou le nitrate de potasse. Quel peut être le résultat d'un semblable traitement?

L'écoulement augmente notablement, mais la douleur, pendant la miction, diminue. Les urines, devenues très abondantes et extrêmement aqueuses, irritent moins le canal au passage. Ainsi, pour ce léger bénéfice, diminution de la douleur, qu'on obtient également, d'ailleurs, par la médication astringente, vous laissez l'inflammation de la muqueuse uréthrale s'étendre librement, sans chercher à lui opposer une barrière ; elle gagne en profondeur, arrive dans les régions membraneuse et prostatique de l'urèthre, et le malade se trouve ainsi exposé rapidement aux différentes complications de la blennorrhagie, telles que la cystite, l'épididymite, la cowpérite et la prostatite. De plus, les tissus perdant de leur tonicité, par cette sorte de macération, de délayages continuels qu'on leur fait subir, n'opposent plus de résistance à l'envahissement de l'inflammation ; aussi est-il ordinaire, en pareil cas, de voir un léger écoulement de sang se faire par l'urèthre, le gland devenir très rouge et volumineux, et l'infiltration œdémateuse du prépuce se produire. Je me rappelle avoir reçu dernièrement à ma clinique un malade traité depuis quelques jours à l'hôpital du Midi par la méthode antiphlogistique ; le gland rouge, luisant et volumineux, laissait sourdre par le méat un écoulement abondant formé de pus et de sang, le prépuce était infiltré, une légère adénite existait du côté droit, les érections étaient extrêmement douloureuses. J'instituai immédiatement le traitement par les astringents, et, trois jours après, tous ces symptômes, sauf l'écoulement, avaient entièrement disparu. Du reste, en médecine, comme en toutes choses, l'expérience est préférable aux plus ingénieuses déductions, et c'est sur elle, et surtout sur celle qui nous a été léguée, que nous nous appuyons, pour affirmer la supériorité du traitement par les injections astringentes sur toute autre méthode. Et d'ailleurs, d'une façon générale, les astringents doivent être considérés comme les véritables antiphlogistiques des muqueuses. Viendra-t-il jamais à l'idée d'appliquer un cataplasme sur l'œil pour traiter une simple conjonctivite ? Le chlorate de potasse, l'alun, le borax, ne sont-ils pas les médicaments employés dans la thérapeutique des affections de la bouche et de la gorge ; le tannin, le nitrate d'argent dans les inflammations de la muqueuse vaginale ? Pourquoi ferait-on une exception pour la muqueuse uréthrale ?

Le traitement méthodique de la blennorrhagie par les astringents, le seul que nous employions, comprend deux parties distinctes : 1° des applications locales extérieures ; 2° des injections légèrement astringentes, prises dès le début de l'affection.

Le traitement local extérieur n'est applicable que dans les cas de blennorrhagie suraiguë, lorsque le gland, très rouge, est notablement augmenté de volume et que le prépuce est infiltré. Cette thérapeutique, copiée sur celle en usage dans la pratique de la chirurgie, pour combattre les inflammations menaçantes, repose sur trois indications principales, savoir : mettre la partie malade dans la position la plus favorable à la circulation en retour ou veineuse, et établir simultanément la compression et l'immobilisation.

La verge doit donc, autant que possible, être tenue verticalement, appliquée contre l'abdomen. On atteint facilement ce résultat, en conseillant au malade de se procurer un caleçon de bain et d'y glisser de l'ouate ou quelque linge qui maintienne l'organe dans la position voulue. On prescrit ensuite, toujours dans le même but, de comprimer la verge en l'entourant, de l'extrémité vers la racine, d'une bande de toile imbibée d'eau blanche qu'on renouvellera plusieurs fois dans la journée. Ce pansement ne sera pas appliqué depuis quarante-huit heures, que déjà l'œdème préputial et la turgescence du gland auront en grande partie disparu, et que les douleurs pendant la miction, d'abord très vives, se seront sensiblement atténuées.

Dans les blennorrhagies moins aiguës, où ces complications du début ne se présentent pas, des injections légèrement astringentes devront être prescrites d'emblée. C'est ainsi qu'on guérit rapidement la blennorrhagie et que, par cela même, on épargne au malade les nombreuses complications.

Mais avant d'entrer dans le détail de la médication astringente, nous devons répondre, en quelques mots, aux principales critiques qui nous ont été formulées contre les injections ; elles sont au nombre de trois :

1° *Les injections prises d'emblée compromettent le traitement vers la fin de la maladie et en prolongent la durée.*

2° *Les injections favorisent la production des complications de la blennorrhagie.*

3° *Les injections peuvent déterminer des rétrécissements de l'urèthre.*

Réponse à la première critique. — Cette objection assez sérieuse est fondée sur ce fait que les différentes parties de l'organisme s'accoutument peu à peu à l'action du médicament dont l'usage est fréquent et régulier. Ainsi on admet bien que les injections soient favorables au début de la maladie, mais on pense qu'après plusieurs jours, la sensibilité de la muqueuse uréthrale à ces topiques astringents sera émoussée et que, par cela même, leur action deviendra nulle vers la fin du traitement. Nous accepterions cette manière de voir, si une seule injection, toujours identique à elle-même, était prescrite pendant le cours de la blennorrhagie ; mais les substances actives incorporées dans les injections, doivent, au contraire, être fréquemment changées, pour éviter cette accoutumance du canal à l'action du remède. Dans le même but, il est bon de graduer la force de l'injection et, lorsqu'on arrive vers le terme de la blennorrhagie, d'employer des injections dites *isolantes* et basées sur un tout autre principe que les premières. On voit donc combien il est facile, par une thérapeutique, progressive dans ses moyens, d'éviter l'écueil de l'accoutumance, tout en profitant, au début même de la chaudepisse, de l'effet favorable des injections.

Réponse à la deuxième critique. — Les injections, étant poussées d'avant en arrière, entraînent avec elles quelques gouttes de muco-pus ; elles facilitent ainsi la propagation de l'inflammation blennorrhagique vers les parties profondes de l'urèthre et, en conséquence, l'apparition de divers accidents, tels que cystite, épididymite, prostatite qui en dépendent. Malgré l'autorité du professeur Gosselin qui a émis cette opinion, nous ne craignons pas d'affirmer une doctrine entièrement opposée. Il est rare, en effet, de voir les malades, soignés par la méthode astringente, présenter ces diverses complications de la blennorrhagie. Car, contrairement à ce qui se passe dans le traitement par les émollients, l'inflammation uréthrale, au lieu de pouvoir librement s'étendre de proche en proche, est ici, au moins dans la majorité des cas, limitée dès le début ; la substance astringente, en crispant les tissus et resserrant les vaisseaux de la muqueuse, met, en effet, obstacle à sa propagation.

Quant au transport possible de globules purulents par le véhicule de l'injection, on pourra sûrement l'éviter, en pratiquant celle-ci avec lenteur ; mais c'est là une crainte plutôt imaginaire que réelle, car, dans de semblables conditions, le liquide injecté ne dépasse pas l'urèthre antérieur.

Réponse à la troisième critique. — Nous croyons inutile de démontrer à des médecins que jamais les injections astringentes n'ont déterminé la formation d'une stricture uréthrale. Bien loin d'amener un si triste résultat, elles constituent au contraire, en guérissant rapidement la blennorrhagie, le meilleur moyen de l'éviter. Les rétrécissements d'origine blennorrhagique, qui sont de beaucoup les plus nombreux, dépendent des lésions de la muqueuse créées par la blennorrhagie chronique, et non des injections.

En résumé, nous prescrirons donc, dès le début de la blennorrhagie, des injections légèrement astringentes, et nous emploierons de préférence le sulfate de zinc, qui est le modificateur par excellence de la muqueuse uréthrale.

Conséquent avec le principe sur lequel est fondé la méthode astringente, on recommandera surtout au malade de ne pas prendre de bains et de s'abstenir de toute tisane délayante, principalement lorsque celle-ci est compliquée d'une poudre diurétique. « La première condition pour guérir un organe malade, dit le Dr Ed. Langlebert, est le repos de cet organe. Or les boissons mucilagineuses et diurétiques, en imposant à l'urèthre un surcroît de travail, par d'incessantes émissions d'urine, fatiguent la muqueuse, et, par cela même, augmentent l'inflammation dont elle est le siège. Il y a plus, c'est que cette nécessité d'uriner fréquemment irrite le col de la vessie, et provoque ainsi l'inflammation, qui d'abord est limitée à la partie antérieure du canal, à s'étendre aux parties profondes. Ainsi, d'une part, augmentation de l'élément inflammatoire, d'autre part extension rapide du mal aux régions postérieures de l'urèthre, tel est le double et fâcheux résultat de l'emploi des boissons diurétiques au début de l'uréthrite aiguë. La théorie et l'observation clinique sont ici d'accord pour confirmer ce fait... Je suis donc adversaire déclaré de la méthode dite antiphlogistique dans le traitement de la blennorrhagie uréthrale à son début. Lorsque, sous l'empire de fausses doctrines, les médecins croyaient utile de faire *couler* leurs malades, pour chasser de l'organisme le virus vénérien qu'ils y supposaient introduit, l'emploi des antiphlogistiques pouvait avoir sa raison d'être; mais aujourd'hui qu'il est prouvé et admis par tous, que la blennorrhagie est une maladie locale, une telle médication ne se comprend plus. Loin d'exciter l'écoulement, de l'entretenir, il faut, au contraire, chercher à le tarir le plus vite possible. Guérissez donc promptement vos malades, c'est le meilleur moyen, tout en abrégeant leurs souffrances, de les préserver des complications qui sont la suite ordinaire de l'uréthrite trop longtemps prolongée [1]. »

En conséquence, on recommandera simplement, comme boisson, de l'eau de goudron à prendre pendant les repas, ou dans leurs intervalles, à la convenance du malade. L'expérience a démontré, en effet, que le passage dans les urines des principes résinoïdes du goudron était favorable au traitement de la chaudepisse.

Le traitement, pendant la première période de la blennorrhagie se composera donc : 1° d'injections

[1] Ed. Langlebert. — *Traité théorique et pratique des maladies vénériennes*, Paris, 1864.

astringentes principalement à base de sulfate de zinc et additionnées, suivant les cas, de laudanum, d'un sel de morphine ou d'atropine; 2° d'eau de goudron comme boisson, ou encore, si le malade le préfère, de quelque sirop balsamique, de tolu, de bourgeons de sapin, etc., étendu d'eau.

Dans certaines blennorrhagies très aiguës, lorsque pendant la nuit des érections douloureuses et incessantes enlèvent le sommeil, on aura recours soit au camphre aggloméré en pilules, soit aux bromures de potassium ou de camphre pris en forte proportion. Le camphre constitue en effet, avec les lavements laudanisés, le meilleur remède que nous ayons sous la main, pour combattre l'irritation naissante du col de la vessie, d'où dépend cet éréthisme sexuel si pénible, qu'on observe parfois dans le cours de la blennorrhagie.

Le malade devra pendant tout le cours du traitement se soumettre à une hygiène sévère. Autant que possible, il évitera toute fatigue corporelle comme la marche, la danse, l'équitation, l'effort, etc.; il portera dès le début de l'affection un suspensoir destiné à écarter tout froissement du testicule, car un choc, même léger, pourrait devenir, en pareil cas, le point de départ d'une épididymite blennorrhagique. Le café, les liqueurs, le vin pur et surtout la bière seront complètement proscrits. Toutefois dans certaines conditions sociales, où l'abstinence éveillerait des soupçons, on pourra sans un trop grand dommage, se contenter de se réduire à la portion congrue. Les asperges, les mets de haut goût seront également supprimés. La société des femmes devra être délaissée, car mieux vaut fuir la tentation que d'y résister.

Nous dirons peu de chose de la prophylaxie de la blennorrhagie; elle est d'ailleurs contenue tout entière dans la contre partie de la fameuse recette donnée par Ricord pour *attraper* la chaudepisse : « Voulez-vous, disait-il, attraper la chaudepisse? En voici les moyens. Prenez une femme lymphatique, pâle, blonde plutôt que brune, aussi fortement leucorrhéique que vous pourrez la rencontrer; dînez de compagnie, débutez par des huîtres et continuez par des asperges, buvez sec et beaucoup, vins blancs, champagne, café, liqueurs, tout cela est bon, dansez à la suite de votre repas et faites danser votre compagne; échauffez-vous bien et ingérez force bière dans la soirée; la nuit venue conduisez-vous vaillamment, deux ou trois rapports ne sont pas de trop et mieux vaut davantage; n'oubliez pas le lendemain de prendre un bain chaud et prolongé, ne négligez pas non plus de faire une injection préservatrice; ce programme rempli consciencieusement, si vous n'avez pas la chaude pisse c'est qu'un Dieu vous préserve. »

Une propreté exquise peut être comptée au nombre des plus sûrs moyens prophylactiques : *Vénus sortant de l'onde a rarement donné la chaudepisse.*

TRAITEMENT ABORTIF

Lorsqu'une blennorrhagie est tout à fait à son début, il est possible, en touchant délicatement la partie antérieure de l'urèthre avec une solution de nitrate d'argent, de l'arrêter immédiatement.

Ce traitement radical peut, dans certaines circonstances, rendre les plus grands services et, nous verrons, à propos de la blennorrhagie chronique, contre laquelle on l'emploie sur une large échelle, qu'il n'est nullement dangereux.

On doit cependant dans les cas simples, alors qu'aucune raison de famille ou autre, n'implique la nécessité d'une guérison immédiate, donner la préférence au traitement méthodique ; il est moins douloureux, mieux accepté des malades et, de plus, toujours applicable, alors que le traitement abortif n'est capable d'agir efficacement que pendant les deux ou trois premiers jours de la blennorrhagie.

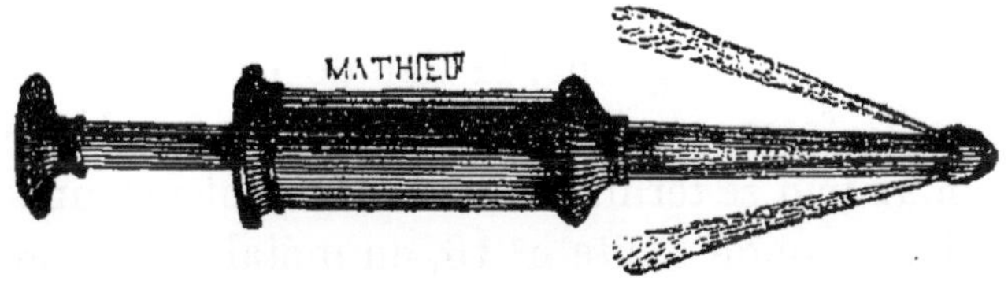

Fig. 1. — Seringue à jet récurrent, du Dr Ed. Langlebert, pour injections caustiques dans l'urèthre.

Mon père avait fait construire il y a déjà longtemps, par M. Mathieu, une seringue spéciale, *à jet recurrent* (fig. 1), pour pratiquer les injections caustiques dans l'urèthre ; l'injection se trouvait ainsi limitée par la longueur de la canule de la seringue qui était environ de six à sept centimètres, puisque le jet liquide, par une disposition ingénieuse, au lieu d'être poussé en avant, était refoulé en arrière. J'ai substitué à cette seringue un autre petit instrument, d'un maniement beaucoup plus commode, et qui n'est en réalité qu'une réduction de mon porte-topique uréthral ; je l'ai désigné sous le nom de *bobine uréthrale.*

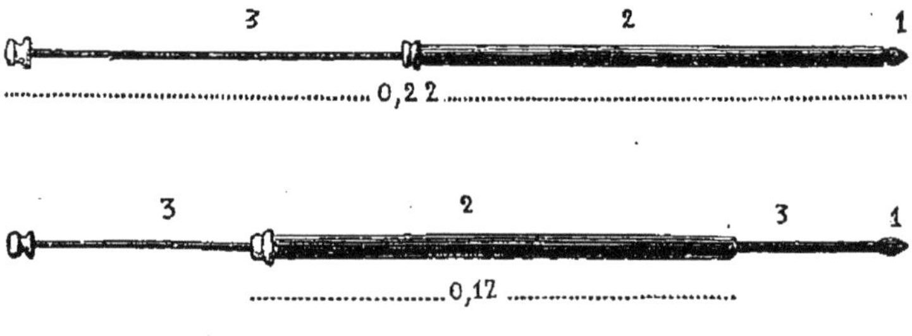

FIG. 2. — Bobine uréthrale, du Dr Langlebert, pour le traitement abortif de la blennorrhagie.

1, Olive. — 2, Sonde. — 3, Mandrin.

La bobine uréthrale (FIG. 2) se compose : 1° d'un mandrin en baleine de vingt-deux centimètres ; sur la moitié de sa longueur, la tige de baleine est affinée, dépolie, formant ainsi le corps d'une véritable bobine. Ce mandrin se termine antérieurement par une olive ; 2° d'une sonde droite n° 16, en métal ou en gomme, de onze centimètres de longueur ; le mandrin doit pouvoir glisser très librement dans le canal de la sonde.

Pour se servir de cet instrument, on enroule, sur toute la longueur de la bobine, une mince couche de ouate hydrophile [1], qu'on imbibe d'une solution de nitrate d'argent comprenant un gramme de ce sel pour vingt-cinq grammes d'eau distillée; masquant ensuite la bobine avec la sonde, on introduit le tout dans l'urèthre à une profondeur de huit centimètres environ. On tire alors la sonde vers soi et on découvre ainsi le coton imprégné de nitrate, lequel se trouve en contact immédiat avec la muqueuse uréthrale. Ce moment de l'opération, le plus pénible, est néanmoins très supportable, et la sensation ne dépasse pas le plus souvent celle d'une forte chaleur, sans aller jusqu'à la cuisson aiguë. Au bout d'une à deux minutes, on retire l'instrument et l'opération est terminée.

Pendant les premières heures qui suivent, la miction est assez difficile et un écoulement très épais s'échappe du méat; mais après quarante huit heures, dans les cas heureux, tout a complètement disparu et la guérison est acquise. Quelquefois deux ou trois introductions de la bobine sont nécessaires; elles doivent alors être espacées au moins de trois jours. Enfin si on n'obtient pas une cessation complète de la sécrétion blennorrhagique, celle-ci se trouve toujours considérablement diminuée, et cède ensuite facilement aux injections de sulfate de zinc.

[1] Pour préparer cette ouate, il suffit de tremper, pendant quelques instants, du coton ordinaire dans une solution bouillante de potasse. On fait ensuite sècher, et la ouate, conservée à l'abri de l'humidité, prend alors l'eau comme une éponge.

CHAPITRE II

TRAITEMENT DE LA BLENNORRHAGIE (*Suite*)

DEUXIÈME ET TROISIÈME PÉRIODES

Deuxième période de la blennorrhagie. — Copahu, origine, récolte, falsifications. — Action physiologique du copahu sur le tube digestif, les voies respiratoires, la peau, la muqueuse des voies urinaires. — Urines copahifères. — Le copahu agit directement par sa présence dans l'urine pour guérir la blennorrhagie. — L'essence paraît en être le principe actif. — Eau distillée de copahu. — Cubèbe. — Santal. — Matico-Baumes du Pérou, de Tolu, de Gurjun. — Injections isolantes.

Troisième période. — Conduite à tenir au moment de la guérison. — Rechutes. — Influence des diathèses. — Une femme saine peut-elle communiquer la blennorrhagie?

La première période de la blennorrhagie est passée : sous l'influence du traitement, la verge a repris son aspect normal, le gland n'est plus tuméfié, l'infiltration du prépuce a disparu et les lèvres du méat ont perdu leur couleur rouge-cerise. Les douleurs, pendant la miction, se sont éteintes, un léger chatouillement, une sensation de chaleur au moment du passage de l'urine, en restent seulement les derniers vestiges.

Cette deuxième période de la blennorrhagie est caractérisée par un écoulement laiteux et jaunâtre, marquant le linge de taches d'une teinte jaune-verdâtre ; sa durée est en moyenne de quinze à vingt jours.

L'évolution complète de la maladie, c'est-à-dire le passage régulier d'une période à une autre, n'est pas chose absolument indispensable ; car, sous la seule influence des injections astringentes, la blennorrhagie peut disparaître complètement après la première période, au bout de huit à dix jours environ.

Une fois la deuxième période, ou période d'état, constituée, le moment est venu de mettre en usage les antiblennorrhagiques, tels que le copahu, le cubèbe, le santal, le matico, etc. ; le premier de ces médicaments, par son importance, doit attirer surtout notre attention.

Le copahu, appelé improprement baume, est une oléo-résine ; on le retire d'un grand arbre originaire de l'Amérique du Sud, le *Copahifera officinalis*, de la famille des légumineuses. Pour recueillir cette précieuse résine, on pratique sur l'écorce de ces arbres une incision profonde, et le copahu en découle en grande abondance. Cette récolte se fait l'été et peut être répétée plusieurs fois pendant la saison.

Le copahu est un corps huileux, d'une couleur ambrée, ayant une odeur spéciale fort désagréable, et une saveur nauséeuse caractéristique. Le copahu se compose de deux parties bien distinctes, d'une huile essentielle et d'une résine. L'essence de copahu est un liquide transparent, incolore, ayant, à un très haut degré, l'odeur et la saveur du copahu ; elle est un peu soluble dans l'eau et paraît le principe actif du baume de copahu. La résine, ou acide copahivique, l'analogue de la colophane dans la térébenthine, est d'une couleur jaune sombre, elle cristallise, par évaporation de sa dissolution dans l'alcool, et se combine avec les bases. On trouve en outre dans le copahu une résine brune, visqueuse et indifférente. La résine se forme par oxydation de l'huile essentielle. Enfin, nous ajouterons que le baume de copahu est très souvent falsifié par son mélange, soit avec des huiles grasses comme l'huile d'œillette, soit avec de la térébenthine ou, plus souvent encore, avec de l'huile de ricin.

Cette falsification si commune du baume de copahu [1], est importante à connaître pour les médecins, car elle leur ménagera souvent nombre de déceptions dans la pratique. Le médecin, aux yeux du malade, et le plus souvent bien à tort, est considéré comme responsable de l'action des médicaments ; il doit en effet indiquer, d'une façon précise, l'action qu'il attend du remède prescrit et, si le résultat est nul ou même contraire au pronostic, c'est à lui seul qu'on s'en prendra. Or, en prescrivant du copahu, soit pur, soit sous forme d'opiat, vous ne manquerez pas d'annoncer à votre malade la disparition prochaine et complète, ou tout au moins une diminution notable de l'écoulement. Cependant, vous verrez que parfois il n'en sera rien et que la sécrétion restera stationnaire si, même, elle n'augmente pas. Pourrait-il en

[1] Il en est de même du cubèbe en poudre.

être autrement, lorsque le malade aura avalé de la sciure de bois au lieu de cubèbe et de l'huile de ricin, additionnée seulement d'une minime quantité de copahu, pour lui en communiquer l'odeur, au lieu du baume lui-même !

Pris à l'intérieur, à dose élevée, le copahu est, en général, assez mal toléré par l'estomac ; il détermine d'abord des renvois et des régurgitations d'une odeur des plus pénibles ; parfois même, une sensation de brûlure, une véritable gastralgie se déclare. Sur les intestins, son action est encore plus vive ; elle se manifeste par des effets purgatifs plus ou moins accusés et, dans quelques cas, par des tranchées, du ténesme anal, des symptômes dysentériformes. On voit alors dans les selles le copahu, qui n'a pas été absorbé, être expulsé tel qu'il a été ingéré. Et en effet, moins le copahu produit de troubles gastro-intestinaux, mieux il est assimilé et, par conséquent, plus son action est effective sur la muqueuse des voies urinaires.

Le copahu s'élimine par les muqueuses et, principalement, par celles du poumon et des voies urinaires ; aussi l'haleine des personnes qui prennent du copahu est-elle imprégnée de son odeur et, en s'exhalant, l'huile essentielle peut-elle provoquer une légère irritation bronchique [1].

[1] Cette élimination de l'essence de copahu par le poumon a conduit quelques médecins à faire usage du baume de copahu dans le traitement des affections des voies aériennes supérieures et particulièrement contre le croup.

Sur la muqueuse des voies urinaires, des phénomènes analogues, mais plus intenses, se produisent; le malade ressent, sur le trajet du canal de l'urèthre, une certaine chaleur ou démangeaison pendant la miction; les urines prennent une coloration rougeâtre et, point capital, répandent une odeur de copahu. Parfois, le malade souffre de douleurs rénales; on peut rencontrer alors des urines albumineuses et même, mais exceptionnellement, hématiques.

Les urines copahifères présentent souvent une particularité capable, à un examen superficiel, d'induire le médecin en erreur et de faire croire à la présence d'albumine qui, en réalité, n'existe pas. Si on additionne en effet ces urines d'acide azotique, ainsi que l'a fait remarquer le regretté professeur Gubler, on voit souvent un précipité, très analogue à celui de l'albumine, se former; mais, caractère différentiel, ajoutez de l'alcool et ce précipité disparaîtra.

L'huile essentielle de copahu s'élimine encore par les glandes sudoripares, aussi l'absorption de ce baume peut-elle déterminer une diaphorèse abondante et, dans quelques cas, une éruption rubéolique.

La roséole, due à l'action du copahu sur la peau, est caractérisée soit par de simples taches confluentes d'un rouge vif, soit par de petites papules; elle occupe principalement le dos des pieds et des mains, la face antérieure des genoux et, à un degré intense, elle s'étend sur toute la surface du corps; elle provoque de très vives démangeaisons. En dehors des commémoratifs, ces caractères suffisent amplement pour distinguer la roséole copahivique de la roséole syphilitique, dont les macules ou papules, d'un rouge sombre cuivré, ne déterminant aucune démangeaison, occupent la surface du tronc et, plus rarement, les mains et les pieds, mais alors sur leurs faces palmaire et plantaire.

Après avoir décrit d'une façon générale l'action du copahu sur l'organisme, nous devons nous demander, rentrant dans le cadre de nos études spéciales, comment le copahu guérit la blennorrhagie. *Le copahu guérit la blennorrhagie en s'éliminant par les urines; il agit directement sur la muqueuse des voies urinaires, au même titre que le ferait une dissolution de son huile essentielle.*

Plusieurs preuves viennent démontrer jusqu'à l'évidence la vérité de cette proposition.

1° *Le copahu n'agit pas contre la blennorrhagie par son action purgative.*

Plus en effet sont intenses les troubles gastro-intestinaux déterminés par le copahu, moins bien il est absorbé, et moins il est apte à modifier la muqueuse des voies urinaires. On peut administrer tel purgatif ou drastique que l'on choisira, jamais on n'obtiendra l'action élective ou, pour mieux dire, spécifique du copahu.

2° *Le copahu agit directement, par contact, sur la muqueuse des voies urinaires, en s'éliminant par les urines.*

Ce fait capital du rôle thérapeutique du copahu a été mis en évidence par Ricord d'une façon irréfutable. Ce maître, donnant ses soins à un malade affligé d'une fistule uréthrale, et qui avait contracté une blennorrhagie, constata, après l'administration du copahu, la cessation de l'écoulement dans la partie du canal postérieure à la fistule, et sa persistance dans la partie antérieure. L'urine, en effet, ne s'écoulait plus par le méat urinaire, mais par l'orifice fistuleux, de telle sorte que la portion du canal, antérieure à la solution de continuité, n'était plus baignée par l'urine copahifère; aussi l'inflammation blennorrhagique y avait-elle persisté, pendant qu'elle disparaissait dans la partie du canal située en arrière de la fistule.

3° *Le copahu guérit l'uréthrite chez la femme; il ne guérit pas la vaginite.*

L'énoncé de cette proposition, maintes fois vérifiée par l'expérience, suffit à démontrer l'action locale et spécifique du copahu. Ricord avait même imaginé de faire prendre aux femmes, atteintes de vaginite, des injections avec leur urine rendue copahifère. Cette méthode, peu délicate dans le choix du procédé, a été suivie de quelques succès; ajoutons que le copahu est également sans action sur les blennorrhagies oculaire, anale, balanique, etc.

Si le copahu n'agit que par contact avec la muqueuse des voies urinaires, lorsqu'il est éliminé par les urines, on doit obtenir un résultat analogue, en injectant dans le canal de l'urèthre de l'eau distillée saturée d'huile essentielle de copahu. Cette pensée théorique a conduit le Dr Ed. Langlebert à se servir de l'eau distillée de copahu comme véhicule pour les injections uréthrales. « Partant de ce fait (l'action locale du copahu), j'ai eu, dit-il, l'idée de distiller de l'eau sur du copahu, afin d'imiter, j'usqu'à un certain point, ce qui se passe physiologiquement dans les reins et d'obtenir de cette façon un liquide saturé d'essence. C'est ainsi que j'ai introduit et fait prévaloir dans la pratique l'eau distillée de copahu.

« L'eau distillée de copahu, employée en injection, guérit la blennorrhagie uréthrale ; mais il faut, pour obtenir ce résultat, multiplier outre mesure le nombre des injections, ce qui rendait cette méthode impraticable pour la plupart des malades. Aussi ai-je dû borner son rôle à servir de véhicule pour les diverses substances astringentes qui entrent dans la composition des injections antiblennorrhagiques ordinaires. A l'eau distillée simple, ou à l'eau de rose, vulgairement employées pour dissoudre, par exemple, le sulfate de zinc, je substitue l'eau distillée de copahu, et j'obtiens ainsi une injection qui vaut à la fois et par le sel qu'elle renferme et par le liquide dissolvant. Cette pratique, éminemment rationnelle, me donne chaque jour de bons résultats[1]. »

Le copahu est souvent administré pur, emprisonné dans des capsules gélatineuses, dites capsules molles, ou dans des capsules de gluten qui en masquent le goût. Dix à quinze capsules par jour, prises peu de temps avant les repas, en constituent la dose habituelle. Mais le copahu, ainsi administré, agit souvent

[1] Ed. Lenglebert. — *Loc. cit.*

avec trop d'énergie sur la muqueuse stomacale et est mal toléré.

Nous prescrivons généralement le copahu associé au cubèbe sous forme d'*opiat*. Cette préparation, tout en étant mieux tolérée par l'estomac, a pour avantage de réunir les effets des deux antiblennorrhagiques les plus puissants.

Disons maintenant quelques mots des médicaments réputés antiblennorrhagiques, entrés aujourd'hui dans le domaine de la pratique courante, comme succédanés du copahu.

Cubèbe ou *poivre à queue*, fruit du *Cubeba officinarum* de Java. A dose peu élevée, le cubèbe active les fonctions de la digestion, il devient, comme les autres condiments, un véritable apéritif. Mais si la quantité absorbée est trop considérable, l'effet inverse se produit, et l'on se trouve en présence de symptômes analogues à ceux que détermine l'ingestion du copahu. Dans quelques cas exceptionnels, une éruption rubéolique, semblable à celle que provoque le copahu, peut apparaître. Les urines prennent les mêmes caractères que les urines copahifères. Ce médicament se prescrit en poudre à la dose de dix à douze grammes par jour, ou mieux, comme nous venons de le dire, associé au copahu sous forme d'*opiat*.

Baume de gurjun ou wood-oil, fourni par les *Dipterocarpus trinervis et incanus* ; il est employé aux

Indes orientales aux mêmes usages que le copahu. (Hanbury-Gubler.)

Santal citrin, bois du *Santalum album*, il provient de l'Inde. On se sert de son essence emprisonnée dans des capsules molles gélatineuses ou de gluten. Ses effets physiologiques sont analogues, mais inférieurs, à ceux du copahu, sur lequel il n'a d'autre avantage que de posséder une odeur moins désagréable.

Matico, *Piper angustifolium*, provient du Pérou. On en emploie les feuilles à la dose de trente grammes environ pour un litre d'eau bouillante ; on peut prescrire encore quatre à huit grammes de poudre seule, ou englobée dans un opiat.

Baume du pérou, extrait du *Myrospermum Pereiræ;* un à deux grammes par jour, en pilules ou en potion ; il est plus particulièrement employé dans les affections bronchiques.

Baume de tolu, extrait du *Myrospermum toluiferum*. Il est bon de le prescrire en sirop, associé au citrate de fer, dans les blennorrhagies déjà un peu anciennes.

Parmi tous ces médicaments, on ne doit guère employer que le copahu et le cubèbe, ce sont les plus puissants antiblennorrhagiques connus, les seuls sur lesquels on puisse efficacement compter. Il est bon de les associer sous forme d'opiat, dont on prescrit trois ou quatre boulettes par jour, de la grosseur d'une petite noix, ce qui représente environ quinze à vingt grammes de la masse. Ce traitement doit être continué jusqu'à la cessation de l'écoulement et être suspendu ensuite progressivement. Cependant, si au bout de cinq à six jours, l'écoulement blennorrhagique n'était pas sensiblement modifié, le mieux serait d'interrompre cette médication, pour la reprendre après une semaine d'intervalle.

En vue de diminuer les effets purgatifs du copahu et du cubèbe associés, nous avons coutume d'ajouter à l'opiat quatre grammes environ de teinture de cachou, car cette résine, tirée de l'*Acacia catechu*, agit comme un puissant astrigent. C'est enfin une règle thérapeutique de s'assurer, avant de prescrire les balsamiques, du bon état des voies digestives, qu'il est même prudent de préparer, par un léger purgatif salin, à l'absorption de ces médicaments.

Pendant toute la durée du traitement, les injections seront continuées et la dose du médicament actif sera progressivement élevée. Ainsi on commence généralement par prescrire quarante centigrammes de sulfate de zinc pour cent vingt-cinq grammes d'eau distillée ou d'émulsion de vaseline, puis on porte successivement à cinquante, soixante, quatre-vingts centigrammes et même un gramme, la dose du sel métallique. Dans certains cas rebelles, il est bon soit d'y adjoindre une petite fraction de sulfate de cuivre, soit de remplacer le sulfate de zinc par un astringent de nature organique tel que le tannin ou le cachou. Cependant, par de très nombreuses observations, nous avons constaté que le sulfate de zinc est le meilleur médicament topique à employer contre la blennorrhagie, et que tous les autres corps minéraux ou organiques, tour à tour vantés et bientôt délaissés, lui étaient de beaucoup inférieurs; c'est donc finalement toujours au sulfate de zinc qu'on en revient.

Ainsi traitée la deuxième période de la blennorrhagie se prolonge en moyenne, pendant deux à trois septenaires; à cette époque, les caractères de l'écoulement se modifient et l'on entre dans la troisième période dite de déclin. L'écoulement, jusque-là épais et d'un blanc jaunâtre, devient plus fluide et opalescent; il empèse le linge et y laisse seulement, par places disséminées, quelques petites taches verdâtres. Il diminue ainsi de jour en jour, et après un nouveau septenaire, dans les cas favorables, disparaît complètement.

C'est dans cette dernière période de la maladie, que l'on conseille des injections spéciales, dites *isolantes*, parce qu'elles tiennent en suspension une poudre inerte, laquelle restant adhérente aux parois uréthrales, empêche ainsi leur mutuel contact; nous reviendrons d'ailleurs plus en détail sur ce sujet dans le chapitre suivant.

Enfin vingt ou trente jours se sont écoulés depuis le début de la blennorrhagie et l'écoulement disparaît; quelle est la conduite à tenir? C'est là une question très importante, surtout quand on a affaire à de jeunes malades, toujours pressés de jeter aux orties le froc de la sagesse. Le traitement devra, en effet, être continué, au moins pendant une semaine entière après la disparition totale de l'écoulement, car la suppression brusque de toute thérapeutique est la plus grande cause de rechute.

Le tempérament, la constitution des malades ont une influence certaine sur la durée de la blennorrhagie; chez les sujets d'une constitution faible, d'un tempérament lymphatique, la chaudepisse dure plus longtemps que dans les conditions inverses; elle a aussi plus de tendance à la chronicité.

Les personnes frappées de la diathèse arthritique sont particulièrement exposées à contracter la blennorrhagie; chez eux l'uréthrite pourrait même survenir spontanément (Dr Guilland [1]). Cette notion étiologique, vraie ou fausse, doit être retenue, elle peut trouver son application.

Quand une blennorrhagie se prolonge plus que de coutume, on doit interroger minutieusement le malade sur sa constitution; s'il présente les caractères du lymphatisme, on recommandera les toniques, particulièrement le quinquina et le citrate de fer; si la diathèse rhumatismale semble prédominer, c'est aux alcalins, au bicarbonate de soude qu'on aura recours de préférence.

[1] Dr Guilland. — *Des manifestations du rhumatisme sur l'urèthre et la vessie*, 1876.

Un dernier point assez important est encore à élucider, avant de terminer ce qui a trait à la blennorrhagie aiguë. Un homme atteint de blennorrhagie, a-t-il contracté forcément cette affection avec une femme souffrant du même mal? Question importante dans les rapports sociaux, et qui nous est très souvent posée dans la pratique. Hé bien ! nous répondons hardiment, et en toute conscience, qu'une femme peut communiquer la blennorrhagie, sans en être elle-même infectée, sans avoir ni vaginite, ni uréthrite. Il suffit pour cela qu'elle soit atteinte de leucorrhée, d'un catarrhe utérin, avec ou sans ulcération du col de l'utérus, que les rapprochements aient eu lieu peu de temps avant ou après les règles, et *a fortiori* pendant, pour que le canal de l'urèthre puisse s'enflammer. En un mot, le médecin ne peut conclure de l'état d'un malade frappé de blennorrhagie à l'état de la femme accusée du méfait, sans que celle-ci ait été directement examinée.

CHAPITRE III

BLENNORRHAGIE CHRONIQUE OU BLENNORRHÉE

I

Il existe deux formes de blennorrhagie chronique : la blennorhée véritable et le suintement habituel. — Hypochondrie uréthrale. — Influence des diathèses. — Nécessité absolue de l'exploration uréthrale. — Causes de la blennorrhée.

La *blennorrhée*, vulgairement *goutte militaire*, est une affection très fréquente et une des maladies des organes sexuels les plus rebelles à la guérison. Les malades atteints d'un écoulement chronique, et ayant suivi pendant des années et inutilement les traitements les plus divers étaient, il y a encore peu de temps, extrêmement nombreux ; mais grâce aux nouveaux moyens curatifs aujourd'hui en usage, ce nombre s'est considérablement restreint.

Pour obtenir ce résultat favorable, le médecin devra, avant toute chose, chercher à établir un diagnostic minutieux de la cause capable d'entretenir l'écoulement, et faire varier ensuite le traitement avec la nature même de cette cause. Le traitement de la blennorrhée doit différer, en effet, suivant l'état de santé générale des personnes, les diathèses auxquelles elles sont soumises et la lésion pathologique uréthrale. C'est là, que se cache tout le secret de la guérison.

La blennorrhée se présente sous deux formes bien distinctes. Dans la première, la sécrétion muco-purulente est épaisse, elle empèse le linge qu'elle tache en jaune-verdâtre, et l'écoulement se montre plus habituellement le matin. A son réveil, en pressant modérément sur le gland, le malade voit sourdre par le méat une ou plusieurs gouttes de muco-pus, d'où le nom de *goutte* dite militaire, sous lequel est dénommée vulgairement cette affection. La blennorrhée n'est en général accompagnée d'aucun sentiment de gêne ou de douleur; dans quelques cas cependant, le malade perçoit le long du canal, au moment du passage de l'urine, une sensation de chaleur ou de chatouillement; ce très léger symptôme peut persister même en dehors de la miction.

Dans la seconde forme de la blennorrhée, le *suintement habituel*, l'écoulement est formé d'un mucus clair transparent et visqueux comme l'albumine de l'œuf. Le suintement habituel n'est donc pas une maladie, mais la simple exagération d'une sécrétion normale; il ne saurait donc être contagieux. Et pourtant, quel tourment pour les malades, quel trouble jette dans leur esprit ce témoignagne insignifiant mais durable d'une inflammation uréthrale ancienne!

Tous les symptômes de l'uréthrite aiguë ont disparu, il n'y a plus ni rougeur, ni gonflement, ni douleur; l'écoulement est réduit à presque rien, mais ce rien, par sa continuité, inquiète beaucoup plus le malade que tous les phénomènes intenses dont il a été successivement frappé. Il voit en lui la persistance de son mal, l'incertitude de sa guérison. Son avenir lui paraît perdu, il lui faudra renoncer au mariage, aux joies de la famille, etc. Sans cesse préoccupé de son mal et absorbé par ses craintes, il examine ses urines qu'il recueille avec un soin minutieux et le moindre trouble qu'il y saisit, le moindre nuage qui en obscurcit la transparence vient accroître son anxiété. Cet infortuné s'attache aux pas du médecin qu'il poursuit de ses plaintes et de ses demandes; il devient l'hôte le plus assidu de son cabinet et aussi le client le plus intraitable. Vainement s'efforce-t-on de dissiper ses chimères et de le faire renaître à l'espérance; les consolations qu'on lui prodigue, le courage que l'on cherche à lui donner paraissent le rassurer un instant; mais bientôt le bon effet de ces paroles s'efface, et l'épouvante reprenant le dessus, il retombe dans son hypochondrie.

Le tableau que nous venons de tracer n'a rien d'exagéré; mais, hâtons-nous de le dire, s'il s'applique à certains malades, il en est beaucoup d'autres, heureusement, qu'un caractère plus ferme et une raison plus éclairée protègent contre de tels excès d'imagination. Cette hypocondrie, que j'appellerai uréthrale, n'est pas la conséquence nécessaire de toute blennorrhée. Cependant il faut reconnaître que chez tous les malades ou, du moins, chez presque tous, quelles que soient l'intelligence individuelle et la position sociale, aussi bien dans les régions élevées de la société que dans les classes les plus infimes, la blennorrhée est une cause de tourment moral.

Le premier devoir à remplir pour le médecin consiste donc à rassurer le malade, à l'éclairer sur la nature de son mal, à lui en démontrer, sinon l'innocuité, du moins le peu de danger, et à lui faire espérer une guérison qu'il pourra d'ailleurs obtenir le plus souvent par les moyens que nous allons indiquer. Que le médecin toutefois, dans son intérêt et aussi dans celui de son client, ne promette pas beaucoup plus qu'il n'espère ; qu'il demande du temps et de la patience, sans lesquels il ne faut guère compter sur le succès du traitement [1].

Telle est la description, plutôt atténuée qu'exagérée, de l'*hypochondrie uréthrale*, désignation donnée par mon père à ce trouble psychologique. Nous avons cru intéressant d'y insister, ne serait-ce que pour recommander un peu d'indulgence et d'attention pour ces malheureux qu'on est trop souvent disposé à repousser, sous prétexte qu'ils sont malades imaginaires.

La blennorrhée est généralement consécutive à une blennorrhagie aiguë mal soignée ; nous n'entendons pas par là que le traitement ait été mal conçu ou mal dirigé, mais que le malade ne l'a pas suivi avec la ponctualité et la persévérance nécessaires. Les rechutes, qui surviennent si fréquemment à la

[1] Dr Ed. Langlebert. — *Loc. cit.*

suite d'écarts de régime trop rapprochés du jour où l'écoulement vient de cesser, sont peut-être la plus grande cause du passage de l'inflammation uréthrale à l'état chronique.

La blennorrhée peut survenir d'emblée, apparaissant alors comme une blennorrhagie absolument indolente, chronique dès le début, et connue vulgairement sous le nom d'*échauffement.*

Quand la blennorrhée succède à une blennorrhagie aiguë ou subaiguë, voire même à un simple échauffement, chez un individu soigneux de lui-même et dont tout le traitement n'aura pas uniquement consisté dans le plus souverain mépris pour son mal, on devra rechercher chez lui les signes d'un vice général de l'organisme, et souvent on découvrira ainsi la clef du traitement.

Le lymphatisme et la scrofule, l'anémie, l'herpétisme et la diathèse urique, le rhumatisme sont autant de causes capables de faire passer un écoulement aigu à l'état chronique. C'est seulement par un traitement long et méthodique de ces constitutions imparfaites, de ces diathèses maîtresses, qu'on parvient à tarir l'écoulement.

Mais avant d'instituer le traitement d'une blennorrhée, il faut toujours, quelle qu'en puisse être l'origine présumée, examiner à fond le canal de l'urèthre ; le plus souvent on découvre ainsi la cause permanente qui entretient la suppuration et, en supprimant cette cause, on arrête par cela même l'écoulement : *sublatâ causâ, tollitur effectus.*

Cette exploration uréthrale, toujours très appréhendée des malades, n'est nullement douloureuse ; un peu de légèreté et de délicatesse de main la font passer, pour ainsi dire, inaperçue.

De toutes les causes locales de la blennorrhée, la plus commune, et de beaucoup, est, en effet, un rétrécissement au début ; on a signalé encore de petites végétations, l'inflammation de quelques follicules uréthraux et, très exceptionnellement, l'existence de petits polypes, de granulations, de brides ou de valvules dans l'urèthre.

Pour examiner l'urèthre, nous nous servons d'un explorateur ordinaire, ou bougie à boule, du n° 21 ou 22. Après avoir bien graissé cet instrument, on parcourt avec l'olive toute la longueur du canal et, chemin faisant, on porte la plus grande attention aux impressions ressenties. Si le passage de l'explorateur provoque une douleur un peu nette sur un point quelconque du canal, on note la distance à laquelle se rencontre ce point douloureux, car c'est là qu'on devra porter les médicaments topiques. Très souvent, quand la blennorrhée est déjà ancienne, on est arrêté et, pour passer, l'opérateur est obligé de choisir une olive plus petite. Tel est l'indice certain d'une stricture uréthrale au début ou, parfois même, déjà complètement organisée et étroite. Toutefois, nous devons signaler qu'à onze ou douze centimètres du méat, au niveau du collet du bulbe, on éprouve toujours un temps d'arrêt qui est normal, car le canal de l'urèthre est moins dilatable à ce niveau ; mais s'il n'existe aucun obstacle, on peut continuer le cathétérisme au bout d'un instant. Un peu de sang, pendant cette exploration, sort-il du méat; il est vraisemblable que la muqueuse de l'urèthre est légèrement fongueuse sur une portion de son trajet. Nous pouvons désormais nous rendre exactement compte de quelle utilité, pour le diagnostic et pour le traitement qui en dérive, est le cathétérisme explorateur du canal de l'urèthre, précieux moyen de renseignement, d'ailleurs absolument inoffensif et dont on ne devra jamais se priver.

Il nous reste à examiner maintenant les différents cas qui peuvent se présenter dans la pratique, le traitement devant varier pour chacun d'eux :

1° *Blennorrhée sans lésion bien déterminée de l'urèthre ou blennorrhée catharrhale; elle persiste le plus souvent sous une influence diathésique.*

2° *Blennorrhée dépendant d'une lésion pathologique de l'urèthre, rétrécissement au début ou confirmé, végétations, brides, valvules,* etc.

3° *Blennorrhée dépendant à la fois d'une lésion pathologique uréthrale et d'une influence diathésique.*

II

Traitement de la blennorrhée catarrhale. — Térébenthine, essence de santal, copahu et cubèbe. — Injections astringentes et isolantes, injections au soufre. — Traitement des diathèses. — Importance de la chaleur maintenue autour des parties malades, appareil ouaté.

Le traitement de la première classe de blennorrhée est à la fois local et général.

Le traitement local de cette variété de blennorrhée, laquelle n'est autre chose, en réalité, qu'un catarrhe de la muqueuse uréthrale, consistera en injections astringentes ou isolantes et dans l'absorption de térébenthine ou d'essence de santal. Ce dernier balsamique, d'après les médecins anglais et américains, serait même spécifique contre le catarrhe de l'urèthre ; nous avouons ne pouvoir lui accorder un pareil tribut d'éloges. Le copahu et le cubèbe, mélangés en opiat, peuvent avoir une efficacité au moins égale, si le malade n'a pas antérieurement abusé de ces antiblennorrhagiques.

C'est dans le traitement de la blennorrhagie chronique, que conviennent plus particulièrement les injections dites *isolantes*, c'est-à-dire tenant en suspension une poudre inerte ou active telle que le bismuth, la craie, le cachou, l'oxyde de zinc, le sulfate de plomb, le soufre, etc. Lorsqu'une injection de ce genre est lancée dans le canal de l'urèthre, une partie de la poudre qu'elle contient se dépose contre les parois du canal et y séjourne, après que le liquide qui sert de véhicule a été rejeté. Cette poudre, en recouvrant la muqueuse uréthrale, empêche le contact immédiat de ses différentes faces. Les parois de l'urèthre, en effet, sont, en dehors de l'état de miction, partout accolées à elles-mêmes, et l'urine les écarte d'arrière en avant pour se frayer un chemin au dehors. Or aucune disposition anatomique n'est plus propre à perpétuer une inflammation, à lui faire prendre le caractère de la chronicité, que le contact de deux feuillets muqueux. Pouvoir les séparer, c'est presque assurer la guérison. Le traitement de la balano-posthite qui réussit le plus souvent en quarante huit heures, ne repose pas sur un autre principe.

Les injections isolantes les plus connues sont les injections au bismuth, au cachou et l'injection Ricord, laquelle est composée d'acétate de plomb et de sulfate de zinc; ces deux sels, agissant par double décomposition, donnent du sulfate de plomb insoluble qui constitue la poudre inerte. Dans le but de conserver à ces sortes d'injections le pouvoir si actif du sulfate de zinc, le Dr Ed. Langlebert a imaginé d'associer ce sel à l'oxyde du même métal. « Pour obvier à cet inconvénient, la destruction du sulfalte de zinc dans l'injection Ricord, dit le Dr Ed. Langlebert[1], je me suis demandé si l'on ne pourrait pas garder dans l'injection le sulfate de zinc en lui associant un corps pulvérulent et incapable de l'altérer. L'oxyde de zinc se présenta naturellement à mon esprit. Complètement inerte de sa nature, sans action chimique sur son sulfate, insoluble dans l'eau, facile à réduire en poudre impalpable, ce corps réunit toutes les conditions nécessaires pour remplir le but que je me proposais. »

Parfois ces injections isolantes ne sont pas sans quelque inconvénient; cela s'observe surtout pour les injections à la craie ou au bismuth. La poudre peut s'agglutiner dans le canal de l'urèthre, y former une sorte de mortier et gêner ainsi la miction. Nous

[1] Dr Ed. Langlebert. — *Traité des maladies vénériennes*.

les avons vues encore provoquer de temps à autre une légère irritation du col de la vessie. Le meilleur moyen de faire disparaître tous ces inconvénients est d'employer, comme véhicule de l'injection, notre émulsion de vaseline, laquelle, en rendant ces poudres extrêmement glissantes, empêche leur agglutination.

Depuis un an environ, nous avons introduit dans la thérapeutique de la blennorrhée une nouvelle injection qui, jusqu'à présent, de préférence chez les sujets arthritiques, nous a donné les meilleurs résultats. C'est une injection au sulfate de zinc, à laquelle on mélange quelques grammes de soufre précipité (magistère de soufre), parfaitement bien lavé.

Le soufre divisé à l'état moléculaire agit en effet comme le ferait une poudre inerte, c'est-à-dire d'une façon mécanique ; mais de plus, en présence d'une sécrétion muqueuse, il se transformerait en partie, d'après le regretté professeur Gubler, en hydrogène sulfuré et en sulfate. C'est à cette transformation locale, ainsi qu'à son action antiseptique, que nous attribuons les heureux effets du soufre sur le catarrhe de la muqueuse de l'urèthre.

Une des causes de l'insuccès du traitement dans la blennorrhée est que, le plus souvent, les injections ne sont pas poussées avec assez de force pour atteindre la partie de la muqueuse uréthrale qui est le siège du catarrhe. Si l'inflammation de l'urèthre, à l'état aigu, siège, pendant les premiers jours à la partie, antérieure du canal, elle en gagne au contraire les parties profondes lorsqu'elle devient chronique. On recommandera donc au malade d'envoyer assez fortement l'injection dans l'urèthre et de se servir, au lieu de la seringue ordinaire, d'une poire en caoutchouc munie d'une tubulure assez longue, de bien serrer le méat pendant que l'injection est lancée et, en dernier lieu, de faciliter encore la pénétration du liquide, en le faisant cheminer avec les doigts exerçant d'avant en arrière de douces pressions à travers les téguments.

Diday, pour atteindre le même but, recommande le procédé suivant : Le malade est préalablement sondé avec une sonde à béquille, mais, aussitôt que l'urine coule, l'instrument est retiré jusqu'à ce que la miction vienne à cesser; on pousse alors, avec une assez forte seringue, un tiers de la totalité de l'injection à travers la sonde, après quoi on retire de nouveau la sonde de deux centimètres; une nouvelle ondée est injectée, et ainsi de suite trois ou quatre fois.

Peu partisan de ce procédé difficile et compliqué, qui ne serait d'ailleurs applicable que par le médecin lui-même, nous nous contentons d'indiquer à nos malades de prolonger simplement l'embout de leur poire en caoutchouc avec une petite sonde à bout ouvert de six à dix centimètres de longueur; c'est là, presque toujours, une pratique facile à suivre et dont, jusqu'à présent, nous n'avons eu qu'à nous louer.

Enfin nous signalerons encore un procédé d'irrigation uréthrale (Dr Tartenson) faite avec une petite sonde à double courant, et qui doit donner de bons résultats.

Mais en même temps qu'on fait suivre avec persévérance le traitement local, on doit accorder toute son attention au traitement de l'état général. Le malade est-il anémique, lymphatique ou scrofuleux? Nous prescrirons le fer à haute dose et le quinquina. Le citrate de fer est la préparation martiale qui paraît le mieux réussir en pareil cas, on l'ordonne généralement en dissolution dans du sirop de tolu. La diathèse herpétique paraît-elle être en cause? L'emploi des sulfureux intus et extrà, ainsi que celui de l'arsenic seront formellement indiqués; enfin a-t-on affaire à la goutte ou au rhumatisme? C'est par le bicarbonate de soude à haute dose, l'eau de Vichy, la lithine que nous arriverons à atténuer la présence en excès de l'acide urique dans le sang.

Diday a justement fait remarquer que, chez les rhumatisants blennorrhéiques, on obtenait de fort bons résultats en maintenant d'une façon permanente une forte chaleur au périnée. Pour garder cette température élevée, ce professeur conseille l'application sur le périnée de cataplasmes chauds fréquemment renouvelés. Nous pensons qu'un appareil ouaté construit sur le même principe que le suspensoir imaginé par le Dr Ed. Langlebert, pour le traitement de l'épididymite blennorrhagique, et appliqué sur les bourses et le périnée, remplirait aussi bien cette indication. Dans cet appareil, la couche d'ouate est recouverte d'un taffetas ciré imperméable, de telle sorte que les produits de la perspiration cutanée ne pouvant s'évaporer, les parties se trouvent dans un état constant de chaude moiteur très favorable à la résolution des inflammations.

III

Traitement de la blennorrhée par la dilatation progressive du canal de l'urèthre. — Traitement par les applications topiques de nitrate d'argent. — Instillations uréthrales ; elles sont douloureuses et ne limitent pas suffisamment l'action du liquide caustique. — Notre porte-topique uréthral ; on en retire tous les avantages des instillations, sans aucun de leurs inconvénients. — Les instillations ou les attouchements au nitrate d'argent, en solution convenable, ne déterminent jamais de rétrécissement.

Les écoulements blennorrhéiques sont le plus souvent causés, avons-nous dit, par des lésions pathologiques de la muqueuse uréthrale, rétrécissement au début, inflammation des follicules muqueux, des glandules prostatiques, état fongueux de l'urèthre postérieur : la dilatation progressive de l'urèthre, les attouchements locaux avec une solution de nitrate d'argent légèrement caustique sont ici les seuls moyens de traitement rationnel.

Certains écoulements, qui ont résisté à toutes les méthodes précédentes de traitement, peuvent encore disparaître, parfois très vite, sous l'influence du cathétérisme fréquemment renouvelé. Pour expliquer ce mode d'action des bougies dans l'urèthre, le Dr A. Guérin, qui a beaucoup vanté, et avec raison, cette méthode, pense que la blennorrhée est souvent liée à l'inflammation chronique des culs-de-sac glandulaires de l'urèthre et que la compression, due au passage de bougies volumineuses, finit par atrophier ces glandules, d'où la guérison définitive.

Mais, en général, c'est un rétrécissement au début qui est la source de l'écoulement, et le passage répété de bougies de plus en plus volumineuses enlève alors simultanément la stricture et l'écoulement. Les séances de cathétérisme doivent être répétées tous les deux jours et la dilatation poussée presque jusqu'à son maximun, c'est-à-dire jusqu'aux n°s 23 et 24 de la filière française ; un résultat complet est seulement obtenu à ce prix.

Pour pratiquer les attouchements locaux de nitrate d'argent, quand on en juge l'indication nécessaire, on peut se servir soit du procédé des instillations uréthrales, imaginé par le professeur Guyon, soit d'un instrument spécial que nous avons fait construire à cet effet.

L'appareil instrumental créé par le professeur Guyon, pour pratiquer les instillations uréthrales, est des plus simples ; il se compose d'une sonde, ayant la forme d'un explorateur, dont le sommet de l'olive serait percé d'un pertuis presque capillaire, et d'une seringue de Pravaz, qu'on visse sur cette sonde au moyen d'un petit ajutage spécial. Après avoir rempli la seringue de la solution choisie, amorçé la sonde, tout en un mot étant préparé, on fait pénétrer l'olive de la sonde à l'endroit voulu, et l'on instille le nitrate d'argent en tournant le piston de la seringue sur son pas-de-vis. Quinze à vingt gouttes de la solution de nitrate d'argent sont la quantité généralement employée; on retire ensuite la sonde lentement.

Un grand nombre de malades atteints d'irritation chronique du col de la vessie et d'écoulements blennorrhéiques ont été guéris par ce procédé qui, depuis 1868, époque à laquelle le professeur Guyon l'a fait entrer dans le domaine de la pratique chirurgicale, n'a jamais donné lieu à aucune complication grave ou même légère.

« Je n'ai jamais observé, dit le professeur Guyon, de saignement, de dysurie ou de rétention d'urine, encore moins d'accès fébrile. Je n'ai jamais déterminé de prostatite, et l'on sait que l'emploi du porte-caustique (celui de Lallemand) peut provoquer la suppuration de la prostate[1]. »

Mais ce procédé opératoire, bien qu'ayant déjà rendu les plus grands services, présente cependant quelques légères imperfections.

Et d'abord, si on pratique l'instillation dans ce que le professeur Guyon appelle l'urèthre antérieur, et dans le plus grand nombre de cas d'écoulement chronique, c'est là qu'il faut agir, le liquide caustique reflue vers le méat urinaire quand on retire la sonde, et ce n'est pas seulement un point, le cul-de-sac du bulbe qui est atteint, c'est tout l'urèthre antérieur qui est impressionné par le nitrate d'argent; la douleur ressentie est alors vive et se porte principalement vers l'extrémité du gland.

[1] F. Guyon. — *Leçons cliniques sur les maladies des voies urinaires.*

Agit-on dans l'urèthre profond, lorsqu'une inflammation chronique des glandules prostatiques, par exemple, est la source de l'écoulement; le liquide caustique dépasse les limites du mal, franchit le col vésical et tombe dans la vessie.

« Cependant cet orifice (orifice du col vésical) est certainement franchi, les petits flocons de chlorure d'argent rendus par les malades, lorsqu'on a recours à cet agent, en témoignent très nettement.

« D'ailleurs l'action est différente, suivant que vous agissez après avoir fait vider la vessie, ou à l'entrée d'une vessie contenant de l'urine. Dans le premier cas, la cuisson est bien plus vivement perçue, parce que l'urine n'est plus là pour neutraliser le liquide cathérétique. Vous pouvez faire usage dans le canal prostatique de solutions caustiques facilement tolérées et qui ne sauraient être acceptées par la vessie[1]. » Oui, mais alors il est de toute importance qu'elles n'y tombent pas et elles y tombent, le professeur Guyon le dit lui-même, avec le procédé des instillations.

Enfin, dans quelques cas, on peut éprouver une notable difficulté pour franchir le sphincter externe de l'urèthre et faire pénétrer l'olive dans l'urèthre profond, à cause de la contraction spasmodique déterminée par la présence de cet instrument, surtout lorsque son extrémité est encore mouillée de nitrate d'argent ou qu'une goutte de liquide vient à s'échapper trop tôt. Toutefois un peu d'adresse, de patience, de précaution et surtout d'habitude suffisent pour

[1] F. Guyon. — *Loc. cit.*

surmonter ce léger obstacle. Nous ne retiendrons donc contre le procédé du professeur Guyon que deux objections importantes : 1° de ne pas limiter exactement à la partie malade l'action du liquide caustique; 2° de provoquer une cuisson souvent très vive.

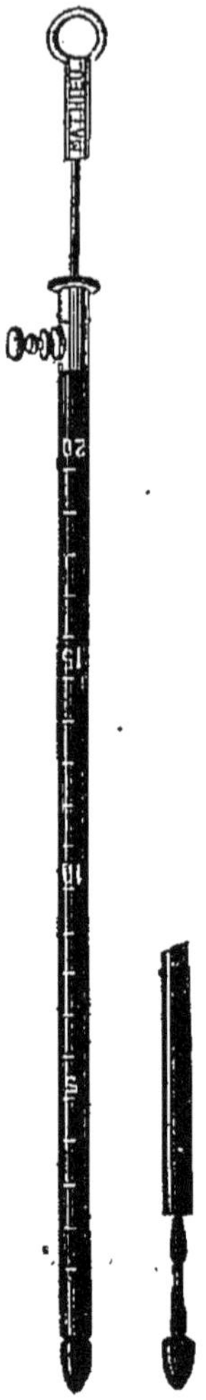

FIG. 3. — Porte-topique uréthral flexible, du Dr Langlebert, pour cautérisations superficielles des parties profondes de l'urèthre.

Frappé de l'excellence de la méthode des applications topiques de nitrate d'argent, nous avons imaginé, pour obvier aux imperfections qui viennent d'être signalées, un instrument flexible qui permet de réaliser tous les avantages des instillations, sans avoir à subir aucun de leurs inconvénients.

Cet instrument, construit par M. R. Mathieu, est destiné à porter dans les différentes portions de l'urèthre des matières médicamenteuses ou caustiques; il se compose essentiellement (FIG. 3) d'un mandrin de baleine très flexible et d'une sonde graduée en gomme élastique.

Le mandrin, dont la tige correspond aux nos 5 ou 6 de la filière française, se termine, à son extrémité antérieure, par un renflement olivaire destiné à s'appliquer exactement contre l'ouverture de la sonde, à laquelle il sert d'embout. A deux centimètres de cette olive, existe une autre petite saillie de un millimètre et demi environ et sur la partie de la baleine, en forme de *bobine*, comprise entre l'olive et cette petite saillie, on enroule une mince couche de coton hydrophile, destiné à être enduit de la pommade choisie ou imprégné de la solution astringente ou caustique. L'autre extrémité du mandrin porte un petit manchon métallique, maintenu seulement par un pas-de-vis, ce qui permet de démonter l'instrument.

La sonde en gomme, du n° 18 environ, est graduée pour permettre d'apprécier exactement à quelle profondeur on l'enfonce dans l'urèthre; elle est munie, à une de ses extrémités, d'un ajutage métallique qui donne passage à une vis de pression permettant de fixer le mandrin de baleine dans une position déterminée.

Pour faire usage de ce porte-topique, on commence par imbiber le coton enroulé sur la bobine d'une solution plus ou moins concentrée de nitrate d'argent, ou par l'enduire de pommade. Cela fait, on tire à soi le mandrin, dont l'olive vient alors fermer hermétiquement l'orifice de la sonde, et, après avoir fixé, au moyen de la vis de pression, le mandrin dans cette position, on enfonce l'instrument dans l'urèthre jusqu'à la profondeur préalablement jugée nécessaire.

On fait alors saillir la bobine, en ramenant à soi la sonde sur le mandrin qui est maintenu fixe, de manière à mettre l'urèthre en rapport avec le liquide astringent ou caustique, sans que celui-ci puisse refluer sur un autre point du canal. L'action en est donc ainsi exactement limitée.

Après un certain temps, une ou deux minutes environ, on fait rentrer doucement le mandrin dans la sonde et on retire le tout.

Cet instrument se distingue de ses devanciers (porte-caustique de Lallemand et autres), d'abord et surtout parce qu'il est parfaitement flexible, que l'introduction en est ainsi rendue absolument inoffensive, et que ses applications peuvent être variées.

Nous ajouterons que nous l'avons surtout fait construire dans le but de guérir les blennorrhées, en appliquant *loco dolenti* le remède destiné à modifier la muqueuse uréthrale ; car ce qui fait de la goutte militaire une maladie si souvent rebelle, c'est bien moins, sauf le cas de rétrécissement, la nature des lésions toujours très limitées et relativement légères, dont elle procède, que la profondeur de leur siège et, par suite, la difficulté d'y porter les remèdes nécessaires. Enfin notre porte-topique peut encore être utilisé pour le traitement des lésions si fréquentes de la cavité cervicale de l'utérus.

La douleur déterminée par l'action de notre porte-topique uréthral est presque nulle, et la plupart des malades ne perçoivent qu'une sensation de chaleur, le plus souvent légère et n'allant jamais jusqu'à la cuisson ; très souvent même, il arrive que l'instrument à peine retiré, toute sensation disparaît instantanément. La première miction qui suit la cautérisation de l'urèthre peut, dans certains cas, devenir quelque peu cuisante, mais c'est là un phénomène tout à fait passager.

Un grand grief, on pourrait plutôt dire un grand préjugé, existe dans l'esprit des malades et même d'un certain nombre de médecins contre ces instillations ou attouchements légèrement caustiques; on les accuse de donner lieu dans l'avenir à des rétrécissements du canal de l'urèthre.

Cette critique est-elle sérieuse? Evidemment non; nous allons facilement le démontrer.

Supposez qu'une ou plusieurs gouttes d'eau, à la température de 60 à 70°, vous tombent sur la main; vous éprouverez d'abord une douleur assez vive, puis vous verrez l'épiderme rougir; le lendemain ou le surlendemain, tout aura disparu sans laisser aucune trace; vous vous serez fait simplement une brûlure au premier degré.

Supposons cette même eau à la température de l'ébullition, la brûlure sera alors au second degré et caractérisée par un soulèvement de l'épiderme formant une ampoule remplie de sérosité. Après quelques jours, on verra l'ampoule se vider, l'épiderme se dessécher, puis se détacher et enfin apparaître une autre couche épidermique d'abord d'un rouge vif; mais bientôt ce néoépiderme blanchira, prendra la teinte commune, et il deviendra impossible de reconnaître la partie qui aura été brûlée. Ainsi, la brûlure au second degré, dans laquelle l'épiderme est complètement détruit, guérit encore sans laisser de cicatrice.

Mais au lieu d'eau bouillante, c'est un fragment de

phosphore enflammé qui vous atteint, la brûlure est alors profonde, ce n'est plus seulement l'épiderme, c'est le derme lui-même qui est entamé, et il en restera, après la guérison, une cicatrice rétractile et indélébile.

Eh bien ! il en est de même pour les muqueuses que pour le tégument cutané ; tant que l'épithélium seul est atteint, pas de cicatrice, et, en conséquence, aucun rétrécissement à redouter ; mais si le derme muqueux lui-même est détruit, ne serait-ce qu'en partie, il se produit alors une cicatrice rétractile qui, fatalement, après un temps variable, déterminera un rétrécissement.

Or, avec les solutions de nitrate d'argent, telles que nous les employons, tout danger de ce genre est écarté ; l'épithélium seul est atteint, car le liquide n'a pas une causticité suffisante pour exercer sur une partie aussi vivante, aussi vasculaire que le derme muqueux, autre chose qu'une action fortement astringente, et, au bout de peu de temps, il ne reste plus trace de la cautérisation, ainsi qu'il est facile de s'en assurer, quand on applique ces mêmes solutions sur les muqueuses de la gorge et du vagin.

Mais une longue expérience est venue maintenant corroborer ce que ces vues théoriques pouvaient faire prévoir, car, nous ne saurions trop le répéter, depuis 1868 que la méthode des instillations de nitrate d'argent a été introduite dans la thérapeutique, aucune complication semblable n'a été observée ; pour notre propre compte, jamais aucun de nos malades ne s'en est plaint.

Nous dirons donc que, dans la grande majorité des cas, le traitement local des lésions, le plus souvent très superficielles, qui entretiennent un écoulement uréthral est le seul moyen de traitement rationnel, et que le nitrate d'argent, en solution plus ou moins concentrée, généralement titrée au quinzième ou au trentième, est le topique le plus convenable.

IV

Traitement par les bougies fondantes et médicamenteuses. — Méthode sanglante, uréthrotomie interne, elle doit être rejetée. — La blennorrhée dans ses rapports avec le mariage.

Il nous reste, pour compléter l'histoire déjà si longue du traitement de la blennorrhée, à signaler encore deux autres méthodes thérapeutiques, l'une sans efficacité bien supérieure à celle des injections isolantes, l'autre dangereuse et à rejeter complètement.

La première consiste à introduire et à laisser à demeure dans le canal des bougies peu volumineuses, faites d'une matière fondante dans laquelle est incorporée la substance active. Il nous suffira de faire remarquer la gêne continuelle que fait subir la présence de cette bougie, la difficulté de l'introduire si elle est trop molle, le risque de se blesser si elle est trop dure, l'impossibilité absolue pour le malade de la faire pénétrer jusque dans la région prostatique qui est assez souvent, comme nous l'avons vu, le point de départ des écoulements chroniques, principalement du suintement habituel, pour nous dispenser d'insister davantage.

La seconde méthode, ou *méthode sanglante*, est réservée au traitement des blennorrhées reconnaissant pour cause l'existence de brides ou de valvules uréthrales ; ce serait même là, paraît-il, une des origines fréquentes de la blennorrhée.

« Pour ne citer que l'une des conséquences des valvules uréthrales, dit le Dr Jardin, mais certainement la plus commune, nous rappellerons la persistance de la blennorrhée, de cette goutte militaire qui fait le désespoir des malades et des médecins, et qui résiste aux balsamiques et aux injections les plus soigneusement choisies et les plus attentivement administrées. C'est qu'il y a là une lésion qui réclame une intervention chirurgicale, et si parfois le passage d'une simple bougie suffit pour effacer le repli valvulaire, il n'en est pas toujours ainsi et il faut en arriver à l'emploi d'un uréthrotome à olive ». (Suit la description d'un uréthrotome flexible. Dr Jardin, *France médicale*, 9 février 1882.)

Ainsi, pour une simple blennorrhée, on fait une uréthrotomie interne ; pour guérir un écoulement, on expose le malade aux dangers multiples d'une plaie uréthrale ; on ignore donc que la mortalité minima dans l'uréthrotomie interne est de 2 à 3 p. 100, et j'avoue que, chirurgien peut-être timide, je n'oserais jamais, pour traiter une lésion aussi insignifiante, exposer un malade à un danger pareil ; et cela d'autant plus, que l'écoulement reconnaîtrait-il une origine valvulaire, cette valvule pourrait-être facilement atteinte, et le suintement tari avec les instillations ou les attouchements de nitrate d'argent.

En résumé, nous voyons combien est riche l'arsenal thérapeutique contre la blennorrhée. Telle est la condition de toutes les affections longues et difficiles à guérir. Chacun fait un effort, apporte sa pierre à l'édifice commun, pendant que d'autres cherchent à le renverser. Il en résulte que, malgré la variété des moyens, on en reste à peu près au même point, on tourne toujours dans le même cercle. Nous n'aurons donc, pour le traitement à suivre, que l'embarras du choix, et c'est ce choix justement qui constitue la difficulté la plus réelle. Rappelons toutefois, en terminant, que l'examen minutieux du canal de l'urèthre avec l'explorateur est notre meilleur guide, et les instillations ou attouchements de nitrate d'argent, notre moyen thérapeutique le plus puissant.

Une dernière question très importante au point de vue de l'hygiène publique nous reste à élucider, celle de la blennorrhée, dans ses rapports avec le mariage.

Voici ce que mon père a écrit sur ce sujet [1] :

« Convient-il d'interdire le mariage à tout individu atteint d'un écoulement, si léger qu'il soit ?

[1] Ed. Langlebert. — *La syphilis dans ses rapports avec le mariage*, 1875.

« Je ne le pense pas, et sur ce point, je crois être d'accord avec la plupart des praticiens expérimentés. N'oublions pas d'ailleurs, qu'une telle interdiction serait, en vue d'un danger le plus souvent imaginaire, la condamnation au célibat d'une notable partie de la population.

« La blennorrhagie, est une maladie locale, complètement étrangère à la syphilis, dont elle ne peut être en aucun cas, ni la cause ni l'effet. Jamais la blennorrhagie n'est suivie d'accidents syphilitiques, jamais la syphilis n'engendre la blennorrhagie. C'est là un fait sur lequel la science est aujourd'hui irrévocablement fixée. Un individu atteint d'une uréthrite peut, sans doute, communiquer une blennorrhagie uréthrale ou vaginale, mais rien de plus : et encore ne pourra-t-il le faire que dans certaines conditions, qu'il est toujours facile de prévenir et par conséquent d'éviter.

« C'est dans la matière purulente que réside exclusivement le pouvoir de la blennorrhagie, et encore faut-il, pour l'exercice de ce pouvoir, que l'écoulement en soit presque entièrement composé. Un écoulement formé de mucus pur, ou du moins, ne contenant qu'une proportion insignifiante de globules purulents, cesse d'être transmissible. Or, n'est-ce pas là le cas de la plupart des écoulements chroniques, le plus souvent réduits à un *suintement muqueux* incolore, transparent ou légèrement opalin, qui, par moments, vient humecter ou simplement coller l'une à l'autre les lèvres du méat ? Ce suintement, qui ne s'accompagne d'aucun phénomène inflammatoire sensible, qui ne gêne en rien les fonctions de l'organe, ne saurait être considéré comme une maladie proprement dite. Ce n'est plus en réalité qu'une simple hypersécrétion des follicules muqueux, une sorte d'habitude vicieuse prise par ces glandules de produire, en quantité un peu plus grande que de coutume, le mucus qu'elles sont normalement chargées de sécréter; ce qui explique, selon nous, l'extrême difficulté que l'on éprouve à tarir ces suintements, l'habitude devenant, comme on le dit avec raison, une seconde nature.

« Quelquefois ce sont les glandes de Cowper ou la prostate, qui sont le siège de ces suintements ou écoulements muqueux (*prostatorrhée*). Un liquide incolore, filant comme du blanc d'œuf ou de l'eau de gomme, s'échappe de temps à autre du canal, principalement pendant l'émission des dernières gouttes d'urine ou pendant les efforts de défécation. Mais ce n'est là encore, je le répète, qu'une sécrétion normale exagérée, un surcroît d'activité dans le fonctionnement de ces organes et rien de plus. C'est par centaines que je pourrais citer les individus qui sont venus me consulter pour cette affection. La plupart en étaient atteints depuis fort longtemps, sans que l'état local de leurs organes sexuels, en eussent éprouvé la plus légère altération.

« Ces écoulements ou suintements muqueux, soit qu'ils proviennent des glandules de l'urèthre, soit qu'ils aient leur source dans les glandes de Cowper ou dans la prostate, n'étant pas contagieux, nous n'y voyons aucun motif pour interdire le mariage aux individus qui en sont affectés. Autant vaudrait éloigner du mariage les jeunes filles qui ont des pertes blanches, ce qui vraisemblablement réduirait le rôle de l'écharpe municipale au couronnement des rosières.

« Si, comme je viens de le dire, le suintement muqueux ne doit pas être considéré comme un motif suffisant pour interdire le mariage, il convient cependant de ne le permettre, en pareil cas, que sous certaines conditions et après avoir indiqué au malade quelques précautions indispensables. En premier lieu, on engagera celui-ci à profiter du temps qui lui reste encore avant son mariage pour essayer un nouveau traitement; puis le moment venu, et si ce traitement n'a pas mieux réussi que les autres, à ne remplir ses devoirs d'époux qu'avec beaucoup de modération. Mettre un frein à ses désirs est ici, plus peut-être qu'en toute autre circonstance, la première loi de l'hygiène. C'est aussi un acte de prudence et de bonne tactique conjugale, que ne devrait jamais oublier le nouvel époux, alors même qu'aucun motif de santé ne lui en imposerait l'obligation.

« Nous avons dit que c'est dans le globule purulent que réside exclusivement le pouvoir contagieux de la blennorrhagie; qu'un écoulement réduit à du mucus pur ou presque pur cesse d'être transmissible. Mais il ne faut pas oublier que certains écoulements et même certains suintements muqueux peuvent, sous l'influence d'une excitation vénérienne trop vive ou trop prolongée, revenir en quelques heures, à l'état purulent. Les malades savent cela aussi bien que nous, et c'est même là le sujet de leur plus grande préoccupation quand ils sont sur le point de se marier. Aussi, n'aura-t-on pas grande peine à leur faire sentir la nécessité de prendre toutes les précautions nécessaires pour empêcher leur suintement de redevenir contagieux. On devra donc leur recommander de s'observer chaque jour, et de s'abstenir immédiatement de tout rapport sexuel, s'ils s'aperçoivent que leur suintement a pris une teinte jaunâtre et est devenu plus abondant.

« Cette abstention, du reste, ne sera que temporaire ; car il est rare que ce retour de la maladie à l'état aigu soit de longue durée. Deux ou trois jours de repos, et quelques injections légèrement astringentes suffiront le plus ordinairement pour ramener le mal à son type primitif. Mais, en attendant, que le malade évite soigneusement de faire part à sa femme de ses appréhensions ; qu'il se garde surtout d'entrer dans la voie des aveux. C'est ce qu'il pourrait faire de plus mal pour sa femme et pour lui-même. Qu'il accuse, si cela est nécessaire pour se mettre à l'aise, un léger *échauffement* dont il pourra facilement attribuer la cause aux ardeurs des premiers jours, ou à toute autre circonstance capable d'éloigner le soupçon.

« Mais ce qui va sans doute étonner beaucoup de nos lecteurs, qui peut-être nous accuseront d'un optimisme exagéré, c'est d'apprendre que le mariage est souvent un excellent moyen de remédier au suintement muqueux, uréthral ou prostatique. Presque tous les malades à qui j'ai permis de se marier dans ces conditions, et que j'ai pu revoir quelque temps après, m'ont appris en effet qu'ils avaient fini par guérir. L'exercice d'une fonction qui, auparavant, était livrée aux caprices du hasard, une existence calme, bien réglée, succédant aux fantaisies de la vie de garçon, avaient plus fait que tous les remèdes pharmaceutiques, pour amener une guérison dont ils avaient si longtemps désespéré. Quoi qu'il en soit, c'est là un fait que mon expérience me permet d'affirmer, et que beaucoup de praticiens ont dû voir aussi bien que nous. »

CHAPITRE IV

COMPLICATIONS DE LA BLENNORRHAGIE AIGUE

I

CHAUDEPISSE CORDÉE. — CYSTITE

Memento anatomique. — La plupart des complications naissent par propagation du mal d'avant en arrière, d'autres surviennent par inoculation directe, ou comme manifestation d'un état général. — Chaudepisse cordée. — *Cystite.* — Douleurs — Fréquence des mictions. — Incontinence aiguë d'urine. — Cathétérisme. — Traitement de la rétention. — Causes de la cystite. — Traitement des formes ordinaires de cystite.

Si la blennorrhagie est le plus souvent une affection bénigne, guérissant rapidement et sans laisser à sa suite aucune trace, dans d'autres circonstances moins heureuses, elle devient la source de complications variées, les unes redoutables, les autres légères.

En jetant les yeux sur la figure demi-schématique (FIG. 4), représentant l'ensemble des organes génito-urinaires, on saisit immédiatement comment naissent ces complications par simple propagation de l'inflammation uréthrale.

Quand l'inflammation est très vive, l'abondance de

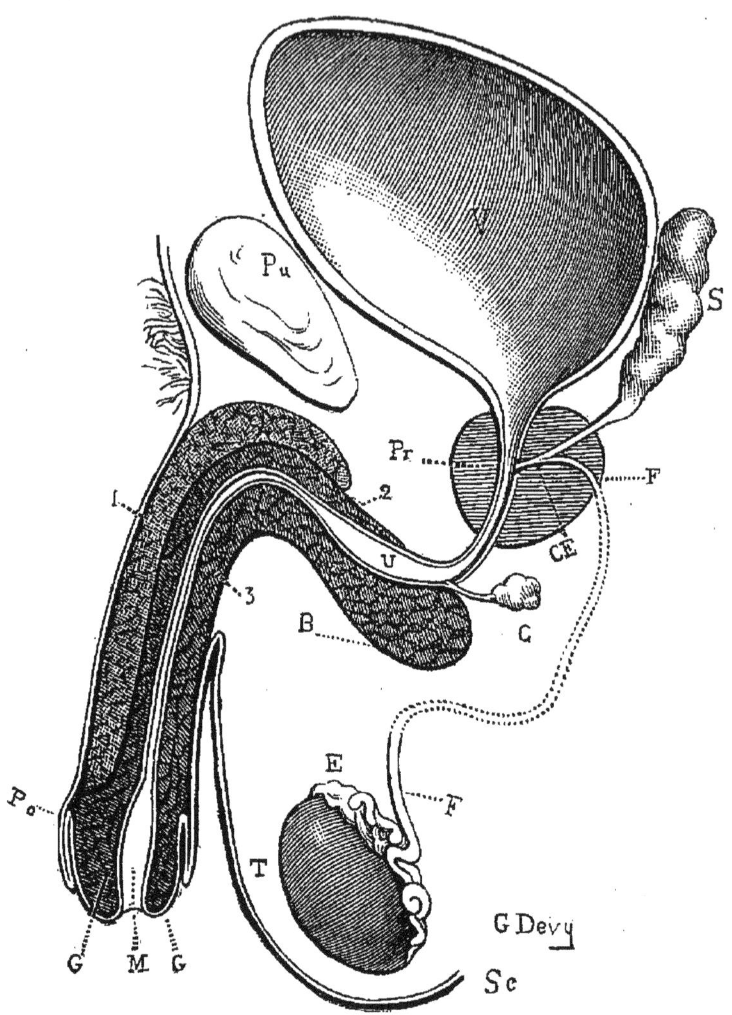

Fig. 4. — Ensemble des organes génito-urinaires de l'homme.

B, Bulbe. — C, Glande de Cowper. — CE, Conduit éjaculateur. — E, Epididyme. — F, Canal déférent. — G, Gland. — M, Méat. — Po, Prépuce. — Pr, Prostate. — Pu, Pubis. — S, Vésicule séminale. — Sc, Scrotum. — T, Testicule. — U, Urèthre. — V, Vessie. — 1, Corps caverneux. — 2, 3, Corps spongieux.

l'exsudat plastique dans les couches profondes de la muqueuse peut empêcher le pénis de prendre la direction qu'il a normalement dans l'état d'érection ; au lieu de se redresser, il se courbe en formant un arc à concavité inférieure. Tel est le phénomène si douloureux connu sous le nom de *chaudepisse cordée.*

Dix ou quinze jours environ, après le début de la blennorrhagie, l'inflammation, d'abord cantonnée dans la partie antérieure du canal, en a gagné successivement les régions profondes et peut déterminer l'inflammation de la muqueuse du col vésical, connue sous le nom de *cystite.*

L'inflammation uréthrale est capable de s'étendre, par propagation, aux glandes dont les canaux excréteurs viennent déboucher dans l'urèthre. C'est ainsi que surviennent :

La *folliculite* (inflammation des follicules uréthraux);

La *cowpérite* (inflammation d'une ou des deux glandes de Cowper);

La *funiculite* (inflammation du canal déférent);

L'*épididymite* et l'*orchite* (inflammation de l'épididyme et du testicule);

La *prostatite* (inflammation de la prostate).

Par transports accidentels, la blennorrhagie peut donner lieu à :

La *balano-posthite* (inflammation de la muqueuse du gland et du prépuce ; très rare);

La *blennorrhagie anale* ;
L'*ophthalmie blennorrhagique*.

On observe encore certaines complications de la blennorrhagie, lesquelles paraissent liées à un état général très analogue à l'arthritis ; telles sont les *arthrites*, *synovites* ou *hygromas* blennorrhagiques, quelques lésions de l'endocarde signalées récemment, et une autre variété, beaucoup moins grave que la première, d'ophtalmie blennorrhagique.

Quelques médecins, Diday entre autres, expliquent cet état général particulier que crée parfois la blennorrhagie, par la présence dans le sang et les autres humeurs des blennorrhagiens d'un microbe spécial. Ce n'est là jusqu'à présent qu'une hypothèse, plus hardie, il nous semble, que raisonnée, l'existence réelle d'un microbe ou d'un bacille chez ces malades n'ayant pas encore été démontrée.

Enfin les rétrécissements de l'urèthre sont le plus souvent la conséquence éloignée d'une blennorrhagie chronique ; nous leur réservons une description détaillée.

La CHAUDEPISSE CORDÉE, en dehors des très vives douleurs qu'elle provoque pendant les érections, est quelquefois l'origine d'hémorrhagies plus ou moins graves, déterminées par une rupture ou une déchirure de l'urèthre. Cette rupture peut se faire spontanément pendant une érection violente, mais le plus souvent elle est déterminée par le malade lui-même. C'était autrefois un usage assez répandu de *briser la corde* et de mettre ainsi un terme aux douleurs. Pour obtenir ce résultat, le malade, généralement un militaire, posait sur une table la verge en état d'érection et par conséquent courbée, puis se donnait ou se faisait donner sur l'organe un vigoureux coup de poing. Aussitôt une hémorrhagie se déclarait, et cette perte de sang, agissant comme antiphlogistique, amenait la cessation des douleurs.

Le plus grand danger de cette brutalité résulte non de la perte de sang, mais de la rupture même de l'uréthre ; l'urine peut alors s'infiltrer dans le tissu cellulaire ambiant, en produire la mortification, amener, en un mot tout le cortége des effets redoutables de l'infiltration rapide de l'urine. Et même, quand tout se passe bien au début, que la déchirure uréthrale se cicatrise sans complication apparente, celle-ci est néanmoins le point de départ d'une affection très grave. Cette cicatrice, formée d'un tissu inodulaire inextensible, devient l'origine d'un rétrécissement cicatriciel, et aucune stricture uréthrale n'est plus rebelle au traitement.

Contre les symptômes si pénibles de la chaudepisse cordée, on se contentera de prescrire l'application permanente sur le pénis de compresses imbibées d'eau blanche, des lavements laudanisés, et à l'intérieur le camphre ou le bromure de potassium à haute dose. Dans les cas graves, de grands bains et quelques sangsues au périnée peuvent donner les plus heureux résultats. Des onctions avec la pommade belladonée faites au périnée et sur le trajet du canal de l'urèthre, amènent encore un soulagement rapide.

L'INFLAMMATION DU COL DE LA VESSIE est une des complications les plus pénibles et les plus fréquentes de la blennorrhagie, si tant est, comme le fait remarquer le Dr Jullien, que l'extension de l'inflammation blennorrhagique aux parties profondes de l'urèthre, puisse être regardée comme une complication.

La cystite du col est surtout fréquente chez les blennorrhagiques traités uniquement dès le début avec des tisanes diurétiques, nous en avons donné précédemment la raison; nous dirons même qu'il est rare qu'aucun de ces malades échappe aux premiers et très légers symptômes de cette affection, caractérisée seulement par la fréquence de la miction et une certaine gêne, surtout en finissant d'uriner.

La fréquence des besoins et la douleur en finissant d'uriner, ou à partir du milieu de la miction, sont les deux symptômes caractéristiques de la cystite du col. La fréquence varie suivant l'intensité de l'inflammation; aussi dans les cas graves, le malade urine-t-il presque sans discontinuer, et on a pu dire en pareil cas, sans exagération, qu'il y a *incontinence aiguë d'urine*. Les douleurs sont d'autant plus vives que le nombre des besoins est plus considérable et que le malade urine moins à la fois; elles arrivent à leur apogée au moment même des efforts pour expulser les dernières gouttes, et elles se répètent ainsi presque à chaque instant. Le plus souvent, dans ces cas extrêmes, une grande surexcitation nerveuse complique la scène, le malade ne sait comment se placer pour échapper à sa torture, il ne reste ni debout, ni couché, ni assis, il peut en venir à se rouler, implorant partout du secours.

Quand la fréquence n'est pas trop grande, l'urine est claire au début de la miction, elle se trouble vers la fin et sort mélangée de mucus ou de muco-pus, souvent aussi elle est sanguinolente, et même, dans quelques cas, des malades rendent du sang presque pur.

Lorsque les besoins sont incessants, il ne tombe à chaque fois que quelques gouttes d'une sorte de boue formée d'un mélange de pus et d'urine ; on constate alors, comme symptômes généraux, seulement un peu de fièvre et un certain état saburral.

La rétention complète de l'urine est, dans quelques cas, la conséquence d'une cystite violente; pour évacuer la vessie, on doit tenter le cathétérisme avec une sonde molle de moyenne grosseur à bout olivaire. Cette opération, que la grande sensibilité du canal rend parfois extrêmement douloureuse, ne peut pas toujours être conduite à bonne fin, le malade, malgré toute sa résignation, n'ayant pas la force de la supporter. Nous avons coutume, quand pareil fait se présente, de pratiquer dans la région hypogastrique une injection hypodermique de morphine et d'attendre, pour passer la sonde, que l'anesthésie morphinique commence à se produire.

Mais supposons, ce qui n'est pas très rare, quelque soit le moyen employé, que le cathétérisme soit impossible, que la sonde ne puisse être introduite jusque dans la vessie, et examinons ce qu'il y a de mieux à faire dans cette circonstance délicate. Quelle est alors la cause de la rétention? Evidemment nous avons affaire soit à une contraction spasmodique des parties profondes de l'urèthre, soit à un gonflement de la muqueuse, gonflement assez fort pour boucher complètement le canal, et, très probablement, à ces deux causes réunies. Nous devons donc diriger tous nos efforts dans le but de diminuer cette contraction spasmodique, d'affaisser cette turgescence de la muqueuse. Une application de dix à quinze sangsues au périnée, nous a toujours fourni d'excellents résultats et, à défaut du cathétérisme et même concurremment avec lui, c'est là le remède par excellence. Un moyen encore très efficace, et d'un emploi des plus simples, est de plonger le malade dans un grand bain où il demeurera longtemps, deux heures au moins ; le plus souvent il commencera par uriner goutte à goutte dans le bain, puis par petits jets et enfin la miction se rétablira.

Pour atténuer les douleurs si violentes qui accompagnent la rétention d'urine, on pourra pratiquer des injections hypodermiques de morphine, mais avec une certaine réserve cependant, car, à trop haute dose, la morphine amène une atonie telle des fibres musculaires lisses de la vessie, que ce réservoir ne peut que difficilement surmonter la résistance du sphincter uréthral; c'est ainsi que chez un homme sain, mais morphinisé, le jet d'urine est saccadé, étant interrompu plusieurs fois par des contractions du sphincter uréthral. Les injections hypodermiques de morphine peuvent, d'ailleurs, être avantageusement remplacées par deux ou trois quarts de lavement laudanisé, pris pendant la journée.

Dans certaines circonstances, lorsqu'on est appelé longtemps après le début de la rétention, et que le malade présente des symptômes assez graves pour faire redouter une rupture et une infiltration d'urine consécutive dans les tissus ambiants, on doit pratiquer la ponction capillaire de la vessie, opération d'ailleurs très inoffensive et sur laquelle nous reviendrons en détail à propos des rétrécissements. Disons, toutefois, que si la rupture de la vessie et surtout celle de l'urèthre sont à craindre comme conséquences d'une rétention causée par un rétrécissement uréthral déjà ancien, c'est ici une éventualité presque irréalisable.

Nous venons d'indiquer quelle est la conduite médicale et chirurgicale à tenir contre les cas les plus graves de cystite du col; mais ce n'est pas ceux-ci qui se présentent le plus souvent. Les formes légères de la cystite sont, en effet, infiniment plus fréquentes que les formes graves; cependant, dès qu'un malade, atteint de blennorrhagie, vient se plaindre d'une certaine fréquence de la miction, on doit aussitôt avoir l'esprit en éveil, en pensant où cela peut conduire.

La cystite blennorrhagique ordinaire est simplement caractérisée par des mictions fréquentes et plus ou moins douloureuses vers la fin; par un jet d'urine quelquefois saccadé dont les dernières gouttes sont troubles et, dans quelques cas plus aigus, sanguinolentes; enfin, chose remarquable, par une diminution notable, mais plus apparente que réelle, de l'écoulement, qui reparaît dès que les symptômes de la cystite commencent à s'atténuer.

Les causes de la cystite blennorrhagique sont nombreuses. Parmi les plus importantes, en dehors de l'abus des boissons diurétiques au début du traitement, nous signalerons les excès d'alcool et surtout de bière, les écarts de régime de toute sorte, le froid, une cystite antérieure.

Le traitement de ces formes légères, pour ainsi dire ébauchées de la cystite, est des plus simples ; chez un malade attentif aux conseils qui lui sont donnés, scrupuleux pour les observer, il est toujours efficace.

On recommande le repos aussi complet que possible, la position couchée ou, tout au moins, allongée sur une chaise longue, un bain de siège ou un grand bain tous les jours et, en même temps, on a bien soin de se garder des tisanes délayantes et diurétiques, car, en excitant la fonction, elles ne feraient qu'aggraver le degré d'irritation du col vésical. N'est-ce pas, en effet, une des règles fondamentales de la chirurgie, que de laisser, autant que possible, au repos absolu un organe enflammé ? Pourquoi en serait-il ici autrement ? Toutefois, pour que les urines ne soient pas trop chargées, trop irritantes au passage, nous avons coutume de prescrire seulement quatre à cinq verres, par jour, de macération de graines de lin additionnée de sirop de stigmates de maïs, dont nous avons reconnu maintes fois l'efficacité. Sous l'influence de ce breuvage, les urines deviennent glissantes et douces au lieu d'être irritantes, elles s'éclaircissent notablement, et leur passage à travers les parties profondes et enflammées du canal de l'urèthre est rendu non seulement inoffensif, mais même très favorable. L'eau d'Evian peut être substituée à l'eau de graines de lin ; elle jouit de propriétés similaires.

Le camphre est le sédatif par excellence du col de la vessie, aussi, en prescrivons-nous, chaque jour, huit à dix pilules de dix à quinze centigrammes et, souvent même, nous lui associons quelques grammes de bromure de potassium. Enfin, pour calmer les épreintes, lorsqu'elles sont légères, les quarts de lavement laudanisé sont d'un secours presque infaillible. On peut les remplacer, mais moins avantageusement, par des suppositoires morphinés ou contenant de l'iodoforme.

Ce traitement comporte encore quelques moyens généraux, tels qu'une demi-diète lactée et, de temps à autre, un léger laxatif, surtout lorsqu'on a recours aux lavements laudanisés, afin d'éviter la constipation produite par l'opium, circonstance toujours aggravante.

Une cystite du col peut laisser à sa suite un certain état d'irritation légère et chronique des parties profondes de l'urèthre, capable, à la longue, d'amener quelques perturbations graves. Mais comme cet effet est plus particulièrement le résultat de la prostatite, nous y reviendrons à ce sujet.

II

ABCÈS PÉRIURÉTHRAUX. — FOLLICULITES

Memento anatomique. — Mode de formation des abcès périuréthraux. — Leur gravité augmente à mesure qu'ils partent d'un point plus profond de l'urèthre. — Folliculites de la fosse naviculaire. — Cowpérite.

Examinée à la loupe, ou sur une coupe microscopique, la muqueuse uréthrale présente un très grand nombre d'orifices glandulaires. Les glandes en grappe qui se trouvent dans la région antérieure de l'urèthre sont remarquables par la longueur de leur conduit excréteur, qui chemine obliquement à travers l'épaisseur de la muqueuse; elles sont entourées de tissu cellulaire et secrètent un mucus clair et filant destiné à lubrifier le canal. Plus profondément, au niveau du bulbe, deux de ces glandes, par leur volume, ont mérité une désignation spéciale : elles sont connues sous le nom de glandes de Cowper ou de Méry. Enfin tout à fait contre le col de la vessie, sur une étendue de quinze millimètres, on rencontre les nombreux orifices des glandules prostatiques, au milieu desquels s'ouvre, de chaque côté du verumontanum[1], l'orifice du conduit éjaculateur correspondant.

Tous ces orifices glandulaires sont autant de portes ouvertes par lesquelles l'inflammation uréthrale peut

[1] Voir plus loin la prostate.

pénétrer et déterminer l'inflammation consécutive des conduits et des glandes.

Ce mécanisme de transmission a été nettement indiqué par le Dr Mauriac ; en voici d'après lui l'exposé :

« 1° Inflammation catarrhale ou purulente propagée aux glandes du canal, depuis les glandules simples jusqu'aux glandes conglomérées de Méry et jusqu'à la prostate.

« 2° Compression et oblitération du canal excréteur de ces glandules ou de ces glandes, distension de l'organe sécréteur par l'abondance des produits morbides qui ne peuvent plus sortir, et propagation du travail inflammatoire aux parois de la glande.

« 3° Extension de l'inflammation de la glande au tissu cellulaire périphérique, phlegmon périglandulaire ; abcès consécutif s'ouvrant sur la peau.

« 4° Quelquefois altération de l'orifice glandulaire et ouverture de l'abcès dans le canal de l'urèthre. — Ces deux modes de terminaison, ouverture cutanée et ouverture uréthrale, peuvent se produire successivement ou simultanément sur le même malade ; il en résulte une fistule uréthrale cutanée qui peut devenir permanente ou ne guérir que très difficilement[1]. »

La gravité de ces phlegmons glandulaires de l'urèthre augmente en raison de la profondeur de leur point de départ.

Une des formes les plus communes et les plus légères de ces affections est l'inflammation des folli-

[1] Ch. Mauriac. — *Leçons sur les maladies vénériennes.*

cules qui viennent s'ouvrir dans la fosse naviculaire uréthrale située à trois centimètres en arrière du méat.

On sent alors, sur un des côtés du frein, une petite induration de la grosseur d'un pois, très ferme et un peu douloureuse. Peu à peu cette tuméfaction augmente, elle acquiert le volume d'une cerise, rougit, se ramollit, se perfore et laisse couler pendant quelques jours un pus séreux ; puis la plaie se cicatrise, et il ne reste plus, pendant un certain temps, qu'un noyau induré qui s'efface lentement. Par le mécanisme exposé plus haut, une fistule peut être la conséquence de cet abcès et la guérison, nous l'avons déjà dit, en est difficile à obtenir. Parfois encore deux de ces petits phlegmons existent simultanément, un de chaque côté du frein.

Si l'abcès a pour point de départ une glandule du voisinage du bulbe, les symptômes changent et acquièrent une certaine gravité. On rencontre d'abord, attenant à l'urèthre, un noyau induré, douloureux à la pression ; puis bientôt la tuméfaction augmente et la saillie, devenue fluctuante, peut acquérir le volume d'une pomme. A l'ouverture de l'abcès, un flot de pus s'échappe et, après quelques jours, commence le travail de réparation. L'ouverture de l'abcès peut également se faire dans l'urèthre ; on en est averti par l'affaissement rapide de la tumeur, en même temps que du pus s'écoule abondamment par le méat. Enfin une fistule uréthrale, laquelle acquiert parfois des dimensions très gênantes, est, dans quelques cas malheureux. la conséquence de la double ouverture uréthrale et cutanée de ces abcès periuréthraux profonds.

Le phlegmon des glandes de Cowper (cowpérite aiguë) constitue, après la prostatite phlegmoneuse, la forme la plus grave de ces inflammations périuréthrales. La cowpérite s'accompagne le plus souvent d'un phlegmon circonscrit ou diffus du périnée, et l'évacuation du pus, annoncée par des symptômes généraux inquiétants, donne lieu à des décollements considérables, et consécutivement à des fistules uréthrales, si une intervention hardie et opportune ne sait les prévenir.

Envisageant d'un coup d'œil d'ensemble ces inflammations périuréthrales, nous pouvons constater que toutes, petites ou grandes, ont une grande tendance à la suppuration, et que malheureusement il est bien difficile de s'y opposer; cependant l'espérance du succès, qui a été quelquefois obtenu, doit encourager nos efforts.

Dès qu'un malade, atteint de blennorrhagie, sera menacé d'une de ces variétés de phlegmon, on emploiera immédiatement la médication antiphlogistique la plus active; la diète et quelques laxatifs en seront les premiers points. Comme traitement local, on appliquera sur le périnée des sachets de glace, dans quelques cas des sangsues et toujours, à défaut de glace, de larges cataplasmes et une pommade belladonée. Enfin si, ce qui est malheureusement la règle, nos tentatives échouent, si la suppuration se produit, on doit fendre l'abcès de très bonne heure pour éviter une double ouverture, et la formation consécutive d'une fistule; c'est là un précepte fondamental de chirurgie.

CHAPITRE V

COMPLICATIONS DE LA BLENNORRHAGIE AIGUE (*Suite*)

FUNICULITE. — ÉPIDIDYMITE. — ORCHITE

Définitions. — Memento anatomique. — Etiologie. — Le traitement antiphlogistique de la blennorrhagie est une cause d'épididymite. — Epididymite double. — Epididymite à répétition. — Symptômes. — Funiculite. — Vaginalite. — Conséquences éloignées de l'épididymite simple, de l'épididymite double. — Caractères de l'épididymite dans les cas d'inversion ou d'ectopie du testicule. — Fongus bénin. — Epididymite pseudo-tuberculeuse. — Traitement prophylactique. — Traitement de l'affection confirmée, suspensoir ouaté.

L'inflammation de l'*épididyme* est, après la cystite légère du col, la complication la plus commune de la blennorrhagie ; la *funiculite* (inflammation du canal déférent) l'accompagne quelquefois. L'*orchite* proprement dite, ou inflammation du tissu même du testicule, est au contraire tout à fait exceptionnelle.

Le testicule, dont la forme et le volume peuvent être comparés à ceux d'un abricot, est composé d'une myriade de petits tubes extrêmement fins (*canalicules séminifères*) (FIG. 5), anastomosés et enchevêtrés les uns avec les autres. Tous ces tubes retenus ensemble par du tissu cellulaire ou conjonctif forment de petites masses coniques pyramidales, dont les sommets vont converger vers la partie supérieure du bord postérieur du testicule. Cet organe lui-même est entouré, pour le maintenir, d'une membrane fibreuse très résistante, appelée albuginée, à cause de sa blancheur. Tous ces tubuli, après s'être anastomosés, se collectent en un petit nombre de tubes plus volumi-

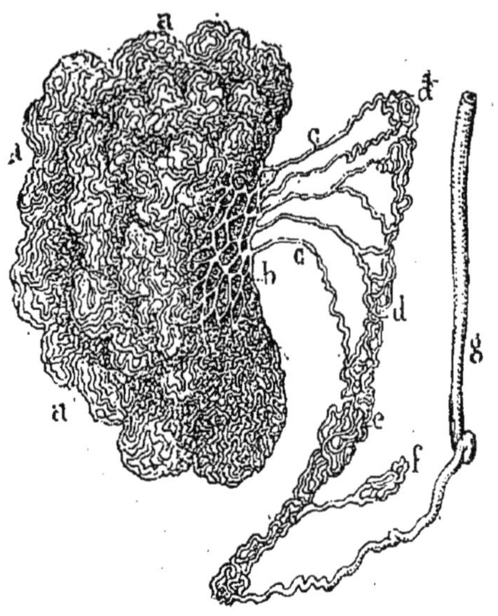

Fig. 5. — Structure du testicule.

A, Canalicules séminifères formant les lobules. — B, Rete vasculosum testis. — C, Canaux efférents. — D, Épididyme. — F, Vas aberrans. — G, Canal déférent.

neux, quatorze environ, qui, après avoir traversé une plaque fibreuse formée par l'albuginée très épaissie en cet endroit, (partie supérieure du bord postérieur du testicule) se contournent plusieurs fois sur eux-mêmes et forment par leur agglomération la *tête* de l'*épididyme* ou le *globus major*. Toujours fortement enroulés sur eux-mêmes, ces tubes descendent le long du bord postérieur du testicule, formant *la queue de l'épididyme*, ou *le globus minor*; enfin ils se réunissent en un seul canal, le *canal déférent*. On comprendra, d'après cette description, que l'épididyme, qui s'enflamme si fréquemment pendant le cours de la blennorrhagie, est bien distinct du testicule et qu'il est seulement appliqué sur son bord postérieur, comme le serait un cimier sur un casque.

Le canal déférent, long de 0,45 c. environ, remonte le long de l'épididyme, pénètre dans le bassin par l'anneau inguinal, cotoye la vessie à sa partie inférieure, traverse la prostate et vient, après avoir reçu le conduit excréteur de la vésicule séminale correspondante, s'ouvrir dans l'urèthre par un tout petit orifice (orifice du conduit éjaculateur). A partir du moment où il reçoit le conduit excréteur de la vésicule séminale, il porte le nom de conduit éjaculateur. Enfin le testicule, l'épididyme et l'origine du canal déférent se trouvent protégés par une membrane séreuse, *la tunique vaginale.*

Ce qu'il importe de retenir de ces notions anatomiques, c'est que l'épididyme est l'intermédiaire obligé, pour le transport des spermatozoïdes, entre le testicule, où ils prennent naissance, et le canal déférent, par lequel ils cheminent pour gagner l'urèthre, et que toute oblitération des conduits de l'épididyme peut empêcher leur migration temporairement ou d'une façon permanente.

L'*épididymite ;* ou vulgairement la *chaudepisse tombée dans les bourses*, n'apparaît que très rarement au début de la blennorrhagie ; elle se montre le plus souvent vers le quatrième septenaire.

Pour que l'épididymite puisse se produire, il est en effet nécessaire que l'inflammation blennorrhagique ait gagné la région prostatique, c'est-à-dire l'orifice des conduits éjaculateurs; or, pendant les premiers temps, la blennorrhagie reste au contraire cantonnée dans la partie antérieure du canal.

Quand les orifices des conduits éjaculateurs se trouvent au milieu de tissus enflammés, l'épididymite peut prendre naissance par deux mécanismes différents : 1° par transport direct de l'inflammation à travers le canal déférent ; l'épididymite est alors accompagnée de funiculite ; 2o par une action réflexe, résultant de l'irritation permanente des radicules nerveuses qui viennent se terminer aux orifices des conduits éjaculateurs, le canal déférent reste sain et seul l'épididyme s'enflamme ; c'est là l'évolution la plus fréquente.

Ce transport de l'inflammation d'un point à un autre, sans lésion au moins apparente, de la partie intermédiaire, n'est pas chose rare en pathologie ; ainsi après une érosion quelconque des organes génitaux, des fesses, de l'anus, des membres inférieurs, on peut voir les glanglions de l'aine se tuméfier. De même encore les ganglions de l'aisselle se prennent à la suite d'une lésion quelconque du membre supérieur et de la région du sein.

Se fondant sur la disparition plus ou moins complète de l'écoulement, pendant la période inflammatoire de l'épididymite, on a encore soutenu qu'il s'agissait là d'un phénomène de métastase ; mais c'est une erreur d'interprétation. Pour qu'il y ait métastase, dans le vrai sens du mot, il est nécessaire que l'affection primordiale disparaisse pendant le cours de l'affection secondaire ; or ici il y a seulement atténuation et non disparition de l'écoulement. Cette diminution notable de l'écoulement s'explique très bien d'ailleurs par la révulsion, souvent si violente, que crée une épididymite aiguë.

Le mode de traitement de la blennorrhagie a-t-il une influence sur la production de l'épididymite ?

Cela est absolument incontestable. L'absence de traitement, ou le traitement dit antiphlogistique, composé de tisanes et de poudres diurétiques, en constitue la meilleure cause prédisposante.

« Voici du reste, à ce propos, dit le Dr L. Jullien, une statistique fort intéressante que nous devons à l'obligeance du professeur Le Fort. Elle suffira, croyons-nous, à faire absoudre les suppressifs (traitement par les astringents) et condamner l'expectation que tant de praticiens préconisent encore sous le nom de méthode émolliente et antiphlogistique. Les cinq cent soixante-seize malades de M. Le Fort se répartissent de la façon suivante, en prenant pour base le traitement antérieur à l'apparition de l'épididymite

« Traitement nul	264
— par les balsamiques. . . .	73
— par les injections.	82
— par les injections et les balsamiques	60
Traitement non spécifié	97[1] »

On comprend en effet, que non seulement l'inflammation blennorrhagique ne rencontre, sous l'influence des bains et des boissons, aucune entrave à sa libre extension, mais que bien plus, elle y trouve une aide puissante à sa propagation. Est-il donc alors étonnant, qu'avec une semblable thérapeutique, l'épididymite devienne plus fréquente? Il ne saurait en

[1] Dr Jullien. — *Traité des maladies vénériennes.*

être autrement et les statistiques le prouvent. On voudrait la provoquer qu'on n'agirait pas mieux.

Parmi les causes banales extrêmement nombreuses de l'épididymite, nous citerons la fatigue, les excès de tous genres, les excitations vénériennes, un choc, l'équitation, la danse, etc. L'épididymite semble plus fréquente au printemps et à l'automne; elle est également commune des deux côtés.

L'épididymite existe rarement à l'état de lésion isolée, le plus souvent elle est précédée ou suivie de lésions concomitantes.

Sur mille trois cent quarante-deux malades, Sigmund (de Vienne) a recueilli les résultats suivants :

ÉPIDIDYMITE	seule.	61
	avec vaginalite	856
	avec funiculite	108
	avec funiculite et vaginalite [1].	317

L'épididymite est assez souvent double, mais elle ne l'est jamais d'emblée. Les deux épididymes ne s'enflamment que l'un après l'autre; dans quelques cas même, l'inflammation disparaît d'un côté quand l'autre est envahi et ainsi de suite à plusieurs reprises. Telle est l'épididymite à répétition ou à bascule décrite par Ricord.

Le malade arrivé vers le quatrième septenaire de la blennorrhagie éprouve déjà, depuis quelque temps, un peu de fréquence des besoins et une certaine gêne

[1] Dr Jullien. — *Loc. cit.*

très légère, indéfinissable, à la fin de la miction, quand tout à coup une sensation de pesanteur s'accuse dans un des testicules et dans le cordon du même côté ; ce symptôme augmente rapidement d'intensité, et en moins de vingt-quatre heures, des douleurs extrêmement vives envahissent ces régions.

Si on examine alors la partie malade, on constate par le palper, en arrière et en bas du testicule, une masse indurée, très douloureuse au toucher, formée seulement par l'épididyme enflammé. Au début, les indurations occupent la queue de l'épididyme, (globus minor) et la phlegmasie, dans les cas légers, ne dépasse pas ces limites. A un degré plus avancé, elle envahit tout l'épididyme qui devient alors assez volumineux pour masquer, parfois complètement, la présence du testicule, ce qui a pu souvent faire croire, mais à tort, que la glande séminale proprement dite participait à l'inflammation.

L'épididymite, comme on vient de le voir, est le plus souvent accompagnée de funiculite et de vaginalite, parfois même de ces deux affections simultanément. L'inflammation du cordon donne la sensation d'un corps induré, cylindrique, dirigé du scrotum vers le canal inguinal et très sensible à la pression. La vaginalite se manifeste par la présence d'un épanchement de liquide citrin, d'apparence louche et extrêmement albumineux, répandu, en quantité variable, entre les deux feuillets de la tunique vaginale. La peau du scrotum, devenue luisante, se colore, du côté malade, d'un rouge plus ou moins foncé et, dans quelques cas, il existe un œdème très marqué du tissu cellulaire sous-scrotal.

L'épididymite s'accompagne presque toujours de fièvre, d'embarras gastrique, de vomissements; les douleurs, la fièvre, sont parfois assez vives pour provoquer un léger délire. Il n'est pas très rare de voir les douleurs prendre un caractère névralgique sur lequel a particulièrement insisté Mauriac; ces douleurs par leurs irradiations rappellent les névralgies sciatique, crurale ou ilio-lombaire.

L'inflammation de l'épididyme détermine fréquemment, au moins au début, des érections très douloureuses, lesquelles sont parfois suivies de l'éjaculation d'un sperme sanguinolent.

Les conséquences ultérieures de l'épididymite simple sont en général peu à redouter; un état anémique passager, un certain degré de faiblesse génésique également transitoire, sont les seuls troubles pathologiques que puisse laisser à sa suite l'inflammation d'un épididyme. L'induration du *globus minor* persiste longtemps, plusieurs mois au moins après la disparition de l'élément inflammatoire, et les fins conduits qui le composent, obturés par l'épanchement, dans leur cavité, de matière plastique, comprimés et écrasés par la condensation inflammatoire du tissu cellulaire ambiant, ne peuvent plus livrer passage aux spermatozoïdes. Le testicule correspondant est quelquefois légèrement atrophié, mais comme l'autre est demeuré indemne, on ne note aucune perturbation apparente des fonctions sexuelles. Cependant, dans quelques cas, heureusement tout à fait exceptionnels, l'autre testicule, par une sorte de retentissement sympathique, comme cela s'observe pour les ophthalmies, peut s'atrophier ou s'anémier à son tour; d'où la possibilité d'une certaine faiblesse génitale consécutive à une épididymite simple.

Si l'épididymite est double, on prévoit d'emblée la gravité du pronostic, car l'infécondité, bien que la puissance virile reste le plus souvent intacte, est la suite ordinaire de cette maladie. Le sperme présente à l'œil nu les mêmes caractères qu'à l'état normal; mais, examinez-le au microscope, et vous constaterez que l'élément mâle par excellence, le spermatozoïde, y fait défaut.

Cette terminaison de l'épididymite double est-elle fatale? Les conduits bouchés ou comprimés de l'épididyme ne peuvent-ils, après un temps variable, redevenir perméables aux spermatozoïdes? Questions bien importantes au point de vue des relations sociales. Eh bien! nous pouvons heureusement répondre que, dans un assez grand nombre de cas, cet état n'est pas durable, que les spermatozoïdes peuvent reparaître dans la liqueur séminale, et que cette régénération coïncide avec la disparition partielle ou totale des indurations épididymaires. « Au point où en est aujourd'hui la question, dit le professeur Gosselin, on peut concevoir cependant que certains individus, après avoir été stériles pendant les premiers mois qui suivent une épididymite double, puissent, au bout d'un certain temps, redevenir aptes à la fécondation. » Ajoutons enfin qu'au seul point de vue de l'infécondité consécutive, les indurations de la tête de l'épididyme présentent moins de gravité que celles de la queue de cet organe.

Chez un monorchide, c'est-à-dire chez un malade dont un seul testicule est descendu dans les bourses, tandis que l'autre a été retenu au niveau du canal inguinal ou dans la cavité abdominale, l'inflammation de l'épididyme du testicule normal a les mêmes conséquences qu'une épididymite double chez un sujet bien constitué.

En cas d'anomalie de l'épididyme ou de situation anormale du testicule, l'épididymite présente quelques variétés intéressantes à connaître. Lorsqu'il existe une inversion du testicule, que l'épididyme, au lieu d'occuper le bord postérieur et inférieur du testicule est placé sur son bord antérieur et supérieur, il en résulte, s'il survient une épididymite, un déplacement du siège de la tumeur en haut et en avant, capable d'induire en erreur un esprit non prévenu. Dans certaines inversions du testicule, l'épididyme, disposé en écharpe, est comme à cheval sur le bord antérieur du testicule ; en cas d'inflammation, la tumeur prendra donc ici une forme toute particulière.

L'épididymite sur un testicule n'ayant pas accompli sa migration complète, et retenu dans le canal inguinal ou dans la cavité pelvienne, présente un caractère de gravité tout différent de celui de l'épididymite ordinaire. Dans quelques cas, les symptômes sont assez alarmants pour simuler ceux de la hernie étranglée et on a vu une péritonite mortelle en être la conséquence.

Le diagnostic différentiel de cette variété d'épididymite, soit avec une hernie étranglée ou seulement engouée, soit, le plus souvent, avec un bubon inguinal, est toujours chose assez délicate ; il est vrai que la présence d'un écoulement uréthral et les commémoratifs suffisent généralement pour trancher la question.

La terminaison habituelle de l'épididymite est, comme nous l'avons déjà dit, la résolution incomplète, c'est-à-dire la persistance plus ou moins prolongée de noyaux indurés à la queue de l'épididyme ; dans quelques cas assez rares le testicule peut rester sensible et même douloureux, à la suite de l'épididymite (*testicule irritable*) ; enfin une première épididymite est une cause d'appel pour en contracter une seconde.

On a vu exceptionnellement le tissu cellulaire sous-scrotal s'enflammer concurremment avec l'épididyme ; ce phlegmon diffus ou circonscrit peut se terminer par résolution, mais le plus souvent il suppure, détruisant une portion plus ou moins grande de la peau du scrotum.

Dans les cas exceptionnels, où le parenchyme même du testicule s'enflamme, où il y a véritablement orchite, les douleurs deviennent excessives, intolérables. Le tissu propre du testicule, augmentant de volume sous l'influence de l'inflammation, se trouve bridé et étranglé par la grande résistance de la membrane fibreuse albuginée. Cependant la résolution est le terme ordinaire de l'orchite ; mais, dans quelques cas, la compression subie par les *tubuli* testiculaires est assez forte pour en amener la mortification. Un abcès se forme alors, s'ouvre au dehors et, après l'évacuation du pus, on voit une partie, ou la totalité de la substance testiculaire, faire hernie par cette ouverture et se désagréger peu à peu. Telle est l'affection décrite sous le nom de *fongus bénin* du testicule.

Enfin, pour terminer l'énumération complète de toutes les terminaisons possibles de l'épididymite, signalons encore une variété de cette maladie décrite par M. le professeur Fournier sous le nom d'*épididymite pseudo-tuberculeuse*. Cette forme d'épididymite, d'ailleurs extrêmement rare, plutôt consécutive à la blennorrhée qu'à la blennorrhagie aiguë, simule à s'y méprendre par son siège, sa marche lente, les abcès auxquels elle donne lieu, l'affection tuberculeuse de cet organe, bien que les tubercules n'y soient pour rien.

Le traitement de l'épididymite blennorrhagique comprend deux parties distinctes : le traitement prophylactique et le traitement de l'affection confirmée.

Le traitement méthodique de la blennorrhagie par les astringents constitue le meilleur, le plus fidèle moyen de prévenir l'épididymite ; nous avons déjà suffisamment insisté sur cette question pour qu'il soit utile d'y revenir. Nous rappellerons toutefois que le port d'un suspensoir, dès le début de la blennorrhagie, est une très bonne mesure préventive.

Comme le traitement que nous appliquons à l'épididymite confirmée est des plus simples, nous allons d'abord, par mesure de prudence, indiquer ce qu'il faut éviter de faire, car c'est là précisément, par esprit de routine, ce que l'on fait le plus souvent.

On ne doit pas appliquer de sangsues au niveau du pli de l'aine ou sur le périnée. L'épididymite a, par elle-même, assez de tendance à affaiblir le malade, pour qu'on n'aille pas augmenter cet état d'anémie par une spoliation sanguine dont le résultat ultérieur est absolument inutile. En tout cas, si l'on se décidait à pratiquer cette saignée locale, on se rappellerait que jamais il ne faut poser de sangsues sur la peau du scrotum, car leur piqûre peut, sur cette région, devenir le point de départ d'un phlegmon diffus.

Les cataplasmes, par leur poids, la macération qu'ils font subir aux tissus, aggravent le plus souvent les douleurs; les pommades dites résolutives ou fondantes sont, généralement, sans la moindre action. Il en est une cependant que l'on doit proscrire plus que les autres, et c'est peut-être la plus employée, nous voulons parler de l'onguent gris, mercuriel ou napolitain. Le mercure contenu dans cet onguent est absorbé par les pores de la peau, et, s'éliminant en partie par les glandes salivaires et la muqueuse des gencives, il détermine, si l'usage de la pommade est continué plusieurs jours, une stomatite mercurielle.

Appliquer sur le scrotum de la teinture d'iode ou

du collodion, c'est martyriser inutilement ses malades.

Pour calmer les douleurs quelquefois si vives de l'épididymite, un grand nombre de médecins proposent la ponction de la tunique vaginale distendue par un épanchement plus ou moins abondant. Cette petite opération, assez douloureuse, mais inoffensive, procure un soulagement très rapide. Il est rare, du moins avec le procédé de traitement que nous allons indiquer, qu'on soit obligé d'y recourir; et, pour notre part, nous n'en n'avons pas encore eu l'occasion.

Si le malade, ce qui est l'exception, souffrait d'une orchite véritable, si les douleurs devenaient intolérables, on pourrait débrider la tunique albuginée et faire cesser ainsi la compression du parenchyme testiculaire enflammé; les douleurs disparaîtraient immédiatement.

Voici maintenant, d'après notre expérience, quelle est la conduite à tenir; sa simplicité est extrême :

Comme traitement général, nous prescrivons toujours une diète modérée, un purgatif salin (le citrate de magnésie doit être préféré), plusieurs grands bains et le repos au lit ou sur une chaise longue.

Lorsque l'inflammation est de moyenne intensité, et c'est ce qu'on observe le plus souvent, nous conseillons simplement au malade de porter un suspensoir spécial, construit d'après les indications du Dr Ed. Langlebert, pour le traitement de l'épididymite. Ce suspensoir se compose, de dedans en dehors, d'une couverture de soie, d'une couche d'ouate, d'une enveloppe imperméable de taffetas ciré, le tout contenu dans le filet d'un suspensoir ordinaire. Le taffetas ciré s'opposant, au moins en partie, à l'évaporation de la sueur, toujours abondante dans ces régions, le testicule se trouve maintenu dans un état de moiteur continuel, très favorable à la résorption rapide des produits inflammatoires. Le port de ce suspensoir calme très rapidement les douleurs, au point que la plupart des malades traités à notre dispensaire pour une épididymite ne prennent pas le lit, et peuvent même, si leur profession n'est pas trop pénible, continuer leurs travaux. Nous ajouterons encore, comme preuve convaincante de ses bons effets, l'expérimentation déjà longue de cette méthode, les très nombreuses guérisons obtenues par elle, son emploi journalier dans les hôpitaux de Lyon et, enfin, son admission, aujourd'hui bien établie, dans la pratique médicale.

L'épididymite présente-t-elle, dès le début, des symptômes alarmants tels qu'un gonflement considérable, des douleurs excessives, une fièvre intense? Nous aurons recours, mais seulement pendant cette période suraiguë, au traitement par la glace. Ce traitement, préconisé par Diday et vanté, à juste titre, par le Dr Jullien, consiste à entourer la partie malade d'une vessie en caoutchouc remplie de glace pilée qu'on renouvelle toutes les heures.

Le port habituel, pendant plusieurs mois, de notre suspensoir, est le meilleur moyen de faire disparaître peu à peu les indurations locales consécutives à l'épididymite ; on peut encore se servir, comme moyens adjuvants, pour arriver au même but, de courants électriques continus et d'iodure de potassium.

CHAPITRE VI

COMPLICATIONS DE LA BLENNORRHAGIE AIGUE (*Suite*)

PROSTATITE

Memento anatomique. — Observation d'un malade atteint de prostatite aiguë. — Prostatite chronique. — Observation de malade. — Diagnostic. — Traitement. — Abcès de la prostate. — Différents modes d'évacuation du pus. — Traitement. — Abcès périprostatiques.

L'inflammation de la prostate est heureusement, au moins dans ses formes graves, une complication assez rare de la blennorrhagie ; elle peut être aiguë ou chronique, et, dans quelques cas, se terminer par suppuration.

Rappelons d'abord les particularités anatomiques de la prostate nécessaires à connaître pour l'intelligence de ce qui va suivre.

La prostate est une glande de la grosseur et de la forme d'une chataigne (FIG. 6), située immédiatement contre le col de la vessie. Les anatomistes lui reconnaissent six faces, dont une supérieure est accolée au col de la vessie, et une autre postérieure, la plus importante à connaître pour nous, est en rapport avec la paroi antérieure du rectum ; c'est elle qu'on explore par le toucher rectal. Echancrée à son bord supérieur, diminuant de largeur à mesure qu'elle se rapproche de son bord inférieur, cette face a été comparée assez exactement à un cœur de carte à jouer; enfin elle est divisée en deux lobes par un sillon médian. De la face inférieure de la prostate s'échappe le canal de l'urèthre, et sa face antérieure est en rapport avec le pubis dont la sépare un lacis veineux abondant. Ses faces

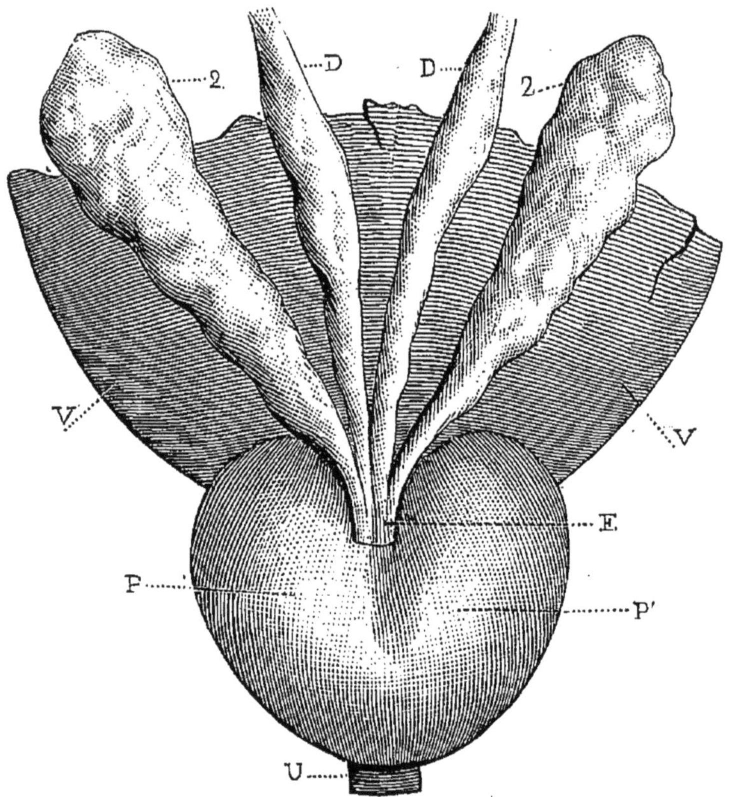

Fig. 6. — Face postérieure de la prostate et vésicules séminales.

D, Terminaison des canaux déférents. — E, Origine des conduits éjaculateurs. — P, Lobe gauche de la prostate. — P', Lobe droit. — V, Face postérieure de la vessie. — U, Origine de la région membraneuse de l'urèthre. — 2, Vésicules séminales.

latérales ou bords sont fixées, par du tissu fibreux, aux parois de la cavité pelvienne.

L'urèthre (portion prostatique) traverse la prostate de haut en bas, il est beaucoup plus rapproché de la face antérieure que de la postérieure, de telle sorte que la presque totalité de cette glande paraît rejetée en arrière du canal.

La longueur de la région prostatique de l'urèthre est de 0,02 c. environ; sur sa partie médiane on aperçoit la saillie du *vérumontanum*, sur les côtés duquel se rencontrent les orifices des canaux éjaculateurs et un grand nombre d'autres orifices plus petits des glandes prostatiques. Les canaux éjaculateurs, formés par la réunion du canal déférent et du conduit excréteur de la vésicule séminale correspondante, traversent également la prostate pour déboucher dans l'urèthre.

La prostate est entourée d'une coque fibreuse très résistante, elle présente au toucher une consistance ferme; quand on la coupe, on entend le bistouri crier; elle est composée d'un grand nombre de glandes en grappe, réunies les unes aux autres par une masse de tissu musculaire et de tissu conjonctif.

Le liquide secrété par la prostate est transparent, visqueux, collant au doigt, comme le fait l'albumine de l'œuf; il sert à lubrifier le canal, se mélange au sperme, mais ne joue pas de rôle dans la fécondation.

Nous pensons que pour bien faire connaître une maladie, aucune description didactique n'est préférable au récit précis, exact d'une observation. Ce récit fait, en quelque sorte, assister le lecteur à la scène morbide, il lui en montre successivement toutes les phases; c'est une copie d'après nature.

Nous profiterons donc de l'occasion qui nous a été offerte récemment de donner nos soins à un jeune homme atteint de prostatite aiguë, d'origine blennorrhagique, pour rapporter ce fait dans tous ses détails :

A..., jeune homme de vingt-six ans, jusque là d'une très bonne santé, contracta il y a quelque temps une blennorrhagie de moyenne intensité. D'un caractère timide, il redoutait d'aller conter à qui que ce fût sa mésaventure, et prit, en conséquence, le parti le plus détestable, celui de lire des livres de médecine et de se soigner lui-même. On était au moment des vacances, et notre malade avait projeté, annoncé même un voyage en Italie. Pour mieux garder son secret, pour ne laisser perçer aucun soupçon, il partit directement pour Turin à la date fixée, trois semaines environ après le début de sa chaudepisse.

Dans la nuit même de son arrivée, les premiers symptômes d'une prostatite aiguë se déclarèrent. Des envies d'uriner, une sensation de pesanteur au périnée et dans le rectum, une légère excitation fébrile agitèrent son sommeil. Il crut d'abord à quelques troubles congestifs déterminés par la fatigue du voyage (vingt-deux heures de chemin de fer), mais il s'aperçut dès le lendemain qu'il n'en était rien. Contraint à s'arrêter, A... reçut pendant six semaines, à Turin, les soins d'un médecin ; puis son état paraissant assez satisfaisant, il résolut de revenir à Paris. Pendant ces six semaines, ce jeune homme m'écrivit souvent; il me peignit ses douleurs, son état misérable, mais comme nous allons voir la même scène, plus émouvante encore, se reproduire à Paris, il est inutile d'y insister.

Si le premier voyage avait été la cause déterminante de la prostatite, le voyage de retour la fit reparaître bien aggravée; c'est alors que je fus appelé.

Depuis sa rentrée à Paris, A... était tourmenté par d'incessantes envies d'uriner, et chaque fois qu'il voulait y satisfaire, c'était pour lui un véritable martyre. Tantôt il s'accroupissait, tantôt il se tenait debout, le corps fortement penché en avant, urinant à peine de quoi emplir un coquetier, et l'expulsion des dernières gouttes provoquait des douleurs assez vives pour lui arracher des cris.

Sous le coup de ces douleurs sans fin, les traits du visage s'étaient profondément creusés, et le facies avait pris l'expression grimaçante d'un masque antique. Les cheveux collés sur les tempes étaient trempés de sueur, et cependant, au milieu de tous ces désordres, la fièvre restait modérée, et la température axillaire dépassait rarement 38°,5.

L'examen local nous montra que l'écoulement avait disparu et, introduisant le doigt dans le rectum, nous pûmes constater une saillie considérable de la prostate, qui avait bien acquis le volume d'une mandarine. La surface en était lisse, bien unie, dure et douloureuse à la pression. Cependant les douleurs ainsi provoquées n'étaient pas telles qu'on ne put circonscrire complètement la glande avec le doigt, et constater ainsi l'absence de tout point ramolli et d'empâtement périphérique; enfin, dépassant avec l'index la limite supérieure de la prostate, on atteignait le fond de la vessie où l'on pouvait reconnaître la présence d'une quantité assez abondante d'urine; la vessie en effet se vidait mal.

Cette tuméfaction de la prostate donnait lieu, dans l'intervalle des douleurs provoquées par les mictions, à une sensation de pesanteur qui devenait assez gravative pour empêcher le malade de s'asseoir. Elle faisait naître encore de faux besoins d'aller à la garde-robe, et notre malade percevait très nettement la sensation d'un corps étranger volumineux séjournant dans le rectum. Les selles rendues fluides au moyen de laxatifs et de lavements se faisaient bien, sans trop d'épreintes; enfin les urines laissaieut déposer un nuage muqueux abondant.

Tous ces symptômes s'accrurent très rapidement, au point que trois jours après son retour à Paris, A... était pris de rétention d'urine complète; nous fûmes assez heureux pour pouvoir passer, bien qu'avec difficulté, une petite sonde en gomme et évacuer la vessie. Cette évacuation amena un calme passager très notable, mais cependant le cathétérisme dut être répété une seconde fois quelques heures après.

A des symptômes aussi graves, nous devions opposer immédiatement un traitement antiphlogistique des plus énergiques. On commença par une application de dix sangsues au périnée, qui produisirent une spoliation sanguine assez abondante pour nous forcer à l'interrompre; des suppositoires morphinés furent introduits dans le rectum pour modérer la douleur, et A... prit, en outre, une infusion de chiendent, un verre d'eau d'Hunyadi Janos tous les deux jours, des grands bains et tous les matins deux lavements, dont le dernier, peu abondant, se composait d'une décoction épaisse de graines de lin. Le malade le gardait deux heures pour faire séjourner aussi longtemps que possible la prostate dans ce bain mucilagineux; puis, comme complément général de ces soins, on institua la diète lactée.

Sous l'influence de cette thérapeutique, les symptômes s'amendèrent rapidement et les mictions devenues moins fréquentes se firent assez librement.

Tout marcha bien pendant une dizaine de jours, lorsqu'une nuit, notre malade eut une érection violente, douloureuse, lui ayant laissé une certaine gêne dont il nous fit part le matin même; le soir une rechute aussi grave que la première se déclarait.

Les symptômes furent exactement similaires; nous n'eûmes pas besoin cependant de recourir au cathétérisme, car la miction pût toujours se faire spontanément, mais avec la plus grande difficulté. Une particularité assez curieuse se présenta : bien qu'urinant très souvent, A... ne rendait en totalité qu'une faible quantité d'urine, et une grande partie de ce liquide restait stagnante dans la vessie. Aussi le matin, pendant plusieurs jours, y eut-il de véritables débâcles d'urine, et, en deux ou trois mictions très rapprochées, ce jeune homme remplissait complètement son vase. Cette diurèse abondante était suivie d'une grande sédation dans les manifestations douloureuses, et une partie de la journée se passait alors assez calme pour que le malade pût goûter un sommeil réparateur et prendre quelque nourriture. Mais vers le soir des crises douloureuses reparaissaient.

En même temps que cette rechute, une violente épididymite du côté gauche vint encore compliquer la scène; elle fut traitée très heureusement par le pansement ouaté.

Les douleurs, vers la fin de la maladie, prirent le caractère névralgique et avaient leur maximun d'intensité au niveau du gland. Elles survenaient par crises, particulièrement le soir et dans la nuit. Chose intéressante, l'évacuation même d'une faible quantité d'urine, lorsque les douleurs déterminées par les dernières contractions expulsives étaient dissipées, amenait un calme complet de quelques minutes; puis la douleur reparaissait, d'abord sourde, mais reprenant bientôt toute son intensité pour s'apaiser encore à la suite d'une nouvelle miction.

Nous remarquerons combien était grande, dans ce cas particulier, l'influence de l'état de réplétion de la vessie sur les manifestations douloureuses; ainsi à de petites mictions nous voyions succéder un calme de quelques minutes, aux débâcles du matin une accalmie de plusieurs heures; c'est là un fait digne d'attention que nous n'avions jamais observé d'une façon aussi tranchée.

Le traitement de cette seconde rechute fut identique à celui de la première; suivant la méthode de Thompson, nous avions de plus conseillé des bains de siège chauds, à la température de 35 ou 40 degrés, et dans lesquels le malade ne restait plongé qu'une dizaine de minutes. C'est le temps nécessaire pour que la rubéfaction générale des parties immergées, produite par l'afflux du sang vers les téguments, diminue d'autant l'état congestif des organes pelviens. Enfin les douleurs étaient combattues par des injections hypodermiques de morphine.

Sept semaines après son retour à Paris, A... était

à peu près complètement rétabli. L'écoulement uréthral avait reparu, mais peu abondant, et il ne persista qu'un mois environ. Aucun accident n'entrava la convalescence et aujourd'hui ce jeune homme est définitivement guéri.

On trouve dans cette observation la série complète de tous les symptômes de la prostatite aiguë d'origine blennorrhagique ; nous croyons donc inutile d'y revenir plus longuement. Quant aux causes occasionnelles, elles sont les mêmes que celles de la cystite.

Le diagnostic de la prostatite aiguë est assez simple, car le toucher rectal, par lequel on apprécie l'augmentation de volume de la prostate, en fournit le caractère pathognomonique.

Le traitement doit toujours être scrupuleusement identique à celui qui vient d'être indiqué.

La prostatite aiguë se termine le plus souvent par résolution complète ; dans quelques cas moins heureux, elle peut prendre la forme chronique, ou aboutir à la suppuration. Comme pour la prostatite aiguë, voici une observation intéressante de prostatite chronique :

B.., homme de trente-cinq ans, d'un tempérament sanguin, d'une robuste constitution, obligé par sa profession de monter très souvent à cheval, nous apprend qu'il a contracté, il y a deux ans, une blennorrhagie dont la durée totale apparente n'a pas dépassé deux mois. Vers la quatrième ou cinquième semaine de la blennorrhagie, les envies d'uriner devinrent fréquentes, la fin de la miction était pénible et le malade ressentait en même temps une pesanteur bien marquée au périnée et à l'anus, ainsi qu'une certaine gêne pour aller à la garde-robe. Ces symptômes disparurent après quelques jours de repos et l'écoulement finit lui-même par se tarir, mais incomplètement. Un léger suintement, transparent et visqueux comme l'albumine de l'œuf, persista en effet depuis cette époque, mais d'une façon intermittente.

Ce malade se sentait incomplètement guéri; après une fatigue un peu forte, il éprouvait dans la verge et la région périnéale certains symptômes qui sont l'indice certain du réveil momentané d'un mal latent; actuellement, il est dans une de ces périodes d'exacerbation et voici ce qu'il éprouve : les envies d'uriner sont un peu plus fréquentes qu'à l'état physiologique, elles demandent à être promptement satisfaites; ce symptôme est plus marqué la nuit que le jour.

Si nous examinons les urines, nous constatons qu'elles sont légèrement troubles; ce défaut de limpidité tient à un grand nombre de petits filaments muqueux tenus en suspension dans le liquide.

Suivant le procédé de Thompson, nous conseillons au malade d'uriner devant nous dans deux verres; nous voyons alors que l'urine est trouble dans le premier verre, qu'elle est au contraire limpide dans le second. Nous pouvons donc conclure de cet examen bien simple que la première moitié de l'urine a balayé, pour ainsi dire, les produits pathologiques qui se trouvaient dans l'urèthre, et que la seconde moitié, n'ayant plus rien rencontré sur son chemin, a conservé sa limpidité. C'est là une preuve évidente de la localisation uréthrale de l'affection; car, si nous avions affaire à une altération vésicale, l'urine serait trouble dans les deux verres, elle le serait même davantage dans le second.

Quand notre malade monte à cheval, il ne ressent rien d'abord; mais en général, après une ou deux heures de course, à une allure fatigante, il est pris de douleurs névralgiques sur l'un ou l'autre côté du gland.

Cet homme ne peut pas rester bien longtemps assis, sans éprouver à l'anus et au périnée une certaine impatience, qui l'oblige à se pencher tantôt d'un côté, tantôt de l'autre.

Les garde-robes sont toujours restées pénibles, et, pendant la défécation, il n'est pas rare que du liquide prostatique, ayant avec le sperme la plus grande ressemblance, s'écoule au dehors. Enfin des érections fréquentes, parfois suivies de pollutions, viennent encore troubler le sommeil.

Comme plus haut, pour la prostatite aiguë, nous trouvons réunis dans cette observation tous les symptômes de la prostatite chronique ; ceux-ci peuvent être plus ou moins prononcés, mais leur physionomie, toujours identique, conserve le même caractère.

Ainsi, envies d'uriner un peu plus fréquentes que de coutume avec une certaine impatience de les satisfaire ; urines légèrement troubles tenant en suspension de petits filaments ; gêne dans la station assise ; constipation et difficulté pour aller à la garde-robe ; érections nocturnes prolongées ; pertes de liquide prostatique pendant la défécation, ou après la miction ; persistance d'un suintement uréthral transparent et visqueux comme l'albumine de l'œuf, quelquefois aussi opalescent, tels sont, en résumé, les principaux troubles symptomatiques de la prostatite chronique.

Le toucher rectal, mode d'exploration qu'on ne doit jamais négliger, nous permet de constater chez ce malade une augmentation de volume de la prostate ; les lobes, surtout le droit, forment dans le rectum une saillie dure très appréciable, dont le contour arrondi peut se limiter très facilement. Les parties ambiantes conservent leurs caractères normaux. En exerçant une certaine pression, nous rencontrons sur une partie du lobe droit un point douloureux ; après l'examen nous n'apercevons aucune goutte de liquide aux lèvres du méat. Chez d'autres malades, à la suite d'une pression exercée sur la prostate, on constate au contraire la sortie d'un liquide purulent ou visqueux ; c'est là un élément de plus pour le diagnostic de la prostatite.

Cet homme est donc bien atteint d'une prostatite chronique ; tous les éléments du diagnostic le confirment, aucun doute ne peut subsister dans l'esprit.

L'affection calculeuse, au moins à ses débuts, simule jusqu'à un certain point la prostatite chronique. Toutefois la fréquence des mictions est alors surtout apparente pendant le jour, les envies surviennent irrésistibles, à la suite d'un effort, d'un déplacement brusque ; l'équitation, la trépidation d'une voiture deviennent très pénibles, souvent les urines sont un peu teintées de sang, enfin le toucher rectal est négatif. Dans certains cas assez rares où le diagnostic reste douteux, on doit, sans tarder, pratiquer le cathétérisme explorateur de la vessie, car il est de toute importance de reconnaître de bonne heure, alors qu'ils ne sont pas encore volumineux, les calculs vésicaux.

Les symptômes de la cystite chronique légère du col (c'est la seule forme qui soit consécutive à la blennorrhagie, au moins chez l'homme encore jeune) sont identiques à ceux de la prostatite chronique, toutefois avec l'hypertrophie prostatique en moins et les sensations particulières qui en dérivent. La même description symptomatique leur convient donc.

Le traitement de la prostatite chronique comporte l'emploi de médicaments spéciaux et surtout de soins locaux de la plus haute importance.

Contre l'hypertrophie prostatique et le suintement concomitant, on a conseillé l'iodure de potassium et le santal. L'iodure de potassium agit ici, comme dans l'épididymite, en sa qualité d'altérant ; il facilite la résorption des produits morbides qui sont le résultat de l'inflammation chronique ; le santal, d'après les médecins anglais, serait spécifique en pareil cas. Nous avons déjà dit, à propos de la blennorrhée, que nous ne pouvions lui reconnaître un semblable mérite.

Le traitement local comprend : 1° des révulsifs de

diverse nature appliqués sur la région périnéale; 2° l'action si efficace de quelques gouttes d'une solution de nitrate d'argent portées directement dans la région prostatique de l'urèthre.

Pour exercer une action révulsive sur la région périnéale, on peut, suivant le procédé de Thompson, barbouiller avec un crayon de nitrate d'argent, préalablement mouillé, la partie du périnée située en avant de l'anus, sur une étendue de trois centimètres environ. Cette cautérisation très superficielle, qu'on pourrait appeler épidermique, devra être renouvelée plusieurs fois. Thompson recommande encore spécialement de badigeonner tantôt un côté du périnée, tantôt l'autre, avec du vinaigre cantharidé (liqueur épispastique de la pharmacopée anglaise). On pourrait plus simplement appliquer, de la même façon, plusieurs petits vésicatoires ammoniacaux. Il est encore d'un usage assez répandu de poser, avec le thermo-cautère, un grand nombre de pointes de feu sur le périnée; enfin nous ne rappelons que pour mémoire les sétons et les moxas, moyens barbares aujourd'hui justement abandonnés.

A tous ces révulsifs périnéaux, dont le grand tort, à notre avis, est leur situation relativement éloignée de l'organe malade, puisque la peau de cette région est séparée de la prostate par toute l'épaisseur du périnée et surtout par sa forte et épaisse aponévrose moyenne, nous préférons simplement l'hydrothérapie et la chaleur locale maintenue d'une façon permanente, au moyen d'un appareil ouaté imperméable.

Comme hydrothérapie, on peut se contenter de

lotions froides faites largement matin et soir avec une grosse éponge ; toutefois les douches périnéales doivent être préférées et, dans quelques cas plus graves, les douces ascendantes.

Quant à l'emploi des instillations uréthrales, ou mieux des attouchements directs sur la région prostatique avec une solution titrée de nitrate d'argent, nous y avons suffisamment insisté dans le traitement de la blennorrhée ; il est inutile d'y revenir. Nous aurons d'ailleurs à traiter encore ce sujet à propos des pertes séminales.

Quelques médecins ont aussi vanté contre la prostatite l'emploi de l'électricité sous forme de courants intermittents ou continus. Il est bien évident, en effet, qu'on peut retirer ici des avantages précieux de l'électricité, comme dans tous les cas d'engorgement chronique, quelle que soit la région envahie.

Les bains sulfureux ordinaires, ou mieux encore ceux que nous avons fait composer sous le nom de *sulfurine*, entrent comme un élément très important dans le traitement général.

Enfin quelques stations thermales peuvent être recommandées contre l'inflammation chronique de la prostate ; telles sont les eaux sulfatées-calciques de Contrexeville, de Vittel, de Sail, de Capvern ; les eaux alcalines d'Evian ; les eaux sulfureuses d'Aix, en Savoie, et la source de Mahourat, à Cauterets.

La suppuration est une des terminaisons heureusement rares de la prostatite aiguë : voici comment les choses se passent en pareil cas.

Les symptômes du début sont exactement ceux de de la prostatite aiguë, mais, au lieu de s'apaiser après sept ou huit jours, on les voit, au contraire, augmenter toujours d'intensité. La dysurie est excessive et la moindre miction arrache des cris ; si l'urine ne peut s'échapper spontanément au dehors et qu'on soit obligé de sonder le malade, la douleur est plus vive encore. Les garde-robes deviennent extrêmement pénibles et il arrive souvent qu'un bourrelet d'hémorroïdes entoure l'anus. La fièvre s'allume, puis un ou plusieurs frissons, de durée variable, font trembler le malade tous les soirs pendant deux ou trois jours ; tel est l'indice presque certain de la formation du pus.

Le toucher rectal est extrêmement douloureux ; en le pratiquant avec douceur, on peut cependant le rendre supportable. Si, par ce mode d'exploration, on avait constaté, quelques jours auparavant, une prostate volumineuse, sensible à la pression, mais ferme sous le doigt, on reconnaît que ces signes se sont un peu modifiés. Le volume de la glande est devenu plus considérable, mais en même temps celle-ci s'est ramollie et donne la sensation sous le doigt d'une résistance élastique ou d'une fluctuation manifeste. On constate, en outre, avec l'index que les tissus périphériques sont empâtés.

La terminaison de l'abcès prostatique, surtout chez les jeunes sujets, est généralement bénigne. Le plus souvent l'abcès s'ouvre spontanément dans le canal de l'urèthre et le pus s'écoule au dehors par le méat ; c'est presque toujours là une issue favorable. Cette rupture de l'abcès est généralement le résultat d'un effort pour uriner ou pour aller à la garde-robe, elle peut encore être provoquée par le passage d'une sonde, et je ne me rappelle plus au juste, à ce sujet, quel chirurgien barbare se servait d'un cathéter conique en métal pour aller gratter, avec la pointe de son instrument, la région prostatique, espérant favoriser ainsi l'ouverture de la poche purulente dans l'urèthre.

Un amendement considérable des symptômes douloureux est le résultat presque immédiat de l'évacuation du pus; l'écoulement de la matière purulente, d'abord très abondant, puis intermittent, diminue vite et, dans les cas heureux, cesse au bout de quelques jours.

Le toucher rectal pratiqué peu de temps après l'ouverture de l'abcès donne la sensation d'une prostate encore grosse, mais mollasse et comme vidée, puis, pendant longtemps encore, on peut reconnaître une certaine augmentation de volume de la glande, avec des parties indurées cicatricielles.

L'ouverture de l'abcès dans le rectum est une issue moins favorable que la précédente, mais aussi moins commune. Le pus est rendu par l'anus, quelquefois en grande quantité ; cette évacuation est suivie d'un soulagement rapide, et la guérison complète de l'abcès en est le résultat le plus ordinaire. Cependant la suppuration peut se prolonger pendant très longtemps ; elle est alors entretenue par la formation d'une caverne prostatique dans laquelle séjournent les matières fécales, et la mort arrive par consomption ou empoisonnement putride.

Exceptionnellement, le pus se fait jour au périnée, car il a naturellement bien plus de tendance à se porter soit en avant, dans le canal de l'urèthre, soit en arrière, vers le rectum, qu'à venir fuser en bas, où il est bridé par la résistante aponévrose moyenne du périnée.

Par un mécanisme identique à celui qui a été exposé précédemment pour les autres abcès périuréthraux, des fistules urinaires peuvent se former consécutivement à un abcès prostatique ; telles sont les fistules uréthro-périnéales ou scrotales et les fistules uréthro-rectales.

La mort, comme nous l'avons déjà indiqué, peut être la suite de la prostatite aiguë ; mais cela est exceptionnel et ne s'observe jamais chez les hommes encore jeunes atteints d'une prostatite blennorrhagique ; elle ne vient frapper que sur les sujets d'un certain âge, et dont la prostatite est le plus souvent consécutive à un rétrécissement. La mort arrive par infection purulente, par péritonite, et surtout chez les gens âgés, par épuisement ou par néphrite suppurée (*rein chirurgical*).

Contrairement à ce qu'on pourrait croire, l'intervention médicale est bien limitée pour combattre la prostatite suppurée, son champ d'action est bien restreint.

Le traitement général est celui de la prostatite aiguë, laquelle marque toujours le début de la scène; quant au traitement local, il restera sans grande efficacité dans la plupart des cas, c'est-à-dire quand l'abcès doit s'ouvrir par l'urèthre.

Si l'abcès vient à pointer du côté du rectum, on doit le ponctionner dès que la fluctuation a été nettement reconnue. On cherche alors sur la partie tuméfiée un point où l'on ne perçoive aucun battement artériel, et l'on y plonge la pointe d'un trocart ou la lame d'un bistouri.

Si, par exception, on se trouvait obligé d'ouvrir l'abcès par le périnée, voici quel serait le manuel opératoire: Le malade étant couché en travers du lit, les cuisses maintenues bien écartées, on prend un bistouri à lame longue et étroite, dont le tranchant est tourné en haut, et on le plonge dans l'épaisseur du périnée, exactement sur la ligne moyenne, à quinze millimètres de l'anus. On l'enfonce ainsi directement jusqu'à quatre ou six centimètres, profondeur à laquelle on rencontre le pus ; le doigt indicateur de la main gauche, introduit dans le rectum, sert de guide.

On a encore observé et décrit une variété d'abcès, d'origine blennorrhagique, plus grave que l'abcès prostatique : c'est l'*abcès périprostatique.* Il se développe dans les tissus qui environnent immédiatement la glande prostate et non dans cette glande elle-même. Ces abcès s'ouvrent principalement par le rectum ou par le périnée et peuvent alors produire des décollements considérables. Le pus fuse quelquefois très loin de son point de départ; on l'a vu venir se faire jour le long de la verge (Demarquay), au pli de l'aine, dans le voisinage de l'anus, passant alors à travers la fosse ischio-rectale.

Ces abcès doivent être ouverts de bonne heure; c'est le meilleur moyen de régulariser leur marche et d'éviter les graves désordres que leur pus peut produire dans ces régions.

CHAPITRE VII

COMPLICATIONS DE LA BLENNORRHAGIE (*Suite et fin*)

BLENNORRHAGIE ANALE. — OPHTHALMIE BLENNORRHAGIQUE. — RHUMATISME BLENNORRHAGIQUE

Blennorrhagie anale; traitement. — Balano-posthite. — Ophthalmie blennorrhagique; étiologie; observations de malades; symptômes; le traitement doit être aussi énergique que le mal est redoutable. — Rhumatisme blennorrhagique. — Arthrites. — Synovites. — Ophtalmie blennorrhagique rhumatismale; elle est tout à fait différente de l'ophthalmie blennorrhagique purulente; pathogénie. — Traitement.

Les complications de la blennorrhagie qu'il nous reste à passer en revue sont de deux ordres très différents : les unes, la blennorrhagie anale et l'ophthalmie blennorrhagique, naissent par transport et inoculation du muco-pus blennorrhagique sur la muqueuse anale et la conjonctive ; les autres, affectant les articulations, les bourses synoviales, les gaines tendineuses, semblent au contraire dépendre d'un état général, analogue à l'arthritis, créé par l'inflammation de la muqueuse uréthrale.

Nous ne dirons qu'un mot de la blennorrhagie anale; on ne l'observe guère que chez les femmes où, consécutivement à une vaginite, elle peut se développer par propagation; on soupçonne facilement encore les autres causes qui peuvent lui donner naissance. Comme traitement, des lotions astringentes, une cautérisation légère et superficielle avec une solution de nitrate d'argent, du tannin en poudre, une pommade au ratanhia, sont les moyens communément employés.

Comme complication d'un même genre, nous signalerons la *balano-posthite*; elle s'observe surtout chez les malades atteints de phimosis. Bien qu'elle puisse sembler, à première vue, la compagne presque obligée de la blennorrhagie, elle ne se développe que rarement au contact du muco-pus uréthral.

Nous arrivons maintenant à la complication la plus redoutable de la blennorrhagie, mais, heureusement, la plus facile à éviter; nous voulons parler de l'*ophthalmie blennorrhagique*.

Pour que cette inflammation violente de la conjonctive se produise, une seule condition est nécessaire : le dépôt du muco-pus blennorrhagique sur la muqueuse conjonctivale. Il est donc indispensable de prémunir, par un avertissement salutaire, tout malade atteint de blennorrhagie contre le transport possible, par l'intermédiaire des mains, du muco-pus sur la conjonctive.

J'ai observé différents modes assez curieux de contagion oculaire de la blennorrhagie; voici, parmi eux, trois faits extrêmement intéressants :

Une jeune fille était atteinte d'une uréthro-vaginite, et malheureusement souffrait en même temps d'une très légère conjonctivite. Elle alla chez une commère du voisinage quémander une recette pour guérir son œil, et celle-ci lui conseilla, comme un remède souverain, de se laver les paupières avec son urine. Ce qui fût dit fût fait, et le lendemain une ophthalmie blennorrhagique des plus violentes se déclarait. L'œil fut perdu.

Un riche Brésilien, atteint de blennorrhagie, se lotionna dans sa cuvette l'organe malade, puis sortit, oubliant de jeter l'eau qui venait de lui servir. Eprouvant à son retour le besoin de se laver le visage, il employa, par mégarde, cette même eau ; quelques heures après, une double ophthalmie purulente se déclarait, cet homme est aujourd'hui aveugle.

Un tout jeune homme, vivant dans sa famille, et soucieux de dissimuler une blennorrhagie, se servait d'un mouchoir pour entourer la verge et empêcher ainsi des taches révélatrices de souiller son linge. Un jour, ayant laissé son mouchoir sur un meuble, il le prend par oubli pour s'essuyer les yeux ; le soir même une ophthalmie purulente double éclatait ; le malade a guéri, mais un des yeux fut presque totalement perdu par une opacité occupant plus de la moitié de la cornée.

Pour nous-mêmes médecins, quand nous examinons un malade atteint de blennorrhagie, et dont les lèvres du méat sont agglutinées, de telle sorte que du muco-pus se trouve accumulé en certaine quantité derrière cet orifice, nous devons faire une grande attention à ce qu'en décollant le méat, ce pus ne nous saute au visage. Des accidents de ce genre sont arrivés, mais principalement en cherchant à soulever la paupière supérieure et à découvrir la cornée dans le cas d'opthalmie blennorrhagique.

Pendant les premiers temps, une sensation de picotement analogue à celle que produirait la présence d'un corps étranger, annonce l'inflammation naissante de la conjonctive ; mais bientôt les symptômes s'aggravent et, en quelques heures, l'affection oculaire peut avoir franchi tous ses degrés. L'œil est tuméfié, la paupière supérieure rouge et luisante tombe sur l'inférieure et le malade est incapable de la relever ; elle paraît allongée dans le sens vertical. Une humeur d'abord jaunâtre et bientôt purulente s'accumule entre l'œil et les paupières et sort par leurs commissures ; cette sécrétion est tellement âcre, qu'elle excorie la peau du visage.

Vient-on à relever la paupière supérieure, à la renverser ; on découvre alors la cornée plus brillante que de coutume, entourée d'un cercle plus épais d'un rouge vif formé par la conjonctive (*kémosis*), toute la surface de cette membrane est elle-même d'un rouge intense, souvent granuleuse et partiellement couverte de pus concrété. La transparence de la cornée, étranglée pour ainsi dire par le kémosis, se trouble par suite d'une infiltration intra-lamellaire ; parfois les couches superficielles de cette membrane s'ulcèrent et sa face profonde vient faire hernie à travers l'orifice ulcéré. Dans d'autres circonstances, la cornée se perfore complètement, la chambre antérieure se vide, et des lambeaux d'iris sortent par l'ouverture; enfin on a vu la cornée se détacher complètement, comme le ferait le verre d'une montre, et l'œil se vider.

Le traitement local de l'ophthalmie purulente doit être aussi énergique que le mal est redoutable. Par des irrigations fréquentes faites avec des solutions très faibles d'acide phénique ou d'acide salicilique, on empêchera l'accumulation du pus derrière la paupière supérieure. On maintiendra sur les parties malades des compresses d'eau glacée très fréquemment renouvelées pour qu'elles n'aient pas le temps de s'échauffer, ou mieux encore un petit sachet en baudruche rempli de glace pilée. Le froid en permanence est, en effet, un antiplogistique des plus puissants, et de plus il apaise rapidement les douleurs.

Mais ces moyens thérapeutiques, même accompagnés d'applications répétées de sangsues aux tempes ou aux apophyses mastoïdes, restent trop souvent inefficaces; aussi est-il préférable d'en venir d'emblée à la cautérisation de la conjonctive avec le crayon de nitrate d'argent, et aux scarifications faites sur le kémosis, qu'on devra même exciser s'il est par trop volumineux.

Après chaque cautérisation, les paupières seront lavées avec de l'eau salée, pour neutraliser ce qui pourrait rester de nitrate d'argent en excès; enfin, soir et matin, on instillera dans l'œil quelques gouttes d'un collyre au sulfate d'atropine.

La chambre du malade sera fraîche et bien aérée, et d'épais rideaux arrêteront la clarté trop vive du jour. On recommandera une diète presque absolue pendant les premières quarante-huit heures et, par l'usage fréquent d'un laxatif, on régularisera dans la suite les fonctions digestives.

Si l'ophthalmie est uniloculaire, on devra mettre tout en œuvre pour préserver l'œil sain ; un des procédés les plus simples est de le recouvrir d'une large rondelle de baudruche maintenue, sur sa circonférence, par du collodion.

Malgré ce traitement si énergique, appliqué dans toute sa rigueur, on doit toujours être très réservé sur le pronostic, car il est rare qu'une ophthalmie blennorrhagique ne laisse pas à sa suite quelque trace indélébile de son passage, telles que des opacités cornéennes ou des granulations de la conjonctive.

Les complications de nature rhumatismale qui peuvent survenir dans le cours de la blennorrhagie sont assez rares ; elles peuvent occuper toutes les articulations, mais elles se localisent de préférence dans le genou, le coude, le poignet, l'articulation temporo-maxillaire. L'arthrite blennorrhagique a pour principaux caractères d'être unique, de se développer vers le quatrième septenaire de la blennorrhagie, ou plus tard encore, et de coïncider assez fréquemment avec un léger degré de cystite du col qui disparaît du reste, dès que l'inflammation articulaire s'accentue. La marche de l'arthrite blennorrhagique est lente, en général peu douloureuse et sans grand retentissement sur l'organisme; c'est ainsi qu'un fort épanchement peut se produire dans une articulation, en passant presque inaperçu pour le malade. Enfin, la période de déclin de ces arthrites est très longue, et elles ont une grande tendance à laisser derrière elles des roideurs articulaires.

Les gaînes tendineuses, les bourses synoviales et en particulier celle qui sépare le tendon d'Achille du calcaneum, peuvent aussi être atteintes sous l'influence de la blennorrhagie. La douleur de talon si persistante, que l'on observe parfois à la suite d'une simple chaudepisse, n'a pas d'autre cause que l'inflammation de la bourse synoniale sous-calcanéenne.

On a encore constaté chez quelques blennorrhagiens, une variété d'ophthalmie entièrement différente, pour la forme et le pronostic, de l'ophthalmie purulente blennorrhagique. Elle est caractérisée par des lésions de la membrane qui tapisse la chambre antérieure de l'œil, d'où les noms de *descemetite*, d'*aquo-capsulite*, *d'iritis séreuse blennorrhagique*, sous lesquels l'ont désignée différents auteurs. Cette affection oculaire, généralement double, est le plus souvent bénigne.

Certaines périostites, myélites ou paraplégies, et aussi quelques cas de sciatique, de névralgie crurale, etc., ont également été mis sur le compte de la blennorrhagie; mais ces complications sont tellement rares qu'elles méritent seulement d'être signalées.

La question pathogénique, c'est-à-dire celle d'élucider comment ces manifestations rhumatismales se relient à la blennorrhagie, est une des plus obscures de la pathologie. Jusqu'ici on s'est contenté d'hypothèses, et il est bien probable qu'il en sera encore longtemps ainsi. Il est évident, pour nous, qu'il n'existe pas de *virus* blennorrhagique; sans cela, ces manifestations spéciales seraient la règle au lieu d'être l'exception ; car un virus, comme le virus syphilitique par exemple, détermine toujours et régulièrement, bien qu'à des degrés variables, le cycle des accidents qui caractérisent la maladie dont il est l'origine.

Il nous paraît plus simple et plus logique d'admettre que ces manifestations rhumatismales de la blennorrhagie ne surviennent que chez des malades naturellement prédisposés à l'arthritis, et que la blennorrhagie ne joue chez eux que le rôle d'excitant, de circonstance occasionnelle, permettant à la diathèse, jusque-là maintenue, de pouvoir se manifester extérieurement.

Le traitement des arthropathies d'origine blennorrhagique est des plus simples. L'articulation malade doit être immobilisée, mais le moins longtemps possible, et le membre correspondant placé dans la position qui lui serait la moins désavantageuse si une ankylose survenait, c'est-à-dire, étendu pour une arthrite du genou, fléchi pour celle du coude, à angle droit quand l'articulation tibio-tarsienne est prise. On appliquera successivement plusieurs vésicatoires sur l'articulation malade; c'est là le procédé de traitement local le plus efficace. Le salicilate de soude n'a que peu d'effet contre le rhumatisme blennorrhagique. Enfin quand toute trace d'inflammation aura disparu, il faudra le plus souvent lutter contre des roideurs articulaires, ou même de fausses ankyloses ; le massage, les douches locales, une gymnastique raisonnée et, dans quelques cas exceptionnels, la rupture violente des néo-membranes qui maintiennent unies et fixes les surfaces articulaires, sont des moyens thérapeutiques qui assurent presque toujours un succès complet.

CHAPITRE VIII

DIAGNOSTIC DES RÉTRÉCISSEMENTS DE L'URÈTHRE

Définition. — Causes. — Caractères anatomiques et physiologiques. — Rétrécissements infranchissables, ils sont très rares. — Signes des rétrécissements de l'urèthre : déformation du jet d'urine, fréquence des besoins, etc., altération des urines ; rétention et incontinence. — La marche des rétrécissements est fatalement progressive. — Exploration de l'urèthre.

Nous désignerons sous le nom de rétrécissement, *toute cause organique ayant son siège dans les parois mêmes de l'urèthre, et empêchant ce canal de se dilater librement pendant la miction.* L'avantage de cette définition est d'éliminer toutes les causes extrinsèques ou intrinsèques qui, en dehors des rétrécissements véritables, peuvent mettre obstacle à la miction.

On admettait autrefois trois variétés de rétrécissement de l'urèthre :

Le rétrécissement spasmodique ;

Le rétrécissement inflammatoire ;

Le rétrécissement organique.

C'était beaucoup trop, et la troisième variété seule doit subsister.

Le spasme, qui ne se produit que très exceptionnellement à l'état d'affection isolée, existe au contraire, assez fréquemment, comme complication de certaines maladies des voies urinaires et en particulier des rétrécissements organiques. Cette disposition intermittente de l'urèthre ne saurait donc à aucun titre être regardée comme un rétrécissement; et quant à donner ce nom aux inflammations des régions profondes de l'urèthre, autant vaudrait, comme le dit Thompson, soutenir qu'un malade atteint d'une amygdalite a un rétrécissement du gosier.

Les causes qui peuvent donner naissance à un rétrécissement uréthral sont peu nombreuses. Parmi elles, la plus fréquente est la blennorrhée ou goutte militaire; elle est le point de départ de plus des trois quarts des strictures uréthrales. Les traumatismes accidentels, tels que les chutes ou les chocs sur le périnée amenant une rupture du canal, les blessures chirurgicales de l'urèthre faites avec un instrument métallique, une cautérisation trop profonde de la muqueuse, etc., sont, après la blennorrhagie chronique, les causes les plus communes des rétrécissements; on a encore cité les chancres du canal, mais ce fait pathologique est très rare.

Les premiers signes extérieurs d'un rétrécissement peuvent se montrer quand l'écoulement blennorrhéique dure encore, mais plus souvent, ils surviennent après que celui-ci a cessé complètement; aussi dans la grande majorité des cas, un intervalle variable, pouvant comprendre depuis quelques mois jusqu'à vingt années, et de trois ou quatre ans en moyenne, sépare-t-il la guérison de la blennorrhée du début apparent du rétrécissement.

On ne rencontre, en général, qu'un seul rétrécissement, qui occupe, de préférence, la partie terminale de la portion spongieuse du canal. C'est là, en effet, que l'urèthre est le plus vasculaire, et par conséquent le plus apte à la formation de dépôts plastiques sous l'influence de l'inflammation. Les rétrécissements peuvent cependant être multiples, on en compte alors deux ou trois, rarement plus. Nous ne ferons que signaler ici les rétrécissements congénitaux ou cicatriciels du méat, consécutifs, dans ce dernier cas, à une ulcération chancreuse cicatrisée; le débridement est le seul procédé de traitement à leur appliquer. Les rétrécissements péniens (FIG. 7), c'est-à-dire ceux qui siègent à six ou huit centimètres du méat, sont, comme les strictures de cet orifice, extrêmement rigides; ils ne se laissent

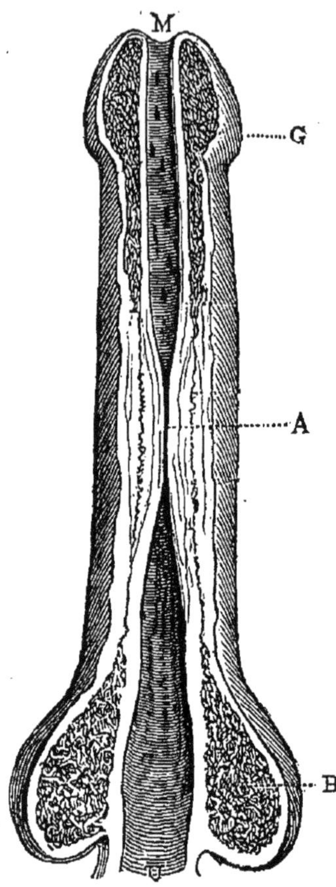

FIG. 7. — Rétrécissement fibreux de la portion pénienne de l'urèthre.

A, Tissus fibreux formant le rétrécissement. — B, Bulbe. — M, Méat. — G, Gland. — U, Urèthre.

pas facilement dilater et souvent, pour rétablir le calibre normal de l'urèthre, il est nécessaire de recourir à l'incision de la partie rétrécie.

On dit qu'un rétrécissement est *induré*, quand il demeure réfractaire à la dilatation lente, et qu'on sent l'extrémité de la bougie frotter contre des parties dures ; qu'il est *irritable*, lorsque les tentatives de dilatation lente déterminent des complications. Il est *élastique* s'il se laisse très facilement dilater, mais que la récidive soit presque immédiate ; enfin il est *mou* lorsque la dilatation lente se fait aisément et se maintient.

Il n'y a pas de rapport nécessaire entre l'étroitesse d'un rétrécissement et la difficulté de la miction. On peut pisser passablement avec un rétrécissement assez serré, et très mal, au contraire, avec un rétrécissement plus large ; cela tient à la présence d'un spasme uréthral qui vient parfois, comme nous l'avons fait remarquer, compliquer les strictures de l'urèthre. C'est l'existence de ce spasme uréthral qui rend compte également des variations subites qu'on observe souvent dans les symptômes des rétrécissements de l'urèthre.

Il ne faut pas croire trop rapidement à l'existence de rétrécissements infranchissables de l'urèthre ; avec de la persévérance et de bons instruments, on arrive toujours à franchir un obstacle uréthral si étroit qu'il puisse être, pourvu qu'il laisse passer l'urine, ne serait-ce que par un jet filiforme et intermittent.

Ce qui constitue la plus grosse difficulté pour le cathétérisme uréthral, quand il existe un rétrécissement, c'est que l'orifice du point rétréci ne se trouve pas toujours dans l'axe du canal; on comprend toute la peine que le chirurgien éprouve alors à faire dévier l'extrémité de sa bougie, laquelle, suivant naturellement l'axe du canal, vient buter dans un cul-de-sac de la muqueuse, au lieu de s'engager dans le fin pertuis du rétrécissement. C'est là un des points de pratique qui a peut-être le plus exercé la sagacité des chirurgiens. Nous verrons dans un chapitre ultérieur comment on est arrivé à tourner en partie la difficulté.

La longueur des rétrécissements est variable : tantôt ils forment un anneau de l'épaisseur d'un fil, tantôt, au contraire, ils ont jusqu'à un, deux centimètres d'étendue et même davantage. On a rapporté une observation dans laquelle toute la partie pénienne de l'urèthre était envahie par un rétrécissement.

L'épaisseur des dépôts plastiques qui forment les rétrécissements est variable; souvent elle ne dépasse pas l'épaisseur de la muqueuse, mais dans quelques cas, ces exsudats peuvent envahir le corps spongieux et y former une masse indurée d'une notable épaisseur.

Rien de plus obscur et de plus insidieux que les signes de début d'un rétrécissement uréthral. A cette période, on peut seulement en soupçonner l'existence d'après quelques légers indices, lesquels, souvent même, ne sont que passagers et presque toujours échappent au malade, ou tout au moins lui paraissent sans importance. Cette obscurité du début est la principale cause du long intervalle qui souvent paraît avoir existé entre la blennorrhagie occassionnelle et la manifestation réelle du rétrécissement.

Un léger suintement uréthral, continu ou intermittent, survenant alors à la suite d'excès de table et de coït, doit faire songer à l'existence d'un rétrécissement. Il ne faut pas oublier cependant que dans bien des cas, comme nous l'avons d'ailleurs fait remarquer, à propos de l'étiologie, tout écoulement a cessé parfois depuis plusieurs années, quand apparaissent les premiers signes du rétrécissement.

Les troubles de la miction constituent un des premiers indices d'une stricture de l'urèthre; le jet d'urine est déformé, il est moins gros, plus aplati et projeté moins loin; souvent encore il se contourne en spirale, en vrille, ou se divise en deux filets, lesquels partant des extrémités supérieure et inférieure du méat, ne tardent pas à se réunir; rarement enfin il se fragmente en trois ou quatre petites veines liquides qui vont bientôt se confondre. Une certaine rigidité des lèvres du méat consécutive à une inflammation ancienne, un agglutinement des bords de ce même orifice par un peu de mucus desséché peuvent produire des troubles analogues. Les indications tirées de la forme du jet d'urine ne constituent donc pas le signe absolument caractéristique d'un rétrécissement uréthral.

A mesure que la lésion s'aggrave, les envies d'uriner deviennent plus fréquentes, les besoins sont plus impérieux et de plus grands efforts sont nécessaires pour vider complètement la vessie; souvent même le malade n'urine qu'incomplètement et quelques gouttes, arrêtées derrière l'obstacle, s'écoulent encore après que la miction est terminée.

Ces symptômes augmentent peu à peu d'intensité, les besoins d'uriner se pressent de plus en plus fréquents, et troublent le sommeil du malade, obligé pour les satisfaire de se lever un grand nombre de fois dans la nuit. La vessie est devenue très irritable, elle ne peut plus contenir qu'une faible quantité d'urine, laquelle n'est expulsée au dehors, dans ces cas graves, que par un filet extrêmement mince et faiblement projeté. A ce propos, Thompson fait remarquer que malgré son exiguité, le jet se trouve toujours projeté à une certaine distance, la vessie ayant conservé derrière l'obstacle sa force de propulsion, tandis que cette force se perd, au contraire, presque complètement dans l'hypertrophie de la prostate; le jet d'urine, quel que soit son volume, tombe alors perpendiculairement sur le sol et peut même être dirigé en arrière; on dit, en pareil cas, que le malade urine sur ses talons.

Les rétrécissements de l'urèthre ayant une marche fatalement progressive, les efforts pour uriner finissent par devenir plus pénibles, et s'accompagnent, dans les cas extrêmes, d'évacuations anales involontaires. Ces efforts répétés sont encore la cause de certaines complications graves, telles que des hernies et des bourrelets hémorroïdaux volumineux pouvant donner lieu à un flux sanguin assez continuel et abondant pour plonger les malades dans un état cachectique.

L'érection devient dans quelques cas douloureuse, lorsque les tractus fibreux qui constituent le rétrécissement gênent l'urèthre pour prendre, en cet état, sa direction normale; elle peut même être incomplète, si les brides fibreuses empêchent le sang de se répandre régulièrement dans les mailles du tissu spongieux. Lorsque le rétrécissement est très étroit, le sperme ne s'écoule qu'en bavant et seulement quelques minutes après l'accomplissement de l'acte vénérien, ou encore il tombe dans la vessie et se mêle à l'urine. Les strictures uréthrales peuvent devenir ainsi une cause de stérilité.

Dans la période avancée des rétrécissements, on observe presque toujours un écoulement muco-purulent entretenu par l'irritation continuelle des parties de l'urèthre situées en arrière de l'obstacle; il ne faut pas confondre cet écoulement avec celui de la blennorrhée qui a été la cause primordiale de la lésion.

Les urines, lorsque le rétrécissement est ancien, présentent quelques modifications importantes; la vessie se vidant d'une manière imparfaite, une certaine quantité d'urine séjourne dans le bas fond de cet organe, et y subit un commencement de décomposition ammoniacale. Reçue dans un verre à expérience, elle laisse déposer lentement un abondant précipité formé de mucus mélangé de pus, de cellules épithéliales et d'un très grand nombre de cristaux microscopiques de phosphate ammonico-magnésien. On aperçoit parfois encore, à la surface du liquide, une pellicule irisée de phosphate de chaux.

L'inflammation chronique de la muqueuse vésicale (*cystite*) ou seulement du col de la vessie, est une conséquence obligée de tout rétrécissement uréthral de longue date; la grande fréquence des mictions, la nécessité impérieuse de les satisfaire rapidement, l'existence d'un catarrhe vésical abondant et enfin une douleur plus ou moins vive en urinant et localisée au niveau du pubis, sont autant de symptômes qui en dépendent.

La difficulté des mictions peut devenir excessive, et, dans quelques cas, il y a même impossibilité absolue d'uriner. Nous reviendrons plus loin, très en détail, sur cette grave complication des rétrécissements de l'urèthre.

Bien que la chose puisse paraître paradoxale, l'incontinence d'urine est, comme la rétention, une des complications possibles des rétrécissements; en voici le mécanisme. La portion de l'urèthre située en arrière du rétrécissement se dilate; cette dilatation gagne de proche en proche le col vésical qui, ne fonctionnant plus ainsi qu'imparfaitement, laisse échapper une partie des urines. Quelquefois encore les parties profondes de l'urèthre se sont tellement dilatées, qu'elles forment un diverticulum capable de contenir une notable quantité d'urine; cette poche uréthrale se remplit à chaque miction pour se vider ensuite peu à peu, sans que le malade puisse rien faire pour s'y opposer.

Il est utile de signaler ici une cause d'erreur possible pour un esprit non prévenu; on pourrait en effet, après un examen insuffisant du malade, croire à une incontinence d'urine, alors qu'il existerait en réalité une rétention. Dans la rétention d'urine, quand la vessie est arrivée à son maximum de distension, le col se laisse entrouvrir peu à peu sous l'influence de la pression, et une certaine quantité d'urine peut ainsi s'échapper, soit d'un seul coup, soit goutte à goutte, comme dans l'incontinence. Cette miction spéciale, dite par *regorgement*, s'arrête lorsque l'équilibre est rétabli entre la pression intra-vésicale et la résistance du col ou du rétrécissement; la presque totalité de l'urine demeure donc, malgré les apparences, enfermée dans la vessie. Il suffit de palper la partie inférieure de l'abdomen, pour y sentir le globe volumineux formé par le réservoir vésical distendu; on évite ainsi très facilement cette grave méprise.

La marche des rétrécissements, avons-nous dit, est toujours progressive, si les secours de l'art chirurgical font défaut, et les troubles fonctionnels de plus en plus graves qui en dépendent se présentent à peu près exactement dans l'ordre que nous venons d'indiquer. Les rétrécissements tendent donc certainement vers une issue fatale, sinon par eux-mêmes, du moins par les complications qu'ils déterminent. Mais heureusement le chirurgien possède pour lutter contre eux, pour les enrayer et en suspendre les effets, un arsenal très varié, et des moyens d'action extrêmement surs.

Quel que soit le diagnostic qu'on ait à porter, en médecine comme en chirurgie, on doit toujours procéder de la façon suivante : après un interrogatoire minutieux, le malade est examiné et, pour que cet examen soit complet, le médecin doit se servir méthodiquement de chacun de ses sens ; nous ferons cependant une exception pour le goût, bien que les anciens médecins, à défaut d'autre réactif, goûtassent les urines des diabétiques. S'agit-il d'un rétrécissement? On commence par interroger le malade sur ses antécédents, sur le nombre et la durée des blennorrhagies qu'il a contractées, enfin sur les différents symptômes, propres aux rétrécissements, qu'il peut présenter. Quand l'interrogatoire est terminé, on doit déjà avoir acquis de fortes présomptions sur la nature de la maladie, présomptions que l'examen direct va confirmer ou démontrer fausses. Par la vue, on se rend compte de l'état général et de différentes particularités extérieures ; par le palper, on cherche à constater si la vessie ne fait pas au-dessus du pubis une saillie globuleuse, si la région rénale n'est pas douloureuse, si on ne sent pas de parties indurées sur le trajet du canal de l'urèthre ; enfin dans presque tous les cas, on doit s'assurer encore, par le palper rectal, de l'état de la prostate. L'ouïe est ici de peu d'utilité, mais quels services ne rend-t-elle pas en médecine ! Quant à l'odorat, il nous permet de nous rendre immédiatement compte de la fermentation ammoniacale des urines et, par conséquent, de leur état de stagnation dans le réservoir urinaire.

Le complément indispensable de tout diagnostic est la vérification directe ou indirecte de la lésion, quand cela est possible ; ici le cathétérisme explorateur de l'urèthre nous fournit cette preuve certaine.

La première condition à remplir, pour faire ce que nous appellerons le *diagnostic instrumental* des rétrécissements de l'urèthre, est d'examiner tout d'abord si, malgré les soupçons les mieux justifiés du contraire,

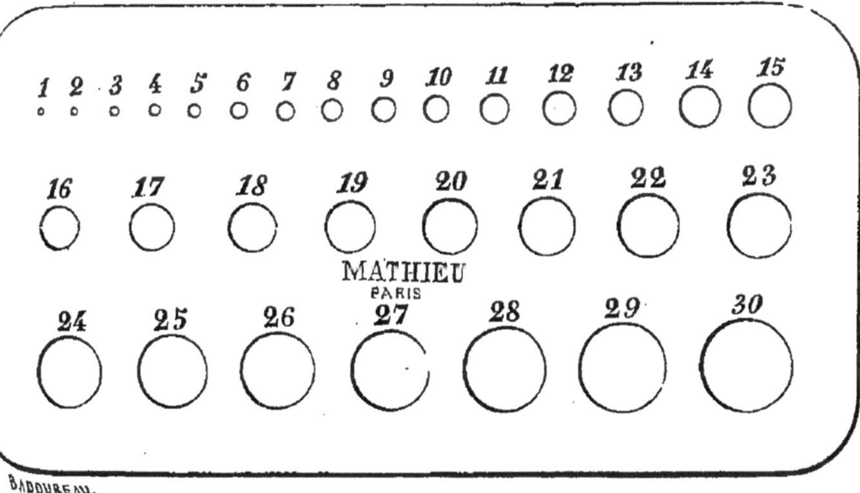

Fig. 8. — Filière française.

le canal de l'urèthre ne serait pas dans un état parfait d'intégrité. On se sert généralement pour examiner l'urèthre d'une petite bougie à extrémité renflée de forme conique et connue sous le nom de bougie à boule ou exploratrice. L'olive de ces bougies présente différentes grosseurs correspondant aux numéros de la filière française (fig. 8) et leur tige, toute en gomme, est extrêmement souple et offre même souvent trop peu de résistance. Ce n'est pas à cet instrument que nous avons recours tout d'abord, car il peut induire en erreur, son extrémité renflée se laissant trop facilement arrêter au niveau du bulbe, sans qu'il y ait le moindre rétrécissement.

Quand on veut reconnaître, par le cathétérisme uréthral, l'existence d'une stricture, on doit toujours, quelles que soient les indications fournies par le malade sur son jet d'urine, prendre une bougie en gomme, à extrémité olivaire, n° 21, et chercher à l'introduire dans le canal. Si la bougie passe librement, c'est qu'il n'y a pas de rétrécissement ; si le contraire arrive, on fait de nouvelles tentatives avec des bougies semblables, mais de moins en moins grosses, jusqu'à ce que l'obstacle soit franchi.

Avec un peu d'habitude, on peut ne pas trop réitérer les introductions de bougies, la profondeur à laquelle pénètre la bougie olivaire n° 21 indiquant, d'une façon approximative, le calibre du rétrécissement.

Cette première manœuvre nous renseigne très exactement sur l'existence d'un rétrécissement et sur son degré d'étroitesse ; mais pour acquérir des notions exactes sur ses autres particularités, il est indispensable de se servir d'une bougie exploratrice. En lui faisant parcourir, après l'avoir convenablement choisie, tout le canal de l'urèthre et, en la retirant ensuite avec lenteur, on apprécie le nombre des rétrécissements, leur longueur, leur dureté et la profondeur à laquelle ils se trouvent dans l'urèthre.

Ces explorations uréthrales, en général très redoutées des malades, doivent être pratiquées avec une grande légèreté de main, et un peu d'habitude permet de les rendre à peine sensibles. C'est du reste un axiome chirurgical de ne jamais employer la force pour tout ce qui touche à l'urèthre.

Lorsqu'un rétrécissement a été ainsi reconnu, et qu'on en a minutieusement recherché toutes les particularités, une dernière question reste à se poser : Quel traitement doit lui être appliqué? Nous allons y répondre dans les chapitres suivants.

CHAPITRE IX

TRAITEMENT DES RÉTRÉCISSEMENTS DE L'URÈTHRE. DILATATION

I

DILATATION LENTE ET TEMPORAIRE

Il existe quatre méthodes principales de traitement des rétrécissements de l'urèthre : la dilatation, l'incision, la rupture, la cautérisation ; les deux dernières doivent-être complètement rejetées. — La dilatation est la méthode par excellence de traitement. — Dilatation temporaire, manuel opératoire. — Dilatation médiate progressive du Dr Ed. Langlebert ; elle est un progrès sur la dilatation temporaire.

Les procédés de traitement appliqués aux rétrécissements de l'urèthre varient presque à l'infini, mais tous peuvent être ramenés à quatre méthodes directrices : la *dilatation*, l'*incision*, la *rupture*, la *cautérisation.*

La méthode de rupture, connue encore sous le nom de *divulsion*, étant aujourd'hui, ainsi que la cautérisation, universellement abandonnées, nous ne les signalons ici que pour mémoire.

La dilatation, avec les procédés perfectionnés dont nous disposons aujourd'hui, peut-être appliquée à la presque totalité des rétrécissements; l'incision faite soit de dedans en dehors (*uréthrotomie interne*), soit de dehors en dedans (*uréthrotomie externe*) ne doit constituer qu'une méthode d'exception.

La dilatation, variant seulement dans ses procédés, suivant les circonstances, est le moyen de traitement par excellence des rétrécissements de l'urèthre; c'est là un principe thérapeutique des plus importants dans la pratique chirurgicale; on pourrait, à la rigueur, le formuler ainsi : *pas de méthodes sanglantes, toujours la dilatation.*

Procédant, dans cette étude difficile, du simple au composé, nous allons d'abord supposer un rétrécissement non induré, très facilement franchissable, situé au niveau du bulbe, et laissant passer facilement une bougie n° **10**, en un mot, un cas tout à fait classique.

La dilatation graduelle, lente, et temporaire est toujours, et sans exception, la méthode applicable à ces rétrécissements, qu'on pourrait appeler vulgaires, tellement ils sont nombreux. La dilatation temporaire est à peu près inoffensive, et elle présente le grand avantage, sur tous les autres procédés, de permettre au malade de ne pas interrompre ses occupations pendant toute la durée du traitement.

On pratique la dilatation lente avec des bougies coniques en gomme et à extrémité olivaire; les séances doivent être généralement renouvelées tous les deux jours, et on augmente chaque fois, si rien ne s'y oppose, le calibre de la sonde d'un numéro; enfin la vaseline est le meilleur corps gras[1] pour graisser les bougies.

Quand on est arrivé à introduire facilement les bougies n°s 23 et 24 de la filière française, la dilatation est jugée suffisante; mais il faut continuer à passer ces grosses sondes, au moins une fois par semaine, pendant un mois, puis tous les quinze jours pendant deux autres mois, afin de produire l'atrophie des tissus du rétrécissement, sans laquelle, comme l'a fait justement remarquer Voillemier, il n'y a pas de guérison définitive possible. Pour obtenir cette atrophie des tissus rétrécis, quelques chirurgiens achèvent le traitement en passant dans l'urèthre de gros cathéters d'étain, dits de Béniqué; cette pratique est bonne en elle-même, elle n'a que l'inconvénient d'être douloureuse et de provoquer parfois un peu de cystite aussi l'employons-nous très rarement.

Pour rendre la dilatation moins pénible, tout en la portant extrêmement loin; pour mettre le malade plus sûrement à l'abri des complications à la rigueur possibles du cathétérisme, le D^r^ Ed. Langlebert a imaginé le procédé suivant de dilatation qu'il a désigné sous le nom de *dilatation médiate progressive* : en voici le détail instrumental et le manuel opératoire :

Instruments. — 1° Une série de bougies creuses en gomme ou *bougies conductrices* d'environ trente centi-

[1] Le mot *corps gras* n'est pas ici chimiquement exact, la vaseline étant un carbure d'hydrogène.

mètres de longueur. Ces bougies (FIG. 9) ne diffèrent des bougies ordinaires dites à olive, que par une fente longitudinale, s'étendant depuis leur bout libre et ouvert jusqu'à environ dix centimètres de leur extrémité vésicale.

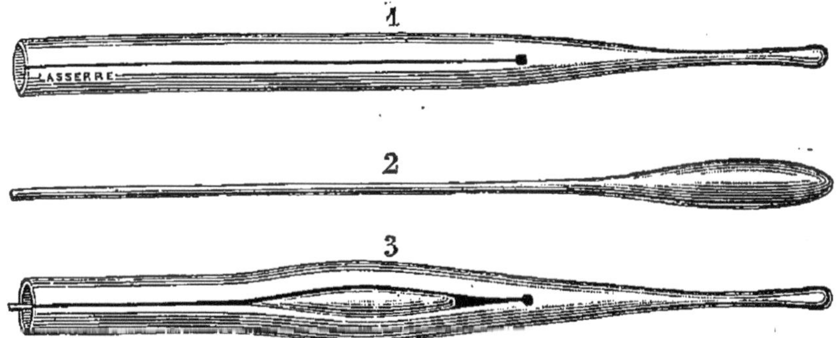

FIG. 9. — Instruments pour la dilatation médiate progressive. (Procedé de M. Ed. Langlebert.)

2° Une série égale de mandrins ou dilatateurs en baleine, dont la tige, mince et flexible, porte à chaque bout une olive de trois centimètres de longueur environ.

Bougies conductrices et dilatateurs sont gradués par millimètres du n° 10 au n° 22 de la filière française. Les deux olives qui terminent chaque mandrin sont de grosseurs différentes, l'une dépassant l'autre d'un millimètre en circonférence.

Manuel opératoire. — Après avoir reconnu le rétrécissement, mesuré son diamètre, sa longueur et la distance qui le sépare du méat, on prend une bougie conductrice d'un diamètre égal ou même un peu plus petit, dans laquelle on introduit jusqu'au milieu de sa longueur, c'est-à-dire à quinze centimètres environ, un mandrin dont l'olive écarte sa fente de un, deux ou trois millimètres, suivant le degré de dilatation qu'on veut immédiatement obtenir. Le numéro choisi, par exemple, le n° 14, devient ainsi, dans la partie de la bougie gonflée par l'olive, un n° 15, 16 ou 17. Cela fait, et après avoir enduit la bougie d'un corps gras, on procède à l'opération de la manière suivante :

Premier temps. — Prenant la bougie de la main droite, on l'introduit dans l'urèthre, *sa fente longitudinale dirigée en haut*, et sans toucher au mandrin qui, pendant ce premier temps, doit rester dans la bougie tel qu'on l'y a placé, on pousse le tout, aussi doucement que possible, jusqu'à ce que l'olive, ou, pour mieux dire, le renflement de la bougie qui lui correspond, rencontre le rétrécissement. Durant cette manœuvre, il faut avoir soin d'observer toujours la fente de la bougie, afin *de la maintenir exactement le long de la paroi supérieure du canal.*

Deuxième temps. — Saisissant alors, entre le pouce et l'index de la main gauche, le bout de la bougie resté dehors, afin de la bien fixer, on prend le mandrin de l'autre main, et on le pousse très lentement, de manière à faire avancer l'olive peu à peu et sans secousse jusque dans le rétrécissement.

Troisième temps. — Après deux ou trois minutes, ou plus longtemps, si on le juge nécessaire, on dégage l'olive du rétrécissement avec autant de soin et de lenteur qu'on en a mis à l'y introduire; puis on retire, ensemble ou séparément, la bougie et son mandrin. Il faut, dans ce dernier mouvement, appuyer légèrement la bougie sur le segment inférieur de l'urèthre, afin de rendre insensible, pour le segment opposé, le glissement des bords de la fente écartés par l'olive.

Dans les séances suivantes, qu'il convient d'espacer de deux ou trois jours, afin de laisser reposer l'urèthre, mais, à la rigueur, qu'on pourrait rendre journalières, si certaines circonstances forçaient le malade à s'absenter au bout de peu de temps, on profite de la dilatation obtenue précédemment pour opérer avec des instruments, bougies et mandrins, de plus en plus gros, jusqu'à ce qu'on soit arrivé à la dilatation voulue. Comme précédemment, la dilatation peut être jugée suffisante, lorsqu'on a amené progressivement l'urèthre à livrer passage à une bougie du n° 22 ou 23 de la filière.

Telle est la dilatation médiate, applicable à tous les cas pour lesquels suffit la dilatation lente et progressive par le procédé ordinaire. Elle présente sur ce dernier les avantages suivants :

1° *La douleur est en grande partie supprimée;*

2° *L'opération est moins longue et plus facile;*

3° *La durée totale du traitement est plus courte;*

4° *Les complications déjà si rares du cathétérisme ordinaire sont encore moins à craindre.*

La suppression presque complète de la douleur est un fait que l'expérience est venue maintes fois confirmer; les malades ne sentent rien au moment où l'on pousse l'olive dilatatrice dans le rétrécissement, ou ils ont seulement la sensation « de quelque chose qui passe dans leur canal ».

On pourrait nous objecter que l'introduction de la bougie conductrice doit provoquer la même souffrance que le cathétérisme simple fait avec des instruments flexibles; nous répondrons à cela que le principe sur lequel repose la méthode est d'éviter autant que possible le plus petit froissement de la muqueuse uréthrale et que la bougie conductrice doit toujours être choisie de façon à pouvoir passer sans la moindre résistance à travers le rétrécissement; aussi, dans ces conditions, la sensation douloureuse causée au patient est-elle assez faible pour qu'on puisse ne pas en tenir compte. Cette absence presque complète de douleur s'explique facilement, par l'interposition d'une membrane isolante entre la surface si sensible de la muqueuse uréthrale enflammée et le corps dilatant.

La durée des séances de cathétérisme est moins longue; souvent, en effet, dans la dilatation temporaire, on est obligé d'introduire successivement dans l'urèthre trois ou quatre bougies de plus en plus grosses pour arriver à produire l'effort de dilatation qu'on juge nécessaire; dans le procédé du Dr Langlebert, au contraire, une seule introduction est toujours suffisante, l'olive de baleine permettant d'augmenter de un, deux ou trois millimètres, au choix de l'opérateur, la circonférence de la bougie conductrice.

La longueur du traitement sera encore, dans quelques cas, singulièrement abrégée par la possibilité de produire une dilatation plus considérable que par le procédé ordinaire, appliqué suivant les règles qui en ont été tracées par les maîtres, c'est-à-dire en n'usant jamais de la force. Et quelle que soit du reste la prudence de l'opérateur, la muqueuse uréthrale sera toujours moins vivement impressionnée par la dilatation médiate que par la dilatation temporaire. Enfin on comprendra facilement que, pour les mêmes raisons, les séances du cathétérisme puissent être plus rapprochées que dans la dilatation temporaire.

Les explications précédentes suffiront à montrer comment les complications inhérentes au cathétérisme de l'urèthre sont plus rares, et on peut dire même complètement écartées, dans cette méthode, le tissu de la bougie conductrice empêchant complètement la muqueuse d'être lésée par l'effort du corps dilatant.

On pourrait peut-être craindre que les bords de la fente de la bougie conductrice, en se rapprochant après le passage de l'olive de baleine, ne vinssent à pincer la muqueuse uréthrale; l'expérience a démontré que le retrait de cette fente manquait de la force nécessaire pour occasionner un pincement douloureux de l'uréthre, car jamais les malades n'ont manifesté la moindre plainte à ce sujet, et il n'y a pas eu d'écoulement de sang; cependant, pour obvier à cet inconvénient plutôt imaginaire que réel, M. Lasserre a eu le soin, en fabriquant ces bougies spéciales, de recouvrir les bords de la fente d'une couche de gomme, dans le but d'en adoucir la tranche et de la rendre ainsi complètement inoffensive.

Nous ferons remarquer, en terminant, que la dilatation médiate progressive constitue une véritable méthode de traitement, son usage pouvant s'étendre à d'autres organes. Qui ne comprendra, en effet, que la dilatation médiate ne soit aussi facilement applicable aux rétrécissements du rectum, de l'œsophage, du col utérin qu'aux strictures uréthrales?

La dilatation médiate progressive nous paraît donc, pour les diverses raisons que nous venons d'énumérer, constituer un réel progrès sur la dilatation temporaire; applicable dans tous les cas où cette dernière peut être employée, elle a sur elle l'avantage de provoquer moins de douleur et d'être plus rapide, tout en offrant une sécurité au moins aussi grande; nous pensons même qu'elle pourrait réussir dans certaines circonstances où échouerait la dilatation lente, je veux parler de ces cas d'impressionnabilité excessive de la muqueuse uréthrale, où le moindre frottement un peu exagéré provoque un spasme douloureux qui empêche de pousser plus loin le cathétérisme.

II

DILATATION RAPIDE

Différents moyens mis en usage pour franchir les rétrécisssements difficiles. — Bougies tortillées de Leroy d'Etiolles, bougies de baleine, etc. — Dans les cas difficiles on doit toujours se servir, pour tenter le cathétérisme, d'une bougie conductrice. — Dilatation rapide ou immédiate progressive, procédé du professeur Le Fort. — Appareil instrumental, manuel opératoire. — Modifications apportées par nous aux cathéters et à la bougie conductrice pour assurer une sécurité parfaite. — Ce genre de dilatation peut remplacer dans presque tous les cas l'uréthrotomie, sur laquelle il a l'avantage d'être moins dangereux. Résumé.

Si nous avons pris plus haut, comme exemple, un rétrécissement mou, peu serré et facilement dilatable, nous allons supposer maintenant la lésion plus avancée, et rechercher quel est le meilleur mode de traitement à appliquer aux rétrécissements étroits, indurés, difficiles à franchir ou donnant lieu à certaines complications.

Pour appliquer un traitement quelconque à un rétrécissement uréthral, la première condition est de le franchir, et ce n'est pas toujours la plus aisée à remplir. Cependant la perfection à laquelle on est aujourd'hui arrivé dans la fabrication des bougies a diminué singulièrement le nombre des rétrécissements soi-disant infranchissables ; aussi peut-on poser comme une règle générale, utile à rappeler, qu'on ne doit considérer comme infranchissables que les rétrécissements qui ne laissent plus passer une goutte d'urine, et en arrière desquels existe une fistule donnant issue à tout le liquide qui provient de la vessie. Toutes les fois que le malade peut uriner, ne serait-ce que goutte à goutte et avec les plus grands efforts, le cathétérisme doit être considéré comme possible.

Certainement il faudra des essais multipliés, des tentatives chaque fois prolongées, mais qui finalement seront couronnés de succès.

D'ailleurs, qu'importe le temps ? Le malade urine, il n'y a donc pas péril en la demeure. Et même si la miction s'opérait par regorgement, si l'état de distension de la vessie faisait craindre une rupture en arrière du rétrécissement, si les douleurs provoquées par la rétention étaient par trop fortes, il faudrait encore continuer les tentatives de cathétérisme, tout en pratiquant la ponction capillaire de la vessie, opération inoffensive, qu'on peut répéter un grand nombre de fois sur le même sujet sans aucun inconvénient, et qui permet d'attendre qu'on ait réussi à faire franchir l'urèthre à une bougie. On devra cependant être sobre de ce moyen, la ponction vésicale, non par crainte des dangers qu'il peut présenter, car pour notre part nous n'avons jamais vu le moindre accident en résulter, mais parce que le passage de l'urine à travers le canal est un bon adjuvant pour la dilatation.

Lorsqu'on n'est pas arrivé à franchir un rétrécissement avec de fines bougies, au moyen de manœuvres simples, c'est-à-dire en leur imprimant divers mouvements de va-et-vient qu'on a répétés plusieurs fois, il faut alors avoir recours aux bougies tortillées de Leroy d'Etiolles. On leur donne la forme désirée en enroulant l'extrémité des bougies autour d'un corps dur et cylindrique, un mandrin par exemple ; on peut encore les couder simplement avec les doigts, leur donner une forme de baïonnette, etc. Si on n'arrive ainsi à aucun résultat, ce qui est rare, on se servira des mêmes bougies tortillées, mais dont l'extrémité aura été trempée dans le collodion, suivant le procédé de M. Guyon, et sera, par cet enduit, rendue plus rigide et fixe dans sa forme. On a ainsi, suivant l'expression pittoresque de M. Guyon, une véritable collection de *rossignols* pour forcer le rétrécissement.

Si ces tentatives restent encore infructueuses, nous recommanderons d'user d'un moyen que nous avons vu quelquefois réussir dans les mains de M. le professeur Le Fort. Il introduit dans l'urèthre jusqu'au rétrécissement une bougie assez volumineuse, à bout arrondi, et la maintient appliquée contre l'obstacle pendant deux ou trois minutes ; passant alors une fine bougie immédiatement après avoir retiré la grosse, il n'est pas rare de la voir pénétrer.

Voici l'explication que M. Le Fort a donné de ce fait : la difficulté qu'on éprouve à franchir un rétrécissement tient surtout à la situation latérale de son orifice ; en introduisant une bougie à bout mousse et assez volumineuse, et en exerçant avec elle une certaine pression sur l'obstacle, on déplisse la muqueuse au niveau du point rétréci, et on tend, par cela même, à ramener dans l'axe de l'urèthre l'orifice du rétrécissement, d'où la facilité avec laquelle on peut ensuite assez souvent le franchir.

Mais supposons encore que tous ces moyens aient échoué, que l'état d'irritabilité du malade indique que la séance de cathétérisme a été assez prolongée : Que faire ?

S'il y a rétention d'urine, on pratiquera, nous l'avons déjà dit, la ponction capillaire de la vessie, et on remettra à une époque ultérieure les tentatives de cathétérisme. Si au contraire le malade urine et parvient à vider suffisamment sa vessie, on tentera les jours suivants de nouvelles explorations, jusqu'à ce qu'on ait obtenu un résultat favorable. Les manœuvres pour introduire, dans les cas difficiles, une fine bougie dans l'urèthre, exigent de la part du chirurgien beaucoup d'adresse, de légèreté de main, mais surtout, et c'est là le point capital pour réussir, de la douceur et de la persévérance.

Chercher à arriver par la force avec des instruments fins et rigides, serait s'exposer à perdre son temps, à faire des fausses routes et à amener des complications graves ; aussi doit-on avoir toujours présent à l'esprit ce précepte si sage donné par Reverdin dans sa thèse sur l'uréthrotomie interne : « chercher à franchir les rétrécissements plutôt par la ruse que par la force ». Bien que nous blâmions en général l'emploi des instruments rigides pour faire le cathétérisme uréthral, nous devons dire cependant que, dans quelques cas, les fines bougies de baleine sont appelées à rendre de réels services. On peut avec elles franchir des rétrécissements contre lesquels tous autres moyens auraient échoué ; mais est-il utile d'ajouter que la plus grande douceur doit ici, plus que jamais, présider aux manœuvres opératoires ? Le renflement olivaire qui termine la petite bougie de baleine donne contre les fausses routes dans l'urèthre une certaine sécurité ; aussi les bougies dont l'extrémité est tout à fait pointue doivent-elles être complètement exclues de la trousse du chirurgien.

Quand le rétrécissesement n'a pu être traversé dans une première séance, deux cas peuvent se présenter :

on a réussi à engager la bougie dans l'intérieur de l'obstacle sans pouvoir le franchir complètement, ou on n'a pu trouver l'orifice du rétrécissement. Si la bougie a pu pénétrer dans une partie seulement du lieu rétréci, ce qu'on peut reconnaître à la sensation du frottement qu'elle exerce contre des parois indurées, et à son défaut de mobilité, la conduite à tenir sera des plus simples : il n'y aura qu'à fixer l'instrument à demeure dans la situation qu'il occupe. Le travail moléculaire produit par le séjour de ce corps étranger suffira assez souvent pour amener le ramollissement des parties indurées et, au bout de quelques heures, on pourra faire progresser l'instrument et dépasser l'obstacle. Si la bougie n'a pu être introduite dans la lumière du rétrécissement, le mieux sera de la retirer et de remettre les explorations à un autre moment; en la laissant à demeure, on irriterait la muqueuse uréthrale, sans aucun bénéfice pour le patient.

Mais une fois l'urèthre franchi, et quelle que soit l'opinion qu'on se fasse sur la modification apportée dans la texture d'un rétrécissement par le séjour d'un corps étranger, il est un point sur lequel nous désirons vivement attirer l'attention. C'est que cette modification est assez profonde, même au bout de vingt-quatre heures, pour permettre de passer un gros cathéter dans un orifice qui la veille ne se laissait franchir que par une bougie n° 6 ou 7. Le fait est sans doute connu depuis longtemps, mais la particularité sur laquelle nous insistons, c'est que la modification produite est rapidement considérable ,et que d'un rétrécissement dur et fibreux, elle fait, pour ainsi dire, un rétrécissement élastique.

C'est donc en mettant cette élasticité à profit, au moyen d'instruments convenables, qu'on peut arriver à passer très rapidement des bougies volumineuses dans l'urèthre.

La succession des divers phénomènes qui se présentent, depuis l'instant de l'introduction de la bougie jusqu'à celui où on la retire, est la suivante. Peu après la pénétration de la bougie, on peut constater qu'elle est plus fortement serrée qu'au moment où on lui a fait franchir l'obstacle ; ce resserrement est le produit de la contraction des parties musculaires de l'urèthre. Cette contraction, d'origine réflexe, est produite par l'irritation que cause le passage de la bougie et par le séjour même de ce corps étranger. Mais bientôt la contractilité musculaire s'épuise sous l'influence de l'effort, et le travail de résorption commence. On voit alors quelques gouttes d'urine se frayer un chemin entre la bougie et les parois uréthrales. Ce passage de l'urine, qui ne se fait guère qu'après de deux ou trois heures, quelquefois plus, doit être regardé comme très favorable ; car en dehors même du soulagement qu'il procure au malade, quand il y a rétention, il contribue encore, d'une façon mécanique, à activer le travail de dilatation. Dans quelques cas cependant, la miction devient tout à fait impossible et le malade est obligé de retirer sa bougie pour pouvoir uriner ; c'est là une complication fâcheuse, car elle interrompt le travail de résorption des tissus morbides qui était en train de s'accomplir.

On pourra toutefois, en pareille circonstance, chercher encore à profiter du commencement de ramollissement, dû au séjour même peu prolongé de la bougie, pour arriver à passer, lentement il est vrai, des instruments de plus en plus volumineux jusqu'à ce qu'il soit possible d'introduire une petite sonde qu'on laissera à demeure pendant vingt-quatre heures, et par laquelle l'urine pourra s'échapper. On peut encore tenter d'introduire une bougie d'un diamètre inférieur à celui de l'orifice rétréci ; la miction deviendra possible, et le travail de désorganisation du rétrécissement n'en continuera pas moins, car il n'est pas nécessaire, pour que cet effet se produise, que le calibre de la bougie soit égal à celui du rétrécissement ; la simple présence du corps étranger est suffisante.

Quelquefois cependant, mais exceptionnellement, surviennent des spasmes douloureux; un ténesme vésical plus ou moins intense tourmente le patient, qui souvent, en pareil eas, est d'un tempérament nerveux et irritable, ou souffre depuis longtemps. Quand de semblables complications se produisent, c'est que généralement la bougie a été trop enfoncée ; on doit alors la tirer un peu au dehors pour que sa pointe ne vienne plus titiller la muqueuse vésicale, ce qui aura presque toujours pour effet de rendre supportable son séjour dans l'urèthre.

Si ce moyen était insuffisant, il n'y aurait qu'à enlever complètement la bougie et à renouveler les introductions le lendemain, le surlendemain, jusqu'à ce que la sensibité trop vive de l'urèthre soit complètement émoussée. Dans quelques autres cas également rares, il peut survenir un léger accès de fièvre uréthrale ; si la complication se traduit par un simple malaise, il sera inutile d'enlever la bougie ; si, au contraire, l'accès est plus fort, elle devra être retirée immédiatement. On prendra encore en considération, au point de vue de la conduite à tenir, la difficulté éprouvée pour faire pénétrer la bougie conductrice : si on a eu beaucoup de peine, si on n'est arrivé à un bon résultat qu'après des tentatives longues et répétées, on ne devra se résoudre à enlever cette bougie qu'à la dernière extrémité, car on aura peut-être autant de mal à la passer la seconde fois que la première.

Aussi, en tenant compte de ces faits bien connus de tous ceux qui pratiquent fréquemment des opérations sur les voies urinaires, pensons-nous que lorsqu'on se trouve en présence de cathétérismes difficiles, on doit toujours se servir de bougies armées, c'est-à-dire de bougies sur lesquelles il est possible de visser soit les cathéters de M. le professeur Le Fort, soit un uréthrotome de Maisonneuve ; on peut réellement dire alors que le rétrécissement une fois franchi, on en est le maître, puisqu'on n'a plus que l'embarras du choix de la méthode opératoire, suivant les circonstances qui peuvent se présenter et les indications fournies par la marche de la maladie.

Supposons maintenant qu'une bougie conductrice plus ou moins fine ait été introduite dans l'urèthre avec ou sans difficulté, que reste-t-il à faire ?

Deux méthodes sont alors applicables, l'une, la dilatation rapide, mais faite avec des instruments appropriés ; l'autre, l'uréthrotomie interne. Mais considérant la dilatation rapide comme une méthode de traitement applicable à tous les cas de rétrécissement difficile, et l'uréthrotomie comme une opération qui devait être exceptionnelle, nous nous occuperons tout d'abord de la dilatation.

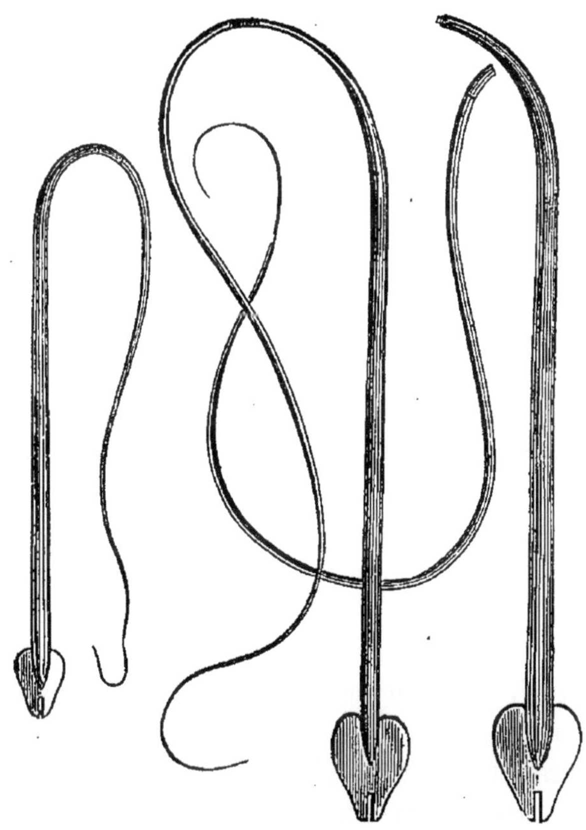

Fig. 10. — Instruments pour la dilatation immédiate progressive. (Procédé du professeur Le Fort.)

Le meilleur procédé de dilatation rapide de l'urèthre est incontestablement celui du professeur Le Fort, connu sous le nom de *dilatation immédiate progressive.*

L'appareil instrumental se compose (FIG. 10) :

1° De bougies conductrices ;

2° De trois cathéters métalliques ;

3° De sondes molles en gomme élastique.

1° *Bougies conductrices.* — Ce sont de fines bougies molles tout à fait analogues à celles qui servent pour l'uréthrotomie interne; elles sont en gomme, très flexibles et doivent présenter cependant un léger degré de résistance, pour ne pas se replier immédiatement sur elles-mêmes quand elles viennent à rencontrer un obstacle. L'extrémité vésicale de ces bougies doit se terminer par un petit renflement olivaire, dès que leur calibre le permet, et nos fabricants sont aujourd'hui assez habiles pour donner ce renflement aux bougies n° 4 ou 5 de la filière française. L'avantage de ce renflement olivaire est que l'extrémité de la bougie s'engage moins facilement dans les cryptes ou petites lacunes aboutissant à des orifices glandulaires qui sont très nombreux sur la muqueuse de l'urèthre.

L'autre extrémité de ces bougies est surmontée d'une petite armature métallique en forme de cylindre, creusée intérieurement d'un pas de vis.

Pour empêcher la bougie de plier au point d'union de l'armature et de son tissu, on ajoute généralement dans l'intérieur de l'instrument une petite tige de baleine ou un fil d'acier ayant quatre à cinq centimètres de longueur, ce qui en augmente suffisamment le degré de résistance.

2° *Cathéters.* — Les cathéters, en maillechort ou en argent, sont au nombre de trois; ils ont la longueur et la forme d'une sonde métallique ordinaire, c'est-à-dire que leur courbure représente un quart de cercle : la direction du bec est donc perpendiculaire à celle du corps de l'instrument. L'extrémité uréthrale a deux millimètres de diamètre et est la même pour les trois cathéters, l'autre extrémité se termine par un large pavillon qui permet de manier facilement le cathéter. Le bec porte un pas de vis destiné à s'emboîter dans celui de l'armature de la bougie. Ces cathéters sont coniques seulement dans leur partie courbe; partant tous de deux millimètres de diamètre, ils arrivent progressivement, suivant leur numéro d'ordre, le 1er à répondre au n° 12 de la filière, le 2e au n° 17, le 3e au n° 21. Le calibre de la tige droite de l'instrument est uniforme et a le même diamètre que la partie la plus volumineuse de la portion courbe.

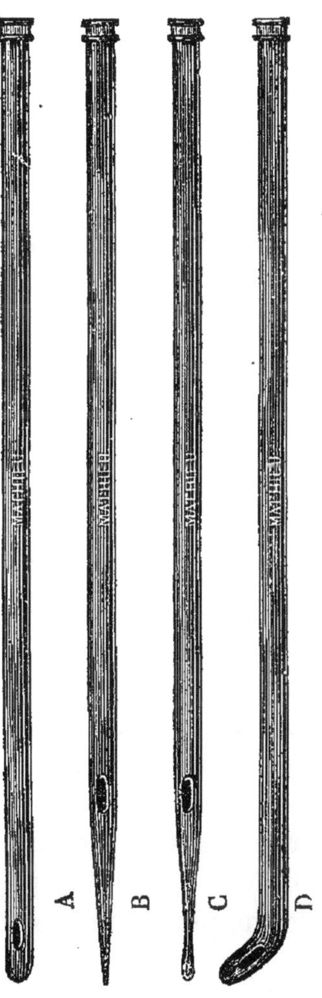

Fig. 11.— Sondes en gomme.

3° *Sondes molles en gomme élastique.* — Ce sont les sondes (FIG. 11), habituellement en usage dans la thérapeutique des maladies des voies urinaires.

Manuel opératoire.

Comme celui de l'uréthrotomie, il comprend trois temps, mais dont le second est séparé du premier par un intervalle d'au moins vingt-quatre heures.

Ce sont :

1° L'introduction de la bougie conductrice ;

2° Le passage des cathéters ;

3° L'introduction de la sonde à demeure.

Premier temps. Introduction de la bougie conductrice. — Ce premier temps de l'opération étant accompli, avec ou sans difficulté, on fixe la bougie conductrice dans l'urèthre, et on la laisse à demeure pendant vingt-quatre heures. Sa seule présence suffit pour amener un ramollissement tel des tissus rétrécis, que le lendemain on est tout surpris de pouvoir passer dans l'urèthre de gros cathéters, et cela sans grande résistance. La dilatation rapide repose tout entière sur ce fait physiologique, dont nous avons donné plus haut l'explication.

Deuxième temps. Introduction des cathéters métalliques. — Le malade a gardé sans peine sa bougie conductrice pendant 24 heures, la miction s'est faite de plus en plus facilement entre la bougie et les parois de l'urèthre : le moment est donc venu d'introduire les cathéters et de distendre le rétrécissement autant que le permettront les changements apportés dans la consistance de son tissu. On commence par faire exécuter à la bougie conductrice quelques mouvements de va-et-vient pour constater qu'elle chemine avec aisance dans la stricture uréthrale, qu'elle est pour ainsi dire libre dans le rétrécissement ; on s'assure encore une fois de la solidité de l'ajutage métallique, et on procède à l'opération proprement dite. Cependant si on ne trouvait pas la bougie suffisamment mobile dans le rétrécissement, on devrait, avant de continuer le traitement, la laisser de nouveau à demeure pendant vingt-quatre heures.

Tous ces détails strictement exécutés, on prend le cathéter n° 1 qu'on visse sur la bougie conductrice : pour exécuter cette manœuvre, on fait abaisser les cuisses de telle façon que le pavillon de l'instrument ne vienne pas les heurter, et on a soin également de faire élever le bassin du malade, ce qui rend la tâche plus facile. On s'assure ensuite, par de petites secousses, et cette précaution est des plus importantes, que le cathéter est solidement vissé sur la bougie.

Pour procéder à l'introduction de l'instrument métallique, le malade étant couché sur le bord d'un lit assez élevé, on se place à sa droite, puis on saisit la verge de la main gauche entre le pouce et l'index, et on exerce sur elle une traction modérée. Prenant ensuite le cathéter de la main droite, en posant deux ou trois doigts sur la tige de l'instrument et le pouce sur le pavillon, on commence à l'enfoncer lentement.

Le cathéter doit d'abord être tenu parallèlement à l'aine droite du malade et s'écarter faiblement de la ligne horizontale.

Tout en faisant progresser le cathéter dans l'urèthre, on en ramène lentement le pavillon jusqu'à la ligne blanche, de telle façon qu'il décrive ainsi un demi *tour de maître*. Le pavillon étant arrivé sur la ligne blanche, les doigts de la main droite abandonnent la tige de l'instrument, et le pouce, restant appliqué sur lui, ne sert plus désormais qu'à maintenir et à diriger le cathéter, son propre poids devant suffire à le faire avancer dans l'urèthre. Quand la partie courbe a complètement disparu, on relève lentement le cathéter, en exerçant sur la verge avec le pouce et l'index de la main gauche une traction un peu plus forte, et le pavillon, guidé par le pouce de la main droite, décrit un grand arc de cercle dans le plan médian. On est étonné de la facilité avec laquelle l'urèthre est franchi, et la main se sent pour ainsi dire entraînée, sans qu'on ait presque la sensation d'un obstacle vaincu.

Lorsque le pavillon est abaissé, le bec du cathéter est arrivé dans la vessie; on imprime alors à l'instrument deux ou trois mouvements de va-et-vient pour rendre la dilatation plus efficace. On retire ensuite le cathéter avec lenteur, comme on le ferait pour une sonde métallique ordinaire, en lui communiqnant un mouvement exactement en sens inverse de celui que nous venons de décrire. Quand l'armature de la bougie conductrice apparaît au méat, on la prend entre le pouce et l'index de la main gauche, et on dévisse le cathéter n° 1 que l'on remplace par le cathéter n° 2, qu'on fait pénétrer comme précédemment. Dans la grande majorité des cas, on n'éprouve pas à l'introduire plus de peine que pour le n°1, et après l'avoir fait cheminer complètement à travers l'urèthre, on le remplace par le cathéter n° 3, dont le plus gros diamètre, comme on sait, répond au n° 21 de la filière française. Ici, surtout quand la bougie conductrice n'est restée à demeure que pendant vingt-quatre heures, ont peut éprouver une réelle difficulté ; et peut-être un opérateur imprudent serait-il tenté d'employer la force pour faire pénétrer l'instrument métallique. Qu'on s'en garde bien. Si, ce qui est une exception, mais parfois assez commune, on ne pouvait introduire le cathéter n° 3 aussi facilement qne les précédents, on devrait le retirer immédiatement et le remplacer aussitôt par une sonde molle n° 10 ou 12, qu'on ferait alors pénétrer avec la plus grande facilité. Le malade gardera cette sonde encore pendant vingt-quatre heures, et le lendemain, en la retirant, on pourra trés aisément, sans le moindre effort, faire passer le cathéter n° 2 et le cathéter n° 3. La dilatation immédiate progressive est alors terminée et une seule chose doit désormais constituer la préoccupation dominante du chirurgien : maintenir le résultat acquis. Pour cela, la première indication à remplir est de laisser une sonde à demeure dans la vessie.

Troisième temps. Introduction de la sonde à demeure. — On choisit une sonde molle de gomme élastique, neuve autant que possible, ou au moins dont la surface soit parfaitement lisse, et après l'avoir enduite de vaseline, on la glisse dans l'urèthre immédiatement après avoir retiré le gros cathéter. Son introduction est alors des plus aisées. Il est inutile que la sonde soit très volumineuse; les numéros 18 ou 19 sont très suffisants. Le professeur Le Fort recommande de laisser la sonde à demeure deux ou trois jours. Dans les nombreuses observations que nous avons recueillies [1], la sonde n'a été laissée en place que pendant vingt-quatre ou trente-six heures au plus, et ce temps a toujours été suffisant.

Lorsqu'on retire la sonde, il se fait presque toujours par le méat un écoulement muco-purulent, le plus souvent de peu d'importance ; c'est là un phénomène analogue à ce qui se produit, dans les mêmes circonstances, après l'uréthrotomie interne, mais en général il est moins marqué. Les trois ou quatre jours suivants, il suffit de passer des bougies de plus en plus volumineuses jusqu'à ce qu'on soit arrivé aux numéros 22 et 23 ; puis on abandonne le malade, après lui avoir appris à se sonder. On lui remet alors une bougie n° 19 ou 20, qu'il se passera tous les deux jours pendant trois semaines ou un mois, puis deux fois par semaine, puis une fois, enfin une ou deux fois par mois, et la guérison se maintiendra à ce prix,

On le voit donc, la dilatation temporaire doit être le complément obligé de la dilatation immédiate pro-

[1] J. Langlebert. — *Nouveaux procédés de dilatation des rétrécissements de l'urèthre*, 1880.

gressive, comme elle l'est du reste de toutes les autres opérations pratiquées sur les voies urinaires dans le but de guérir les rétrécissements.

L'avantage de la dilatation immédiate progressive sur les autres procédés opératoires, uréthrotomie interne et divulsion, consiste dans la grande sécurité qu'elle offre, comparée aux dangers de ces opérations sanglantes, et dans la rapidité des résultats obtenus, qui est telle que le malade, au bout de quelques jours, huit au plus, peut continuer à se soigner lui-même pour assurer sa guérison, tout en reprenant ses occupations habituelles.

La dilatation consécutive au passage des cathéters doit être poussée très loin, soit que l'on ait recours, pour la pratiquer, à un procédé de dilatation rapide mis en usage par M. Le Fort et que nous décrirons tout-à-l'heure, soit qu'on se serve des instruments du docteur Ed. Langlebert, que nous avons précédemment décrits.

S'il existait un rétrécissement congénital ou cicatriciel du méat urinaire, empêchant de passer dans l'urèthre des bougies suffisamment grosses, on devrait, sans hésiter, débrider le méat ; le succès du traitement serait à ce prix.

Mais ici, comme pour toute opération chirurgicale, quelle que soit sa nature, on devra avant, pendant et après l'opération, entourer le malade de soins et de précautions hygiéniques qui en faciliteront le succès. Voici en quelques mots quels devront être ces soins et ces précautions.

Soins généraux.

Le malade, deux ou trois jours avant le moment choisi pour introduire la bougie conductrice, devra mener une vie très régulière, manger peu, ne boire que de l'eau faiblement rougie et des tisanes légèrement diurétiques, afin que l'urine, devenue plus abondante, n'ait pas une trop grande acidité ; les mets de haut goût, les asperges, etc., seront interdits.

S'il existait quelques signes d'irritation du col de la vessie, sans que toutefois il y ait urgence d'intervenir immédiatement, on devrait, avant de commencer tout traitement, chercher à calmer ces symptômes par les moyens antiphlogistiques accoutumés (bains, lavements laudanisés, tisanes délayantes, etc.). La veille de l'opération, le malade prendra un grand bain et un léger purgatif salin, afin de débarrasser l'intestin et d'éviter autant que possible les garde-robes pendant la durée du traitement.

Si, malgré ces précautions prises, on constatait, avec le papier de tournesol, une acidité exagérée de l'urine, on prescrirait de l'eau de Vichy.

Mais, disons-le bien vite, tous ces soins, certainement favorables, ne sont pas indispensables au succès de la méthode ; aussi, dans les cas pressants ou quand les difficultés auront été grandes pour franchir un rétrécissement, devra-t-on laisser immédiatement à demeure la bougie qu'on aura eu la chance de faire pénétrer dans l'urèthre, et commencer sans retard le traitement.

Pendant les trois ou quatre jours que dureront les manœuvres opératoires, on se guidera, pour les soins à donner, sur l'état général et local que présentera le malade : on peut cependant administrer par précaution, comme on le fait pour l'uréthrotomie interne, une dose, matin et soir, de vingt centigrammes de sulfate de quinine, bien qu'ici la fièvre uréthrale, même légère, soit moins fréquente qu'après l'incision de l'urèthre. Pendant les quelques jours qui suivront l'enlèvement de la sonde à demeure, on recommandera les mêmes soins hygiéniques que ceux qui avaient été ordonnés avant le traitement, afin d'éviter l'irritation du col vésical et des parties profondes de l'urèthre par le passage d'une urine trop acide et trop concentrée. Au bout d'une huitaine de jours, le malade, livré à lui-même, reprendra ses travaux habituels et sa manière de vivre.

Eclairé par les observations de quelques médecins qui m'avaient manifesté leur crainte de voir la bougie conductrice se dévisser et rester dans la vessie, cet accident, me disaient-ils, étant d'autant plus à redouter que dans la même séance on visse et dévisse plusieurs fois les cathéters, nous avons songé à supprimer ce danger, tout au moins cette crainte, en modifiant de la façon suivante les instruments de M. Le Fort

L'appareil instrumental que nous avons fait construire par M. R. Mathieu se compose :

1° D'une bougie en gomme très souple, du n° 4 ou 5 de la filière (FIG. 12), faite d'une seule pièce et ayant une longueur de cinquante centimètres. A vingt-deux centimètres de l'une des extrémités est serti un petit cône métallique de cinq à six millimètres de longueur et ayant deux millimètres à sa base.

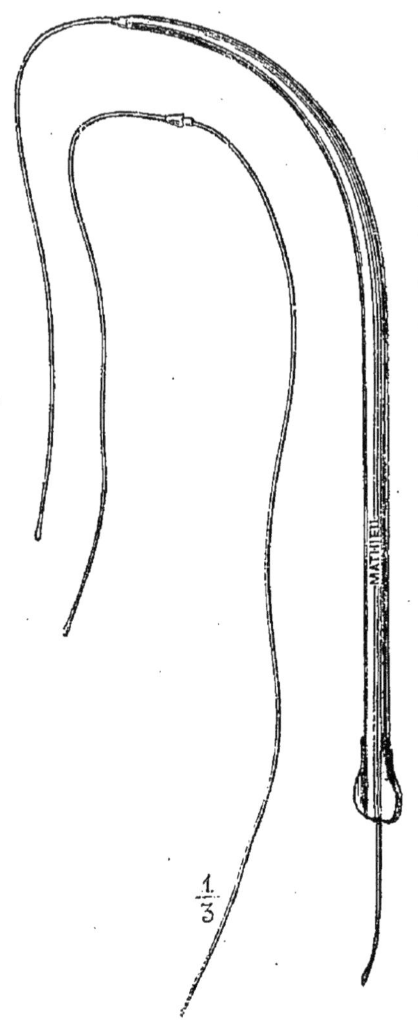

FIG. 12. — Instruments du Dr Langlebert pour pratiquer la dilatation rapide des rétrécissements.

2° De quatre cathéters en maillechort, analogues aux précédents, mais creusés d'un canal qui permet le passage de notre longue bougie conductrice.

Le manuel opératoire est le même que précédemment : on commence par introduire la bougie conductrice jusqu'à ce que le sommet du petit cône affleure le méat, puis, glissant la longue partie de la bougie conductrice extérieure à l'urèthre, dans le canal du cathéter, on amène le bec de celui-ci en contact immédiat avec la base du cône métallique. Tout étant maintenu en place, on enfonce le cathéter et on continue l'opération, suivant les règles qui ont été précédemment exposées.

En résumé, la seule différence qui existe entre nos instruments et ceux de M. Le Fort, consiste dans la suppression du pas de vis de la bougie conductrice, d'où, comme conséquence, l'impossibilité pour elle de se séparer du cathéter et de rester dans la vessie.

Le mot de *dilatation immédiate*, impliquant en quelque sorte l'idée de dilvulsion, ne représente pas exactement le manuel opératoire que nous avons indiqué; le terme de *dilatation rapide* conviendrait mieux et nous l'adopterons désormais.

Il n'y a pas de manœuvre en effet que nous repousserions davantage, dans la cure des rétrécissements, que les manœuvres de force, et très souvent en pratiquant la *dilatation rapide* nous employons plusieurs séances, à passer la série de nos quatre cathéters. Agir autrement serait faire une divulsion.

Un autre avantage de nos cathéters creux, est de permettre l'écoulement de l'urine par leur canal intérieur; aussi peuvent-ils servir à vider la vessie dans quelques cas de rétention.

Enfin, mais très exceptionnellement, nos instruments, ou ceux de M. Le Fort, peuvent servir à faire le cathétérisme forcé; quelques résultats favorables ont ainsi été obtenus par le Dr Henri Picard. Pour notre compte nous rejetons absolument cette manière de faire, elle présente trop de dangers.

Les cathéters coniques ont encore servi au Dr Picard pour pratiquer la dilatation de l'urèthre, à la suite de l'uréthrotomie interne; c'était faire là un emploi judicieux de ces instruments. Nous pensons toutefois, que dans l'immense majorité des cas, il est mieux de se servir de la dilatation rapide, sans uréthrotomie préalable.

En résumé, si nous voulons pour terminer ce chapitre, grouper en quelques courtes formules, les avantages de la dilatation rapide faite avec nos instruments, nous pouvons dire :

La dilatation immédiate progressive est exempte de complications graves; elle n'a jamais causé la mort.

Comme l'uréthrotomie interne, elle est applicable, et toujours avec succès, aux cas les plus difficiles, pourvu que le rétrécissement soit franchissable et qu'il n'y ait pas de complications inflammatoires du côté des reins ou de la vessie. Cette méthode est la plus rapide de toutes et, en faisant exception pour la dilatation temporaire, elle offre moins de dangers que n'importe quel autre procédé.

Enfin, et c'est là encore un avantage digne d'être remarqué, le manuel opératoire en est simple.

III

DILATATION RAPIDE (*Suite*)

Procédé de dilatation rapide réservé aux rétrécissements facilement dilatables. — Il est souvent possible de passer successivement un assez grand nombre de bougies de plus en plus grosses dans un urèthre rétréci. — Ce fait peut être d'une grande utilité pour faciliter la dilatation lente. — Ce genre de dilatation rapide, sans offrir les avantages du précédent, est plus dangereux que la dilatation lente et méthodique.

Réservant son procédé de dilatation immédiate progressive pour les rétrécissements de l'urèthre étroits, indurés, difficiles à franchir, M. le professeur Le Fort a imaginé un autre mode de dilatation rapide pour les rétrécissements peu serrés et facilement dilatables. Mais, avant d'en exposer le manuel opératoire et les résultats, nous désirons faire quelques réserves. Nous pensons que dans les cas simples, alors que le jet d'urine a encore un certain volume et est projeté à quelque distance, qu'il n'existe pas de troubles fonctionnels bien appréciables, que rien ne fait redouter une complication prochaine, nous pensons, dis-je, que la dilatation temporaire faite avec lenteur et prudence, en répétant les manœuvres de cathétérisme au plus tous les deux jours, est le meilleur moyen de traitement qui puisse être mis en usage. Aussi peut-on formuler, comme une règle générale, que dans le cas de rétrécissement de l'urèthre peu étroit et facilement franchissable, c'est à la dilatation temporaire qu'il faut avoir recours. Diverses raisons peuvent cependant décider le chirurgien à une intervention plus rapide, par exemple l'insuccès de la dilatation lente, le désir bien motivé du malade d'être débarrassé promptement de son infirmité, l'existence d'une contracture spasmodique de la portion membraneuse de l'urèthre, sont autant de motifs pour dilater rapidement le canal.

« Lorsque, dit M. Le Fort, le rétrécissement n'est pas tellement serré qu'on ne puisse y introduire une bougie du n° 12, je n'emploie pas ma méthode de dilatation immédiate, mais j'emploie un procédé qui s'en rapproche beaucoup et qui, lui aussi, est basé sur l'extensibilité que donne à un rétrécissement le séjour d'une bougie placée en permanence dans l'urèthre pendant vingt-quatre heures. J'engage donc une bougie dans le rétrécissement, et je l'y fixe. Le lendemain on voit, ainsi que je l'ai dit plus haut, que cette bougie d'abord serrée joue à l'aise dans le rétrécissement; on peut alors la remplacer facilement par une bougie plus forte. On prépare donc d'avance une série complète de bougies depuis le n° 12 jusqu'au n° 20. L'aide tenant la bougie placée dans le canal, la retient en place, pendant que le chirurgien introduit dans le canal, aussi loin que possible en avant du rétrécissement, une bougie d'un numéro supérieur. Lorsqu'elle a pénétré suffisamment, l'aide retire brusquement la première bougie et le chirurgien pousse rapidement l'autre qui s'engage sans peine dans le rétrécissement. On répète séance tenante la même manœuvre avec des bougies de plus en plus fortes, et souvent, en deux séances, on arrive jusqu'au n° 21, et pour ma part je dépasse rarement le n° 23. Mais il se passe souvent un phénomène qui donne l'explication du succès de ce procédé. Si, par une fausse manœuvre, la bougie ne s'engage pas immédiatement dans le rétrécissement, non seulement on échouera dans de nouvelles tentatives pour l'introduire, mais même on ne pourra faire pénétrer une des bougies d'un numéro très inférieur qui tout à l'heure avait facilement pénétré. Cela tient à ce que le canal s'est contracté spasmodiquement sous l'influence des titillations causées par la bougie dans les tentatives infructueuses pour la faire pénétrer, tandis que pendant le passage des autres bougies il s'était en quelque sorte laissé surprendre dans une sorte d'engourdissement passager [1]. »

Ce procédé présente quelques inconvénients qui sont largement compensés, il est vrai, par la rapidité des résultats obtenus. Il est assez douloureux, surtout quand on passe dans une même séance un grand nombre de bougies et qu'on arrive aux numéros un peu élevés de la série. La douleur, quoique moins vive, persiste encore quelque temps après l'opération, elle s'irradie parfois dans les régions voisines, jusque dans les reins ; elle se fait surtout sentir pendant et après la miction.

La durée du traitement est à peu près aussi longue que dans la dilatation immédiate progressive, et le

[1] *Manuel de médecine opératoire de Malgaigne*, 8e édition, par M. Le Fort, 1877.

malade est obligé de garder le lit ou la chambre au moins pendant trois ou quatre jours.

Il n'est pas rare qu'il s'écoule un peu de sang à la suite du passage des bougies; ce suintement sanguin est sans aucune importance.

Ce procédé de dilatation rapide est sujet à toutes les complications inhérentes au cathétérisme et surtout au cathétérisme trop fréquemment répété et quelque peu forcé.

On peut faire usage de ce procédé pour traiter tous les rétrécissements franchissables de l'urèthre, mais surtout, comme nous l'avons dit, ceux qui sont peu étroits et facilement dilatables; on peut encore l'employer avec succès pour achever la cure des strictures uréthrales commencée par la dilatation immédiate progressive.

La rapidité des résultats obtenus et la bénignité relative de ce procédé en font une bonne arme dans les mains du chirurgien; il est d'ailleurs possible de le simplifier encore, en supprimant le séjour préalable, pendant vingt-quatre heures, d'une bougie dans l'urèthre. Il est facile en effet de passer successivement plusieurs bougies de plus en plus grosses dans le canal, quand une autre bougie même petite y a séjourné seulement quelques minutes. C'est là un fait de pratique bien utile à connaître, car il est souvent d'un grand secours, dans la dilatation lente, pour faciliter l'introduction d'une bougie un peu forte.

CHAPITRE X

TRAITEMENT DES RÉTRÉCISSEMENTS DE L'URÈTHRE

(*Suite*)

URÉTHROTOMIE

Définition. — Manuel opératoire de l'uréthrotomie interne. — Instruments de Maisonneuve. — Précautions à prendre, difficultés à éviter pendant le cours de l'opération. — Complications. — L'uréthrotomie interne doit être une méthode d'exception. — Uréthrotomie externe; manuel opératoire; — elle est seulement indiquée contre les rétrécissements infranchissables avec fistules. — Excision des parties indurées. — Résumé général du traitement des rétrécissements de l'urèthre.

On désigne sous le nom d'*uréthrotomie*, une opération chirurgicale, pratiquée dans le but d'inciser la partie rétrécie de l'urèthre; soit de dedans en dehors (*uréthrotomie interne*), soit de dehors en dedans (*uréthrotomie externe*).

L'uréthrotomie interne est trop répandue; quelques chirurgiens en font même une méthode générale de traitement des strictures uréthrales tant soit peu compliquées. Nous avons donné plus haut notre opinion sur ce sujet et nous avons montré que l'uréthrotomie devrait être ramenée à une méthode d'exception, la dilatation, sous toutes ses formes, restant la méthode de traitement par excellence; inutile donc d'insister davantage sur ce point de pratique chirurgicale.

On a essayé, dans ces derniers temps, de réhabiliter l'uréthrotomie externe, qui avait été jusqu'alors très justement réservée aux ruptures de l'urèthre et aux rétrécissements infranchissables ou extrêmement compliqués. Les idées les plus bizarres et, ce qui est plus grave, les plus dangereuses, trouvent parfois à se faire jour et rencontrent des écrivains pour les prôner et les défendre; cette rénovation de l'uréthrotomie externe est du nombre de ces dernières; mais espérons, pour les malades, qu'elle avortera et que les chercheurs de difficultés, qui, aux voies toutes tracées, préfèrent les chemins detraverse, renonceront bientôt à ces tentatives peu réfléchies.

L'uréthrotomie interne se pratique aujourd'hui avec les instruments de Maisonneuve (Fig. 13); en voici le manuel opératoire.

On commence, en suivant les règles que nous avons indiquées dans le chapitre précédent, par introduire la bougie conductrice de Maisonneuve. Cette bougie est la même que celle que nous avons vu employer pour la dilatation rapide; elle répond aux n°s 4 ou 5 de la filière et se termine par un ajutage métallique creusé en pas de vis.

La bougie introduite et se mouvant bien dans l'urèthre, on visse sur son armature un conducteur cannelé en acier et recourbé comme une sonde métallique ordinaire; puis on l'enfonce lentement dans le canal.

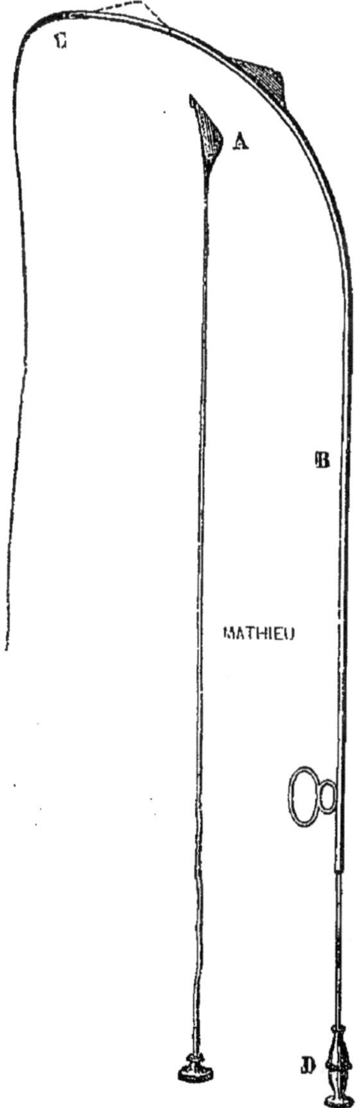

Fig. 13. — Uréthrotome de Maisonneuve.

Quand on est bien sûr que le conducteur est arrivé jusque dans la vessie, on le confie à un aide qui doit le maintenir pendant la durée de l'opération. On saisit alors la lame triangulaire de l'uréthrotome montée sur une tige flexible, on l'engage dans la rainure du cathéter et, après avoir tendu les téguments de la verge avec la main gauche pour effacer les plis transversaux de la muqueuse uréthrale, on enfonce hardiment cette lame et on lui fait parcourir toute la longueur du canal. Pendant ce temps de l'opération, l'aide a grand soin de bien maintenir le conducteur appliqué contre la paroi inférieure de l'urèthre, pour que la paroi supérieure soit ménagée et que l'incision porte seulement sur la partie rétrécie. D'ailleurs, la lame est seulement tranchante sur ses côtés, son sommet est mousse et porte une sorte de petit sabot, qui met complètement à l'abri de ce danger.

Une résistance vaincue, apprend que l'obstacle a été divisé ; on retire alors la lame dans la même direction que celle où elle avait été introduite, et l'on visse sur la bougie un mandrin de baleine pour la prolonger, et faire glisser sur ce long conducteur une sonde à bout ouvert jusque dans la vessie. Cette sonde choisie du nº 18 ou 20 doit être laissée à demeure pendant vingt-quatre ou trente six heures, elle protège la plaie uréthrale contre le contact de l'urine.

Une fois la sonde retirée, le malade se repose pendant une quinzaine de jours, temps nécessaire à la cicatrisation de la plaie uréthrale ; c'est seulement à partir de cette époque que doivent commencer les séances de dilatation, lesquelles sont, comme on le sait déjà, le complément indispensable de l'opération.

L'uréthrotomie interne est loin d'être une opération inoffensive ; sur une statistique de mille cas environ, rapportée dans la thèse du Dr Grégory sur les méthodes sanglantes dans le traitement des rétrécissements de l'urèthre, la mortalité à été de 4,25 p. 100 ; enfin si le malade ne continue pas, comme après la dilatation, à maintenir la voie artificielle créée dans le canal, la récidive est de règle.

Cependant l'uréthrotomie interne reste pour certains cas exceptionnels, que nous avons précédemment indiqués, une excellente ressource, et comme le succès des opérations dépend toujours de l'observance scrupuleuse des détails d'exécution, nous allons revenir sur quelques précautions indispensables, et signaler quelques difficultés qui appartiennent à chaque temps de l'opération.

Comme soins généraux, pendant les deux ou trois jours qui précèdent la date fixée pour l'intervention chirurgicale, on prescrit quelque tisane rafraîchissante, on examine les urines, et si leur réaction est alcaline, on tâche de les rendre acides ; enfin le malade doit prendre un léger purgatif salin, puis le jour même de l'opération, et pendant les deux ou trois jours suivants, cinquante centigrammes de sulfate de quinine en deux paquets, un matin et soir.

Pendant le premier temps de l'uréthrotomie, il est indispensable de s'assurer que la bougie conductrice a pénétré dans la vessie : on acquiert cette certitude en vissant le mandrin de baleine sur la bougie, et en l'enfonçant de plusieurs centimètres (Guyon) ; on reconnaît encore en agissant ainsi, que la bougie ne s'est pas repliée sur elle-même dans l'urèthre, ce qui l'exposerait infailliblement à être coupée par la lame de l'uréthrotome : ces accidents d'ailleurs se sont déjà présentés.

Quand le conducteur cannelé est vissé sur la bougie conductrice, on vérifie avec le plus grand soin l'adhérence de la bougie au cathéter dans la crainte qu'elle ne s'en détache, et reste dans les parties profondes de l'urèthre ou dans la vessie.

Il n'est pas rare de rencontrer une certaine difficulté à faire pénétrer le cathéter ; cela tient à la différence qui existe entre son volume et celui de la bougie ; si on n'arrive pas à le passer avec un peu de patience et beaucoup de douceur, le mieux est de différer l'opération de quelques heures, pendant lesquelles la bougie conductrice sera laissée à demeure dans le rétrécissement ; au bout de ce temps, le rétrécissement ayant subi, par le seul fait de la présence de la bougie un commencement de désorganisation, le conducteur cannelé pénétrera facilement.

On doit, à moins d'une contre-indication spéciale, chloroformer les malades pour leur faire subir l'uréthrotomie interne ; non seulement on supprime ainsi la douleur souvent vive causée par l'incision de l'urèthre, mais la résolution anesthésique facilite singulièrement, pour le chirurgien, les manœuvres opératoires.

Il faut choisir, comme conducteur de la lame, un cathéter cannelé sur sa face concave, de telle façon que l'incision porte sur le paroi supérieure de l'urèthre ; là en effet le peu d'abondance du tissu spongieux et l'épaisseur de la cloison fibreuse, qui résulte de l'adossement des enveloppes des corps caverneux, mettent à peu près complètement à l'abri d'une hémorrhagie primitive ou secondaire.

Si l'incision faite avec la lame de l'uréthrotome est trop petite, on peut éprouver une certaine difficulté à introduire la sonde à demeure ; lorsque cette dificulté est insurmontable, le meilleur parti à prendre est de recommencer l'uréthrotomie avec une lame plus haute.

Des compresses imbibées d'eau froide ou d'une

faible solution de cyanure de potassium, constituent le meilleur mode de pansement consécutif.

Les différentes complications possibles résultant de l'uréthrotomie sont l'hémorrhagie, l'épididymite, l'infiltration d'urine, des abcès periuréthraux, des abcès urineux donnant lieu à une fistule et la fièvre urèthrale qui peut prendre parfois la forme pernicieuse algide et déterminer la mort.

Quand l'opération est faite en observant toutes les règles qui viennent d'être indiquées, ces différentes complications, les plus graves surtout, sont peu à redouter, et dans de semblables conditions, l'uréthrotomie interne peut encore être considérée comme une opération relativement bénigne, bien que beaucoup plus dangereuse que la dilatation.

Il ne nous reste plus à parler maintenant que de l'*uréthrotomie externe*, ou opération de Syme, qu'un jeune médecin, le Dr Grégory, dans une thèse[1] remarquable, sinon par ses conclusions, au moins par les nombreuses recherches qui s'y trouvent consignées, voudrait voir ériger en méthode générale de traitement des strictures uréthrales, dans tous les cas où la dilatation ne réussit pas.

Loin de nous l'idée, le lecteur a pu déjà s'en apercevoir, de donner jamais un semblable conseil; mais comme cette opération se trouve cependant formellement indiquée dans certaines circonstances excep-

Grégory. — *Des méthodes sanglantes dans le traitement des rétrécissements de l'urèthre.*

tionnellement graves, nous allons en détailler le manuel opératoire.

Le malade est placé comme pour subir l'opération de la taille, c'est-à-dire en travers de son lit, le siège sur le bord, les cuisses fléchies et maintenues fortement écartées par deux aides. Le lit peut être remplacé avantageusement par une table carrée sur laquelle on pose un matelas, le tout étant placé en pleine lumière. On passe alors dans le rétrécissement un cathéter de Syme d'Edimbourg; ce cathéter se compose de deux portions, d'une partie droite cannelée et d'une autre partie légèrement courbe également cannelée, mais beaucoup plus étroite que la portion droite, et destinée à être introduite dans le rétrécissement. Ce cathéter a été perfectionné par Bauchet; la modification apportée consiste en ce que la partie courbe est formée de deux tiges accolées, qu'un mécanisme ingénieux permet d'écarter plus ou moins, une fois qu'elles sont arrivées au point voulu dans l'urèthre; elles offrent ainsi, au fond de l'incision périnéale, un point de repaire plus facilement accessible que la fine cannelure du cathéter de Syme.

Une fois le cathéter introduit, on fait une incision de quatre à cinq centimètres de longueur sur le raphé périnéal, et on incise couche par couche les tissus jusqu'à ce qu'on soit arrivé sur l'urèthre. Celui-ci étant découvert, on reconnaît avec le doigt la présence du cathéter au fond de la plaie; on ponctionne alors l'urèthre, autant que possible au-dessus du rétrécissement et on divise, en suivant avec la pointe du bistouri la cannelure du cathéter, toute la portion rétrécie ; on laisse ensuite une sonde à demeure et on se garde bien de fermer, ou même d'obstruer la plaie.

S'il était impossible d'introduire les cathéters de Syme ou de Bauchet, on pourrait les remplacer par une fine bougie en gomme ou en baleine qui servirait à la rigueur de point de repaire ; mais les difficultés de l'opération sont alors singulièrement augmentées.

Enfin, dans quelques cas d'obstruction complète d'une portion du canal de l'urèthre, avec une fistule en arrière de l'obstacle laissant passer l'urine, on peut se trouver obligé de pratiquer l'uréthrotomie externe sans conducteur. On doit alors introduire une bougie jusque sur la face antérieure du rétrécissement, et essayer de faire pénétrer un autre guide par le trajet fistuleux ; mais tout cela est bien incertain, et l'on a souvent le plus grand mal à découvrir l'urèthre au fond de la plaie.

Le Dr Goyrand d'Aix a proposé, dans ces cas singulièrement difficiles et heureusement tout à fait rares, d'exciser entièrement les parties indurées, puis de rechercher les bouts antérieur et postérieur de l'urèthre, et de les relier l'un à l'autre par une sonde à demeure ; il se formerait alors, par cicatrisation, un nouveau canal.

Nous venons d'examiner longuement les méthodes principales de traitement des rétrécissements de l'urèthre, passant justement sous silence une foule de procédés plus ou moins ingénieux, mais n'ayant jamais donné de résultats supérieurs à ceux qui viennent d'être relatés, et dont la description n'aurait fait que compliquer notre sujet déjà suffisamment étendu. Pour résumer notre pensée, nous dirons donc, en terminant ce qui a trait à la thérapeutique chirurgicale des strictures de l'urèthre, que la dilatation lente ou rapide doit être considérée comme la méthode à peu près exclusive de traitement des rétrécissements; que l'uréthrotomie interne ne devrait être qu'une méthode d'exception; et quant à l'uréthrotomie externe, une dernière ressource dans certains cas désespérés.

CHAPITRE XI

COMPLICATIONS DES RÉTRÉCISSEMENTS DE L'URÈTHRE

I

Dilatation de l'urèthre en arrière du rétrécissement; elle amène l'incontinence d'urine; poche urineuse. — Inflammation chronique de l'urèthre postérieur. — Ulcérations. — Crevasses. — Granulations. — Fongosités. — Altérations de la vessie. — Hypertrophie des fibres musculaires longitudinales. — Différence des hypertrophies résultant d'un rétrécissement ou d'une hypertrophie de la prostate. — Altérations de la muqueuse vésicale. — Altérations du rein, des calices et du bassinet; suppuration du rein. — Lésions éloignées dépendant des rétrécissements.

Tout rétrécissement de l'urèthre, étroit ou peu serré, peut devenir le point de départ de complications graves; on doit donc traiter immédiatement un rétrécissement dès qu'il a été reconnu, pour mettre autant que possible le malade à l'abri de ces éventualités.

Les lésions produites par les rétrécissements reconnaissent toutes au début la même cause, à savoir la pression mécanique exercée par l'urine retenue en arrière du rétrécissement. Plus tard, chez les vieux urinaires, la décomposition ammoniacale de l'urine, qui reste stagnante dans le bas-fond vésical, devient une source de complications.

La marche des lésions est ascendante ; c'est d'abord la portion de l'urèthre située en arrière du rétrécissement, qui est atteinte, puis la vessie, l'uretère et le rein. Le rein peut cependant être affecté sans qu'on découvre la moindre altération des uretères.

La distension de l'urèthre, en arrière du rétrécissement arrive d'autant plus vite que les parties profondes du canal sont très facilement dilatables, même à l'état sain. Cette dilatation peut devenir progressivement assez considérable pour convertir les régions membraneuse et prostatique en une vaste poche urineuse faisant saillie jusqu'au périnée et constituant pour ainsi dire une vessie surajoutée. Cette dilatation considérable de l'urèthre est rare; mais communément elle devient assez prononcée, pour qu'à l'autopsie on puisse facilement introduire l'index dans cette partie du canal.

Cet état de l'urèthre est la cause principale de l'incontinence d'urine qui, dans quelque cas, complique les rétrécissements.

Quant la poche urineuse est vaste, l'urine qui y séjourne subit le plus souvent un commencement de décomposition ammoniacale, le malade perdant cette urine goutte à goutte est alors imprégné d'une odeur urineuse des plus fétides.

Les follicules uréthraux, les orifices des glandules prostatiques sont également dilatés et constituent par cela même, en arrêtant l'extrémité des bougies, un obstacle au cathétérisme. Thompson, à ce propos, signale l'existence d'un lacis fibreux situé entre les orifices dilatés des glandes prostatiques, et formant une sorte de filet dans lequel vient se perdre la pointe des bougies, après avoir franchi le rétrécissement.

Les canaux éjaculateurs, les vésicules séminales peuvent augmenter de volume et s'hypertrophier par un mécanisme analogue.

Après un espace de temps variable, la portion postérieure de l'urèthre devient le siège d'une inflammation chronique, se traduisant au dehors par l'écoulement muco-purulent qui accompagne si souvent les vieilles strictures uréthrales.

Sous l'influence de cette inflammation chronique et de la pression excentrique exercée par l'urine, la muqueuse uréthrale se vascularise, s'amincit et finit par s'ulcérer en superficie ou en profondeur, sous forme de *crevasse*. Ces ulcérations profondes laissent peu à peu filtrer l'urine dans le tissu cellulaire ambiant et donnent ainsi naissance aux abcès urineux, lesquels se terminent par des fistules. L'irruption brusque de l'urine, par rupture de l'urèthre, dans ce même tissu cellulaire, survenant à la suite d'une rétention d'urine causée par un rétrécissement, est singulièrement facilitée par ces altérations de la muqueuse.

Pour achever l'énumération des lésions de la muqueuse uréthrale en arrière des rétrécissements, nous signalerons encore des granulations plus ou moins volumineuses, parfois assez développées pour former des fongosités ou même de véritables petits polypes avec un pédicule de longueur variable. Ces différentes lésions sont heureusement assez rares.

La partie de la muqueuse uréthrale antérieure au rétrécissement devient aussi, dans quelques cas, le siège de lésions pathologiques; elle peut s'enflammer et même s'exulcérer, mais ces ulcérations tiennent presque toujours aux tentatives de cathétérisme, l'extrémité des bougies venant léser la muqueuse au voisinage du point rétréci. L'existence d'un rétrécissement est encore, de la part des opérateurs imprudents, un lieu d'élection pour les fausses routes dans l'urèthre. Enfin à la suite de la rupture complète de l'urèthre, conséquence d'un violent traumatisme, on a vu la partie antérieure du canal s'oblitérer complètement, tandis que l'urine se créait un passage au dehors par un trajet fistuleux.

La vessie ne tarde pas, on le comprend facilement, à ressentir les influences fâcheuses d'une stricture uréthrale. L'hypertrophie de la tunique musculaire de ce réservoir (*hypertrophie de compensation*) est un des premiers phénomènes observés; elle présente même quelques caractères spéciaux: ainsi l'hypertrophie porte en masse sur tout le tissu musculaire, mais principalement sur les fibres longitudinales superficielles, et on ne voit que rarement sur la muqueuse, le relief de quelques faisceaux musculaires. Il n'en est pas ainsi dans l'hypertrophie musculaire de la vessie consécutive, chez un homme âgé, à une affection prostatique. Ici on voit des colonnes charnues en masse dans la vessie et surtout dans le basfond vésical situé, comme on sait, en arrière d'une ligne joignant les deux orifices des uretères. Ces colonnes charnues sont généralement concentriques et affectent une disposition horizontale.

Cette différence dans la forme de l'hypertrophie musculaire à la suite d'un rétrécissement ou d'une affection prostatique tient à un fait physiologique. Dans le cas de rétrécissement, la vessie toute entière doit lutter également contre une même résistance pour faire passer l'urine à travers une partie rétrécie, et il en résulte une hypertrophie égale de toutes les fibres musculaires, mais prépondérante cependant pour les longitudinales. Dans la prostatite chronique sénile au contraire, le col vésical étant plus élevé qu'à l'état normal, c'est principalement la partie inférieure de la vessie qui fait effort pour soulever l'urine jusqu'au col.

Ainsi, et c'est là un fait très important d'anatomie pathologique, les colonnes charnues, les cellules vésicales ou hernies de la muqueuse à travers les faisceaux musculaires hypertrophiés sont la conséquence, au moins dans la grande majorité des cas, non des rétrécissements, mais de l'hypertrophie prostatique.

La muqueuse vésicale subit elle-même des altérations importantes ; elle s'épaissit, devient plus friable et présente par places des taches d'un rouge foncé ; sa surface prend encore assez fréquemment un aspect velouté. La capacité de la vessie est variable ; presque toujours cependant elle est diminuée. La vessie, en s'hypertrophiant, est rendue en effet très irritable et ne peut plus contenir qu'une faible quantité d'urine.

Dans quelques cas assez rares cependant, la vessie perd la force de réagir suffisamment contre l'obstacle uréthral, elle se laisse dilater par l'accumulation de l'urine, et peut arriver ainsi à en contenir plusieurs litres. Ce fait exceptionnel, comme conséquence des rétrécissements de l'urèthre, est au contraire habituel, à un degré plus ou moins prononcé, dans l'hypertrophie de la prostate.

Les uretères à leur tour sont attaqués, ils se dilatent et leur volume ordinaire, qui est celui d'une plume de corbeau acquiert la grosseur du pouce et même davantage. Leurs tuniques deviennent dures, épaisses et comparables à celles d'une grosse artère ; mais, chose remarquable, leur orifice vésical se laisse à peine dilater.

Le rein est généralement la dernière étape des organes urinaires où retentissent encore les effets d'un rétrécissement de l'urèthre. A un premier degré, on voit se développer une néphrite insterstitielle, mais à forme et à marche spéciale qui la distinguent nettement du petit *rein contracté*. Une prolifération du tissu conjonctif, partant de la base des pyramides de Malpighi, envahit la substance corticale qui s'atrophie ellemême bientôt sous l'influence de la pression du bassinet et des calices dilatés consécutivement à l'uretère. Le rein est alors augmenté de volume, son parenchyme, d'abord d'une coloration plus foncée puis plus pâle, se condense au point de se réduire, dans les cas extrêmes, à une coque très mince. tandis que les calices et les bassinets sont énormément agrandis. Cette disposition assez rare du rein est connue sous le nom d'*hydronéphrose.*

La suppuration du rein est une autre variété de néphrite peu fréquente, comme complication des rétrécissements, mais assez commune chez les vieux prostatiques. Cette suppuration se manifeste, le plus souvent, sous forme d'abcès miliaires siégeant à la surface du rein, aspect que les Anglais ont désigné sous l'appellation de *rein chirurgical.*

Quelques auteurs ont donné à ces abcès une origine parasitaire ; ils proviendraient de l'action de microbes qui fourmillent dans l'urine décomposée ; on a d'ailleurs retrouvé dans le pus de ces abcès des proto-organismes similaires à ceux de l'urine.

Des abcès plus volumineux se forment encore dans l'épaisseur du rein ; le plus souvent ils s'ouvrent dans le bassinet et la matière purulente s'écoule ainsi dans la vessie en se mêlant aux urines ; mais le pus peut se faire jour à travers la coque fibreuse du rein et envahir les régions ou organes voisins. Souvent, en pareil cas, le pus tombe dans l'atmosphère cellulo-graisseuse du rein, et en provoque la suppuration aiguë (*abcès périnéphrétique*). Enfin il n'est pas rare de rencontrer chez les malades succombant aux suites d'un rétrécissement, quelques petits kystes urinaires à la surface du rein ; ils résultent de la dilatation de quelques tubuli de la substance corticale.

Les organes urinaires, ne sont pas toujours les seuls atteints à la suite des rétrécissements de l'urèthre, car leurs altérations pathologiques peuvent elles-mêmes déterminer des lésions de voisinage par propagation. On a pu expliquer ainsi l'inflammation du tissu cellulaire qui environne ces organes ; telles sont la péricystite pouvant créer des adhérences de la vessie qui empêchent ce réservoir de se vider, la périurétérite et la perinéphrite. Le Dr Jean[1] qui, dans un travail remarquable a étudié, très en détail, toute cette anatomie pathologique dérivant de certaines maladies des organes urinaires, signale encore, comme une de leurs conséquences possibles, l'inflammation du tissu cellulaire qui entoure les vésicules séminales ou la *perivésiculite.*

Les rétrécissements peuvent encore étendre plus loin leur action néfaste, et dépasser de beaucoup la sphère des organes urinaires. C'est ainsi qu'on a signalé des lésions de la muqueuse de l'estomac, des altérations des veines péri-prostatiques ou du plexus de Santorini et enfin, la complication la plus grave de toutes, mais la plus tardive, l'intoxication urineuse lente par stagnation et décomposition de l'urine.

II

RÉTENTION INCOMPLÈTE ET RÉTENTION COMPLÈTE D'URINE

Signes de la rétention incomplète de l'urine, fermentation ammoniacale. — Résorption d'une urine pathologique par la vessie dépouillée en partie de son épithélium. — Intoxication

[1] Dr Jean. — *De la rétention incomplète d'urine.*

urineuse. — Observation de malade. — Rétention d'urine complète, mode de production, signes et symptômes. — Cathétérisme, il doit toujours être tenté avec des instruments mous. — La temporisation est ici dangereuse, elle expose à la rupture de l'urèthre en arrière du rétrécissement. — Ponction aspiratrice de la vessie.

La rétention incomplète d'urine, plus fréquente toutefois à la suite de l'hypertrophie de la prostate, que comme conséquence d'une stricture uréthrale, est la source d'un certain nombre de complications dont l'étude rentre dans le cadre de cet ouvrage, puisqu'un rétrécissement du canal peut en être le point de départ.

Voici le caractère fondamental de la rétention incomplète : un malade vient d'uriner avec plus ou moins de difficulté, il pense avoir vidé complètement sa vessie, et cependant, si on le sonde immédiatement après, cet homme est tout étonné de voir couler par la sonde deux cents, cinq cents, ou même jusqu'à huit cents grammes d'urine. Aussi quand on est appelé auprès d'un malade atteint d'une affection des voies urinaires déjà ancienne, ne doit-on jamais négliger d'explorer avec la plus grande attention la région hypogastrique : c'est là un précepte de la plus haute importance. Dans ce but, avec le bord cubital de la main, on déprime lentement et profondément la paroi abdominale pour constater si la partie supérieure de la vessie ne vient pas faire saillie au-dessus du pubis. En pratiquant le toucher rectal, et en dépassant la prostate avec le doigt, on reconnaît si le basfond vésical distendu par l'urine ne vient pas faire saillie dans le rectum ; enfin par la combinaison du toucher rectal avec le palper de l'abdomen, on peut dans quelques cas obtenir une sensation de flot.

Il est indispensable de mettre au plus vite un terme à cet état de chose, car sans cela, voici par quel enchaînement pathologique passerait le malade, et comment, par le seul fait de la rétention incomplète d'urine, il serait peu à peu plongé dans une situation extrêmement grave.

L'urine, en stagnant dans le réservoir vésical, ne tardera pas à se décomposer, à fermenter, à prendre une odeur ammoniacale caractéristique ; elle est alors irritante et détermine rapidement une cystite ou une néphrite. Sous l'influence de l'inflammation chronique, la vessie se dépouillera par places de son épithélium, et la muqueuse, se trouvant ainsi privée de ce revêtement imperméable, deviendra capable d'absorber. Le malade sera dès lors intoxiqué par la résorption, même en petite quantité, d'une urine pathologique ; il tombera dans un état de dépérissement de plus en plus appréciable et finira par succomber à l'*ammoniémie.*

J'ai observé dernièrement, dans ma pratique, un exemple bien remarquable des complications nombreuses que peut déterminer un simple rétrécissement avec rétention incomplète d'urine ; voici ce fait abrégé : le malade âgé de quarante-deux ans, est atteint d'un rétrécissement très étroit de l'urèthre mais assez facilement franchissable ; il souffrait depuis plus de trois mois des différents symptômes que nous allons énumérer, lorsque nous avons été appelé auprès de lui.

Je le trouvai alors dans l'état suivant : une cystite intense le forçait à uriner sans cesse, et cela au prix des plus vives souffrances; par ces épreintes, ces efforts si fréquemment renouvelés, des hémorroïdes externes et internes volumineuses s'étaient produites, et avaient donné lieu à un flux sanguin très abondant. La vessie toujours distendue était sentie à deux ou trois travers de doigt au-dessus du pubis; l'urine s'écoulait donc incomplètement, et elle répandait une odeur ammoniacale. Sous l'influence de ces différentes causes, pertes répétées de sang et résorption urineuse, l'état général était devenu grave. Le visage reflétait une pâleur de cire absolument semblable à celle d'une femme ayant subi de fortes hémorrhagies utérines, les paupières étaient légèrement infiltrées et les muqueuses absolument exsangues. Le membre inférieur gauche devint le siège d'une thrombose veineuse, on sentait sur le trajet des vaisseaux fémoraux un long cordon induré et, comme conséquence, un œdème moyen de tout le membre s'était développé. Les fonctions digestives s'accomplissaient mal, enfin l'amaigrissement était considérable, car des vomissements continuels forçaient le malade à rejeter le peu d'aliments qu'il parvenait à prendre.

En présence de ces indications urgentes, et surtout de la complication de cystite, nous nous décidâmes, sur le champ, à pratiquer l'uréthrotomie interne avec les instruments de Maisonneuve.

Tout se passa bien, sauf quelques complications qui restèrent heureusement sans gravité ; on vit ainsi survenir une nouvelle thrombose du membre inférieur droit et un abcès périnéal qui, après avoir été incisé, guérit rapidement. La convalescence fut longue à cause de l'état cachectique si avancé du malade qui pût cependant, au bout de deux mois, reprendre ses fatigantes occupations. Nous pensons utile d'ajouter qu'immédiatement après l'uréthrotomie, tous les symptômes de cystite, les besoins fréquents d'uriner, le ténesme, etc. disparurent, que les fonctions digestives se rétablirent vite, et que notre malade pût retrouver le sommeil perdu depuis si longtemps.

Cette observation renferme plus d'un enseignement. Elle montre d'abord un certain nombre de complications diverses réunies sur un même malade et toutes liées à l'existence d'un rétrécissement. Elle montre encore l'effet de la rétention incomplète d'urine liée à l'anémie produite par les pertes du sang, et amenant cet état cachectique si prononcé, ces désordres gastriques si graves, ces thromboses, etc.

Ici, et dans les cas similaires, tous les symptômes reconnaissent un état occassionnel unique : l'existence d'un rétrécissement. Qu'on le supprime donc et tout rentrera dans l'ordre. Il n'en est pas ainsi dans la rétention incomplète dépendant de l'hypertrophie prostatique ; car alors on ne dispose guère que de moyens palliatifs.

La rétention incomplète d'urine, s'aggravant de plus en plus, finit par arriver à l'état de *rétention complète* ; mais tel n'est pas cependant le mécanisme ordinaire de cette redoutable complication des rétrécissements.

La rétention complète de l'urine survient le plus souvent, et d'une manière brusque, chez un malade qui urine encore passablement ; elle reconnaît pour causes directes un spasme uréthral prolongé, une turgescence inflammatoire de la muqueuse déterminée par des excès de boisson ou de coït, par l'action du froid humide ou, encore, et cela est très fréquent, par des efforts prolongés faits pour retenir une violente envie d'uriner.

Quelle que soit la cause occasionnelle de la rétention complète, elle présente toujours les mêmes caractères. Le malade est étendu sur un lit, courbé en deux, de telle façon que les muscles de la paroi abdominale ne viennent pas appuyer sur la vessie énormément distendue ; la face est grippée et exprime une horrible anxiété. De temps à autre surviennent des crises douloureuses qui arrachent des plaintes ou des cris au plus courageux. le corps se couvre d'une sueur froide et visqueuse, le pouls devient petit, très rapide, presque filiforme.

La première chose à faire, en pareille circonstance, est d'établir un diagnostic exact de la cause de la rétention. Pour cela, on interroge les personnes qui entourent le patient et, si son état le permet, le patient lui-même ; on palpe très doucement l'abdomen pour constater l'énorme saillie faite dans le ventre par la vessie surdistendue, et dont le volume peut atteindre celui d'un utérus gravide ; enfin dans presque tous les cas, particulièrement chez les hommes encore jeunes, il est utile de pratiquer le toucher rectal pour contrôler l'état de la prostate ; une prostatite aiguë cousécutive à une blennorrhagie peut, en effet, nous en avons déjà cité un exemple, déterminer une rétention.

Que la rétention soit uniquement d'origine inflammatoire, comme on l'observe chez les jeuues gens, qu'elle soit consécutive à une stricture uréthrale, ainsi que cela se voit assez fréquemment chez les personnes plus âgées, notre objectif doit être le même : il faut essayer d'introduire une petite sonde molle dans la vessie pour la vider et faire cesser l'état d'angoisse du malade.

Quand la rétention est consécutive à un rétrécissement, on doit donc tenter d'abord le cathétérisme uréthral en se servant, avec la plus grande prudence, de tous les procédés que nous avons précédemment indiqués pour y parvenir dans les cas difficiles. Réussit-on à franchir l'obstacle, ne serait-ce même qu'avec une bougie filiforme n° 2 ou 3 ; qu'on peut considérer la cause comme gagnée sans rien faire davantage. On fixe la petite bougie à demeure, et on prescrit un grand bain prolongé pendant deux ou trois heures ; si les douleurs sont très vives, une dose d'opinm de cinq à dix centigrammes servira à les atténuer.

La présence d'une bougie même très fine dans l'orifice d'un rétrécissement, amène rapidement, comme on sait, le ramollissement et l'élargissement des tissus rétrécis, aussi après une heure, au plus après deux ou trois heures, le malade commencera-t-il par uriner goutte à goutte, l'urine se frayant un chemin entre la bougie et les parois uréthrales; effet doublement avantageux, car le passage de l'urine contribue ainsi à la dilatation de la stricture uréthrale.

Ce procédé est sans doute excellent, mais il a toutefois un inconvénient grave: sa lenteur, c'est-à-dire les longues heures pendant lesquelles le malade reste en proie à ses souffrances. Aussi pensons-nous que, dans des circonstances analogues, nos cathéters métalliques creux et coniques pourraient rendre les plus grands services en permettant l'écoulement immédiat de l'urine; il suffirait pour obtenir ce résultat de faire pénétrer d'abord dans l'urèthre notre longue bougie conductrice, puis d'y pousser à sa suite le plus petit de nos cathéthers. Une fois arrivé dans la vessie, on pousserait légèrement la bougie conductrice pour faire sortir le petit cône métallique du bec du cathéter, et l'urine trouverait ainsi un passage suffisant par le canal de la sonde. C'est là, soit dit en passant, un des avantages précieux de la modification que nous avons apportée aux instruments de M. Le Fort.

Mais supposons que le cathétérisme ait échoué, que l'obstacle soit insurmontable; que devons-nous faire?

Nous avons vu, dans un précédent chapitre, en traitant de la rétention inflammatoire, à propos de la prostatite aiguë, qu'en pareil cas, si le cathétérisme était reconnu impossible, on pouvait et l'on devait même temporiser; que des sangsues au périnée, un bain prolongé, une forte dose d'opium pour apaiser les douleurs, étaient des moyens très suffisants, sous l'influence desquels le cours de l'urine finissait toujours par se rétablir. Il n'en est plus de même lorsque la rétention est consécutive à une stricture étroite de l'urèthre.

Si, dans ce dernier cas, on ne parvient pas à introduire une petite bougie dans l'urèthre, l'expectation, basée sur l'espoir que le malade urinera par regorgement et sur l'effet probable d'un traitement antiphlogistique, ne doit plus être comptée pour rien. Il est urgent de pratiquer la ponction aspiratrice de la vessie.

Ici, en effet, il faut intervenir aussitôt, car un grand péril est à redouter, nous voulons parler de la rupture de l'urèthre en arrière du rétrécissement et de l'infiltration consécutive de l'urine dans le tissu cellulaire. Dans les rétrécissements, surtout lorsqu'ils sont déjà un peu anciens, les régions profondes de l'urèthre sont souvent, comme nous l'avons déjà dit, amincies et même ulcérées, aussi leurs tuniques peuvent-elles se rompre facilement sous l'effort de la pression exercée par l'urine.

Aucune hésitation n'est donc permise, tant est grand le danger à prévenir, et on peut agir d'autant plus hardiment que *la ponction vésicale aspiratrice est absolument inoffensive*. Cette opération si simple, d'une exécution si facile, a complètement remplacé la ponction sus-pubienne de la vessie faite avec un gros trocart dont on laissait la canule à demeure, la ponction par le rectum, etc., procédés aussi barbares que dangereux, aujourd'hui justement oubliés.

Pour pratiquer la ponction aspiratrice de la vessie, on se sert de l'appareil aspirateur de Potain, avec lequel on fait préalablement le vide dans un récipient d'une capacité suffisante. On choisit ensuite, dans la série de trocarts construits pour s'adapter, au moyen d'un tube de caoutchouc, à l'appareil où l'on a fait le vide, un instrument de dimension moyenne : on le plonge alors hadiment dans la vessie, l'enfonçant à un travers de doigt au dessus du pubis, presque perpendiculairement et sur la ligne médiane, jusqu'à une profondeur de cinq centimètres environ. La sensation, perçue par le chirurgien, de l'extrémité du trocart se mouvant dans une cavité libre, indique que sa pointe a pénétré dans la vessie. Mettant alors la canule en communication avec le récipient, on voit l'urine y tomber aussitôt. La vessie vidée, on retire la canule, puis, la petite plaie est fermée par une mince couche de collodion, et tout est dit.

Une seule ponction ne suffit-elle pas ? On peut répéter cette opération deux fois par jour, et cela pendant tout le temps nécessaire pour arriver à introduire une bougie. Nous avons vu pratiquer ainsi plus de vingt ponctions sur le même sujet, sans qu'il en résultât le moindre inconvénient.

Si, pris à l'improviste, on n'a pas immédiatement à sa disposition un appareil aspirateur, la ponction peut se faire tout aussi bien avec un trocart explorateur de trousse, auquel on adapte un long tube de caoutchouc faisant l'office de siphon.

Lorsqu'une rétention d'urine est de date déjà un peu ancienne, on ne doit pas retirer d'un seul coup la totalité du liquide contenu dans la vessie. Un état vasculaire différent de l'état normal s'est établi, dans l'épaisseur des parois vésicales, par la compression que celles-ci ont subie ; cette compression est-elle supprimée brusquement, qu'il peut en résulter une hématurie, une syncope, voire même une cystite violente.

Quand on est appelé auprès d'un malade atteint de rétention d'urine, on ne doit jamais tenter le cathétérisme avec des instruments métalliques, on s'exposerait ainsi le plus souvent à faire fausse route. C'est là, d'après nous, une règle fondamentale de la chirurgie des voies urinaires.

Lorsqu'une fausse route a été faite dans l'urèthre, le cathétérisme devient extrêmement difficile, car l'extrémité de la sonde s'engage presque toujours dans le mauvais chemin. En pareil cas, si on reconnaît l'impossibilité de franchir immédiatement la stricture uréthrale tuméfiée par les traumatismes qu'elle a subis, et surtout le danger de renouveler un trop grand nombre de fois les tentatives de cathétérisme, on aura recours, pour faire uriner le malade, à la ponction vésicale aspiratrice.

Le traitement de la rétention d'urine, causée par un rétrécissement, est un des points les plus délicats de la chirurgie des voies urinaires. Le médecin appelé en semblable circonstance doit faire preuve à la fois de fermeté et de prudence, car la temporisation est dangereuse. Nous pensons d'ailleurs que les quelques préceptes qui viennent d'être formulés suffiront pour permettre d'agir dans tous les cas, même les plus graves.

III

Poches urineuses. — Etiologie de l'infiltration rapide d'urine. — Signes et symptômes. — Points de l'urèthre où se fait la rupture. — Marche. — Terminaison. — Traitement; incision de la poche urineuse. — Nécessité de longues et profondes incisions. — Période de réparation.

Infiltration lente d'urine. — Abcès urineux, ils sont aigus ou chroniques. — Traitement. — Fistules urinaires.

A la suite d'une rétention d'urine longtemps prolongée, l'urèthre peut se rompre ou se crevasser en arrière de l'obstacle et permettre ainsi le passage rapide ou lent de l'urine, suivant les dimensions de l'ouverture, dans le tissu cellulaire ambiant.

Si l'urine fait, pour ainsi dire, irruption dans les mailles du tissu cellulaire, par une large déchirure de l'urèthre, elle détermine très rapidement une inflammation gangréneuse de toutes les parties qu'elle touche; si, au contraire, elle filtre très lentement à travers une petite fissure de la muqueuse, on voit se former un abcès urineux, dont la conséquence ultérieure sera généralement une fistule.

Ainsi l'infiltration rapide de l'urine dans le tissu cellulaire, les abcès urineux, les fistules reconnaissent la même cause originelle, c'est-à-dire une solution de continuité de l'urèthre, le plus souvent en arrière d'une stricture de ce canal.

Les régions postérieures de l'urèthre se laissent, comme nous le savons déjà, dilater en arrière d'un rétrécissement et cette dilatation peut même acquérir, dans certaines circonstances, des dimensions considérables; on l'appelle alors *poche urineuse*. La poche urineuse, au lieu de se former de dedans en dehors, peut se créer de dehors en dedans ; elle résulte alors de l'ouverture d'un abcès périuréthral dans l'urèthre et de la pénétration consécutive de l'urine dans la cavité de l'abcès. La condensation périphérique du tissu cellulaire, produite par l'inflammation, empêche l'infiltration de l'urine, en lui formant une sorte de coque où elle séjourne.

Le seul traitement de la première variété de poche urineuse est de faire disparaître l'obstacle uréthral, qu'il soit du à un rétrécissement ou à un calcul arrêté dans l'urèthre. Pour la seconde variété, le moyen le plus fidèle est le *cathétérisme intermittent*; chaque fois que le malade sent le besoin d'uriner, il se sonde et empêche ainsi le liquide de pénétrer dans la poche accidentelle; cette dernière diminue alors peu à peu, se comble et finit par disparaître complètement. L'usage d'une sonde à demeure rend le même service, mais son long séjour dans l'urèthre est incommode pour le malade, il peut même devenir dangereux.

Dans les poches urineuses causées par un rétrécissement, la muqueuse uréthrale devient le siège de petites ulcérations qui constituent autant de causes prédisposantes à sa rupture; telle est l'étiologie commune à toutes les infiltrations d'urine consécutives aux rétrécissements.

Le tableau symptomatique de l'infiltration d'urine est réellement caractéristique; nous allons l'esquisser en quelques mots. Le malade est atteint depuis un ou deux jours d'une rétention d'urine; il en supporte les vives souffrances, espérant les faire cesser en prenant un bain ou en usant d'autres moyens antiphlogistiques, comme il y a d'ailleurs réussi dans des crises antérieures; il se refuse absolument à toute tentative de cathétérisme. Dans d'autres circonstances on essaye bien de le sonder, mais sans succès, et le médecin, éprouvant quelque appréhension à pratiquer la ponction de la vessie, laisse les choses en l'état, mettant son espoir sur le temps et le hasard. La vessie se distend alors de plus en plus, remonte parfois jusqu'à l'ombilic et le malade n'urine pas une seule goutte, à moins que ce soit par regorgement. Il présente tous les symptômes, il supporte toutes les souffrances que nous décrivions précédemment, quand tout à coup il se sent soulagé comme par enchantement; il éprouve la sensation d'uriner, et pourtant rien ne s'écoule au dehors. Triste illusion! car bientôt à ce calme trompeur, succède un violent frisson, puis un gonflement d'abord d'un blanc mat qui envahit le périnée, le scrotum et le prépuce; l'urèthre s'est en effet rompu et l'urine a été versée dans les tissus.

Le plus souvent la rupture se fait immédiatement en arrière du rétrécissement, l'urine s'épanche dans la loge périnéale inférieure et de là s'étend rapidement au scrotum, au prépuce, aux parois de l'abdomen; elle peut même s'infiltrer plus loin encore, jusque dans l'aisselle, par exemple, mortifiant tous les tissus par son contact.

Si la déchirure uréthrale a lieu dans la loge périnéale supérieure, l'urine arrêtée, un certain temps par l'aponévrose moyenne du périnée, se fraye un chemin en arrière contre le rectum et dans les fosses ischio-rectales. Le gonflement œdémateux apparaît alors au pourtour de l'anus et de là se répand dans le tissu cellulaire sous-cutané.

Au frisson succède une fièvre brûlante; la peau, dans toutes les parties infiltrées d'urine, principalement au scrotum, prend une teinte d'un rouge cuivre du plus mauvais aspect, puis se montrent de larges plaques gangréneuses. Quand le malade survit à ces accidents, on voit, au moment où les eschares tombent, apparaître de vastes surfaces tégumentaires dénudées, et les testicules sont très souvent à nu, le scrotum ayant été totalement détruit. Le travail de réparation pour de telles lésions est généralement trés long, et il est à craindre qu'il n'épuise ce qui reste de force au malade. Cependant, lorsque tout marche bien, on est étonné de la facilité relative avec laquelle se comblent ces énormes pertes de substance. Après un certain temps, sous l'influence du travail de rétraction cicatricielle, qui attire la peau des parties voisines, restée saine, les cicatrices se réduisent à des dimensions beaucoup plus petites que celles que pouvait faire prévoir l'étendue des lésions.

Le traitement de cette effrayante complication doit être aussi énergique que le mal est redoutable. Toutes les parties touchées par l'urine seront gangrenées; il faut donc, par de longues et nombreuses incisions, laisser s'épancher au dehors, autant que possible, l'urine infiltrée dans les tissus ; et pour être d'une efficacité réelle ces incisions devront même un peu porter sur les parties saines. Voici comment se pratique cette pénible opération :

Le malade est placé en travers de son lit, le siège sur le bord, les cuisses écartées et maintenues fléchies sur l'abdomen par deux aides. Le chirurgien, s'armant alors d'un long et fort bistouri, fait sur la partie médiane du périnée, à partir de la racine des bourses, une incision de cinq à six centimètres. Cette incision doit être suffisamment profonde pour atteindre la poche où se collecte l'urine, avant de s'infiltrer dans les tissus voisins ; car donner par cette voie dérivative un libre écoulement à l'urine, est le point capitale de cette opération. Qu'on ne s'effraye pas de la profondeur à laquelle il est nécessaire d'enfoncer le bistouri, surtout au milieu de ces tissus infiltrés, où les incisions paraissent toujours plus grandes et plus profondes qu'elles ne le sont en réalité, car si cette incision médiane n'est pas suffisante, si elle n'atteint par la poche urineuse, les progrès du mal ne seront pas enrayés. Ce temps de l'opération est d'ailleurs le seul qui présente quelque difficulté ; on est souvent, en effet, obligé de faire porter son incision jusque sur l'aponévrose moyenne du périnée lorsqu'on intervient rapidement, au début même de l'infiltration. Lorsque l'intervention est tardive, ce qui est très facheux, au point de vue des conséquences ultérieures, le tissu cellulaire est tellement détruit dans toute la région, que du premier coup de bistouri on tombe dans une vaste cavité ou stagne l'urine. Dès que cette loge est ouverte l'urine s'échappe à flot, et souvent le bras de l'opérateur en est inondé.. On fait ensuite au moins deux longues et profondes incisions sur le scrotum, une de chaque côté, puis on incise également la paroi abdominale, en un mot toutes les parties touchées par l'urine.

Dans les jours qui suivent, si l'issue doit être heureuse, la fièvre diminue ainsi que l'état de torpeur dans lequel le patient était plongé; l'haleine perd son odeur urineuse, et l'on n'obtient plus, comme avant, des vapeurs abondantes en approchant de la bouche une baguette de verre trempée dans l'acide chlorhydrique. L'état général s'améliore peu à peu, mais pendant toute cette période, le chirurgien doit veiller avec le plus grand soin à soutenir les forces de son malade pour que celui-ci puisse résister à la phase de réparation.

On voit, pendant les premiers jours, s'écouler des incisions un liquide infect composé de sang et d'urine, puis peu à peu la suppuration s'établit, les eschares tombent, de vastes lambeaux de tissu cellulaire nécrosé sortent par les ouvertures faites au tégument, et enfin se forment de vastes plaies bourgeonnantes, lesquelles mettront un temps plus ou moins long à se cicatriser.

Pendant les quinze premiers jours qui suivent l'opération, ou plus exactement tant que les symptômes inflammatoires n'auront pas complètement disparu, on ne cherchera à introduire aucun instrument dans l'urèthre; mais cette période écoulée, on devra, soit en conseillant au malade, si la chose est possible, de se sonder chaque fois qu'il est pris d'un besoin d'uriner, soit en lui laissant une sonde à demeure, chercher à éviter la formation d'une fistule par la poche urineuse incisée.

Il n'est pas rare, après les graves désordres de l'infiltration urineuse, que le cathétérisme ne présente aucune sérieuse difficulté; le rétrécissement cause de tout le mal, peut en effet avoir été détruit du coup, l'urine s'étant infiltrée dans la trame d'une petite portion de la muqueuse uréthrale et en ayant amené la nécrose.

L'infiltration rapide d'urine n'est pas la forme la plus commune d'épanchement de ce liquide dans le tissu cellulaire; il s'y infiltre par très petite quantité à la fois, plus souvent qu'il n'y fait irruption. Cette infiltration très lente est le point de départ des abcès urineux.

L'étiologie de cette affection a été bien mise en relief par Voillemier, qui nous montre comment la petite quantité d'urine répandue dans le tissu cellulaire, en déterminant une inflammation adhésive périphérique, empêche une infiltration plus étendue. L'irritation due à la présence de l'urine est néanmoins si vive que la suppuration est la terminaison presque fatale de ces phlegmons urineux. Les abcès urineux peuvent d'ailleurs suivre une marche aiguë ou chronique.

Les abcès urineux siègent généralement dans la loge périnéale inférieure, ils peuvent descendre dans l'aponévrose du scrotum, plus rarement on les rencontre dans la loge supérieure du périnée, et le diagnostic, à cause de leur situation élevée, en est alors rendu assez difficile.

Des symptômes fébriles assez intenses annoncent l'apparition de ces abcès, puis le malade se plaint d'abord d'une sensation de pesanteur, et ensuite d'élancements dans le périnée. En examinant cette région, on reconnaît qu'elle est tuméfiée, qu'elle donne une sensation d'empâtement profond et que la pression y est douloureuse. Souvent on peut déjà observer une saillie de forme ovalaire commençant à se dessiner sous la peau, sur la ligne médiane et un peu en arrière des bourses. Si l'art n'intervient pas, l'abcès, continuant sa marche progressive, finira par s'ouvrir au dehors par un ou plusieurs orifices, mais trop souvent après avoir amené les désordres les plus graves. Ce mélange de pus et d'urine peut, en effet, rompre la poche qui le renferme et fuser dans les régions voisines qui sont alors fatalement vouées au sphacèle. Un seul moyen, mais très sûr, est entre les mains du chirurgien pour prévenir de semblables complications : c'est d'inciser l'abcès dès que la fluctuation peut être nettement perçue, ou même avant, en se basant alors sur un ensemble de signes rationnels, lorsque l'abcès est situé trop haut pour communiquer des sensations tactiles suffisamment nettes.

Pour ouvrir ces abcès, le malade est posé dans la même situation que précédemment, et on incise couche par couche le périnée sur la ligne médiane, jusqu'à ce qu'on pénétre dans l'abcès. Comme on est parfois obligé de remonter très loin pour rencontrer la collection purulente, on doit, afin d'éviter tout danger se frayer un chemin en écartant le tissu cellulaire avec l'index introduit dans la plaie, ou avec un instrument mousse.

Une fois l'abcès ouvert, et que toute trace d'inflammation a complètement disparu, le moment est venu de s'opposer à la formation d'une fistule.

Dans quelques cas, l'abcès urineux n'a été primitivement qu'un abcès périuréthral qui s'est ouvert dans l'urèthre. Un abcès périuréthral, chez les vieux urinaires principalement, même lorsqu'il a été incisé, peut, après quelques jours, entrer en communication avec l'urèthre et donner passage à l'urine. Nous ne signalons ces particularités que pour montrer combien doit être réservé notre pronostic relativement aux collections purulentes périnéales qui surviennent chez des malades atteints d'affections déjà anciennes des voies urinaires

Les abcès urineux peuvent prendre une marche chronique, ils deviennent alors, pour ainsi dire, des *abcès froids urineux*. On les voit sur le périnée, parfois aussi sur le pénis et le scrotum où ils se présentent sous forme de petites tumeurs dures, adhérentes au canal et sur lesquelles la peau, qui n'est pas encore altérée, est restée très mobile. Ces petits plegmons chroniques se terminent exceptionnellement par résolution, presque toujours ils se ramollissent et la suppuration s'écoule au dehors par un fin pertuis qui laisse lui-même échapper, de temps à autre, une gouttelette d'urine.

Les abcès urineux chroniques sont généralement

multiples, il peut s'en former une grande quantité chez le même malade, et chacun d'eux laisse après lui un orifice fistuleux temporaire ou permanent; c'est ainsi qu'il n'est pas très rare de rencontrer sur le même malade quatre à dix orifices fistuleux et même davantage par lesquels de l'urine s'échappe goutte à goutte.

Les fistules urinaires sont en effet la conséquence ordinaire de ces lésions, c'est-à-dire rarement de l'infiltration rapide d'urine et fréquemment, au contraire, des abcès urineux. Nous dirons seulement quelques mots sur leur traitement.

A l'exemple de Thompson nous les diviserons en trois catégories :

1° Les *fistules simples*.

2° Les *fistules indurées*.

3° Les *fistules avec perte de substance*.

Les *fistules simples* guérissent facilement dès qu'on supprime leur cause occasionnelle qui est le rétrécissement. La dilatation de l'urèthre temporaire ou rapide, permet presque toujours d'obtenir un résultat satisfaisant. A mesure que l'on rend au canal son calibre normal, on voit d'abord diminuer la quantité d'urine qui s'écoulait par la fistule, puis ce liquide finit par disparaître complètement et l'orifice du conduit fistuleux se ferme définitivement.

Pour les *fistules indurées* s'ouvrant au dehors par plusieurs orifices, pour celles qui présentent sur leurs trajets de vastes clapiers contenant un mélange d'urine et de pus et dont les conduits sinueux sont entourés de tissus durs et enflammés, la guérison est loin d'être aussi facile à obtenir, et trop souvent ce sont là des lésions incurables.

En rétablissant le libre cours des urines, on amène toujours une amélioration sensible ; puis par l'emploi d'une sonde à demeure, ou par le cathétérisme intermittent, on empêche, autant que possible, l'urine de s'engager dans les trajets fistuleux, et il est permis d'espérer ainsi une guérison définitive. Mais trop souvent les résultats obtenus ne sont que passagers, les trajets fistuleux se reformant sous l'influence de la moindre cause.

Il est souvent utile de traiter directement, en même temps qu'on fait la dilatation de l'urèthre, les trajets fistuleux, de les agrandir, de les dilater, de les inciser de façon à les rectifier et à créer à l'urine un libre passage. On doit encore, pour atteindre le même but, ouvrir très largement les clapiers. Ces opérations préliminaires exécutées, on cherche à modifier la surface des trajets fistuleux avec de la teinture d'iode, de la teinture concentrée de cantharides (Thompson), du nitrate d'argent, avec le fer rouge etc.

Qu'on se rappelle bien toutefois que ces moyens d'action directe n'ont qu'une importance secondaire, et que si on n'arrive pas à faire disparaître le rétrécissement par la dilation ou par l'uréthrotomie, ils ne seront d'aucune utilité.

Les résultats obtenus par de grandes opérations, consistant à exciser tous les tissus indurés sont loin, par les effets assez médiocres qu'on en a retirés, de compenser les dangers que celles-ci font courir aux malades. Enfin, dans le cas de rétrécissement infranchissable, il faudrait avoir recours à l'uréthrotomie externe qui devient, en pareille circonstance, une des opérations les plus délicates de la chirurgie.

Les *fistules avec perte de substance* ont pour lieu d'élection la partie libre de la verge, elles surviennent à la suite de la gangrène ou de chancres phagédéniques. Pour traiter ces fistules, il faut avoir recours simplement, quand cela toutefois est possible, à l'avivement très large des bords de la fistule, suivi d'un affrontement aussi strict que possible des parties cruentées ; si la perte de substance est trop grande, on tente de la réparer par des opérations autoplastiques qui ne réussissent que rarement.

En résumé, les complications des rétrécissements de l'urèthre sont très nombreuses, toutes sont graves, quelques unes deviennent mortelles ; elles reconnaissent toutes pour cause unique ou primordiale l'entrave apportée au cours de l'urine ; plus le rétrécissement est étroit et ancien, plus le malade y est exposé. De telles conditions nous obligent à terminer ce chapitre comme nous l'avons commencé, en répétant que tout rétrécissement de l'urèthre, même à son début doit être regardé comme une affection grave non seulement par elle-même, car sa marche est fatalement progressive, mais encore et surtout par les complications morbides nombreuses qu'elle est capable d'entraîner. Toute stricture uréthrale doit donc être traitée en suivant des préceptes fixes et aujourd'hui nettement arrêtés. Le traitement d'un rétrécissement au début est sans danger, le péril ne survient que par l'étroitesse et l'ancienneté de la stricture uréthrale.

CHAPITRE XII

BALANO-POSTHITE. — VÉGÉTATIONS. — HERPÈS PRÉPUTIAL

Balano-posthite. — Causes; signes et symptômes. — Conséquences, œdème dur, adhérences en cas de phimosis. — Complications; lymphangite, phlébite, gangrène. — Diagnostic avec le chancre phagédénique épithélial. — Diagnostic, en cas de phimosis, avec la blennorrhagie et le chancre. — Traitement, nitrate d'argent et tannin.

Végétations; elles ne sont pas spécifiques. Causes; caractères. — Elles sont sessiles ou pédiculées, isolées ou confluentes. — Traitement: poudres astringentes, cautérisation, ligature, excision, raclage

Herpès préputial; ce n'est pas une affection spécifique. — Causes; symptômes. — Herpès uréthral. — Herpès névralgique. — Diagnostic avec le chancre infectant. — Traitement.

BALANO-POSTHITE. — On appelle *balanite* l'inflammation de la muqueuse qui recouvre le gland, *posthite* celle du feuillet muqueux qui tapisse la face interne du prépuce. Comme ces deux lésions sont le plus souvent réunies, il est d'usage de les comprendre dans une même description, sous le nom de *balano-posthite* ou vulgairement de *chaudepisse bâtarde*, de *blennorrhagie externe*.

La balano-posthite s'annonce par une sensation de chaleur, puis de chatouillement à la surface du gland ; ce n'est d'abord qu'une légère titillation, mais bientôt ces prodromes s'aggravent, le malade ressent une véritable cuisson, et un écoulement épais, purulent, d'une grande fétidité s'établit. En découvrant le gland, on remarque à sa surface, près de la couronne et sur la muqueuse du prépuce, de larges érosions, mais extrêmement superficielles. Elles ont une coloration d'un rouge foncé ; leur sensibilité est grande, car les papilles sont mises à nu ; la suppuration qu'elles entretiennent est abondante, et leur limite irrégulière simule assez bien le contour d'une carte géographique.

La balano-posthite n'est pas une maladie spécifique, c'est-à-dire que toutes les causes, quelle que soit leur nature, capables de déterminer une irritation suffisante, peuvent la produire. La leucorrhée, si fréquente chez les femmes de nos grandes villes, le flux menstruel à son déclin, une excitation trop vive, des rapprochements trop répétés peuvent faire naître la balano-posthite, la femme étant indemne de tout mal vénérien.

Le phimosis, surtout lorsqu'il est congénital, constitue la cause prédisposante, par excellence, à la balano-posthite. Lorsque le prépuce par sa longueur, son orifice trop étroit, ne se prête pas à être retiré complètement en arrière, que le gland reste toujours incomplètement découvert, le *smegma*, matière sébacée blanchâtre, très ammoniacale, s'accumule en arrière de la couronne du gland et devient une cause perpétuelle d'irritation. Dans certains cas de phimosis très serré, l'urine, empêchée de sortir librement, à cause de l'étroitesse de l'orifice préputial, souille sans cesse le gland et contribue, par son contact, à développer ou à entretenir l'inflammation. Ainsi recouverte, la muqueuse du gland reste très mince et délicate, aussi la moindre cause suffit-elle pour l'enflammer : de légères crevasses se forment fréquemment à sa surface, et deviennent autant de portes d'entrée pour tous les virus. La balano-posthite et même la contagion syphilitique sont, au contraire, bien moins fréquentes chez les personnes qui ont le gland découvert par une disposition normale ou après la circoncision. La muqueuse balanique, alors exposée continuellement au contact de l'air et surtout au frottement des vêtements, se durcit, et son épithélium change de caractère au point de ressembler à l'épiderme.

La circoncision, opération de prévoyance pratiquée dès le plus jeune âge chez les Juifs, est le palliatif par excellence contre cette conformation spéciale des organes génitaux qui les rend particulièrement aptes à contracter tout mal vénérien ; nous reviendrons d'ailleurs sur ce sujet.

La masturbation, toute cause d'irritation extérieure, comme il vient d'être dit, peut provoquer la balano-posthite. L'état constitutionnel joue encore ici un certain rôle ; c'est ainsi que la scrofule, l'anémie, prédisposent à contracter la balanite ; mais parmi ces conditions générales, l'herpétisme doit être placé en première ligne et, sous son influence, l'inflammation de la muqueuse du gland peut apparaître spontanément chez des enfants ou des vieillards.

En certaines circonstances, le diagnostic précis de la balano-posthite simple est entouré de nombreuses difficultés. Lorsque le gland est complètement découvert, toute méprise devient difficile, et cependant, le chancre syphilitique peut revêtir une ressemblance assez exacte avec la balano-posthite pour imposer le doute, même a un œil exercé : « Quelquefois, dit le Dr Ed. Langlebert, il arrive que le chancre infectant, au lieu de se limiter à une petite surface, s'étend outre mesure, mais en restant tout à fait superficiel ; on voit alors l'érosion qui le constitue envahir au loin la muqueuse environnante et prendre une forme irrégulière, bien différente de la forme classique du chancre. Cette érosion qui, chez l'homme par exemple, peut occuper une grande partie de la surface du gland et de la muqueuse du prépuce est ordinairement d'un rouge vif et paraît n'intéresser que l'épithélium. Froissée entre les doigts, elle donne la sensation d'une lame résistante, mince et parcheminée. Quand cette variété de chancre, qu'on pourrait appeler *chancre phagédénique épithélial*, a pour siège le gland ou la surface interne du prépuce, elle simule assez bien la balano-posthite blennorrhagique, et pourrait donner facilement lieu à une confusion contre laquelle il faut être bien prévenu pour se mettre en garde. C'est cette similitude qui a fait croire à certains auteurs que la balano-posthite était de nature syphilitique, ayant pris pour cette affection de véritables chancres compliqués de phagédénisme[1] ».

Cette remarque est tellement importante, que pour la mieux graver dans l'esprit du lecteur, nous allons rapporter l'histoire de deux méprises de ce genre citées dans le savant traité des maladies vénériennes de notre ami le Dr Jullien : « M. Ed. Langlebert, dit-il, en rapporte une qu'il a commise au début de sa pratique. Un jeune homme prêt à partir en vacances étant venu le consulter pour des ulcérations de ce genre, il crût reconnaître une simple inflammation de la muqueuse et déclara qu'il suffirait de quelques jours de traitement pour la faire disparaître. Mais quelle ne fut pas sa surprise, en apprenant que cette balano-posthite, qui d'ailleurs avait disparu dans les délais prévus, avait été suivie au bout de cinq ou six semaines d'une roséole ne laissant aucun doute.

« Le fait que je viens de rapporter, ajoute M. Langlebert, ne pouvait dans l'espèce avoir de suite fâcheuse que pour le malade, mais supposons qu'au lieu de partir en vacances, il eût été question d'un mariage prochain ! Cette hypothèse s'est hélas réalisée dans un cas bien malheureux, et ajoute le Dr Jullien, je ne crois pouvoir mieux faire que d'imiter le loyal aveu qui précède.

« M. B..., commis voyageur, vint me consulter en août 1874, pour une balanite persistante dont il attribuait l'opiniâtreté aux fatigues d'un voyage et au défaut non seulement de traitement mais d'hygiène.

[1] Ed. Langlebert. — *Loc. cit.*

A l'aspect d'érosions rougeâtres irrégulières, occupant une bonne partie du gland, sécrétant une quantité modérée de pus, je portai le diagnostic de *balano-posthite fongueuse*, rassurai pleinement mon client, et ne crus pas devoir le dissuader d'un mariage dont plus de deux mois d'ailleurs le séparaient. Un seul indice eût pu m'éclairer : l'aine gauche était le siège d'une tuméfaction plus considérable que n'en détermine habituellement la balanite ; mais M. B... me prévint qu'il en était porteur depuis plusieurs années.

« Deux mois s'écoulèrent. Trois jours avant son mariage, B..., que je n'avais pas revu, vint me remercier. Grâce au nitrate d'argent, les ulcérations avaient disparu en moins d'une semaine, et je me félicitai à la fois et du diagnostic et du traitement, quand, recherchant les causes d'un enrouement passager dont il se plaignait, je découvris sur les piliers, le voile et les amygdales les plaques muqueuses les plus caractéristiques. Il fallut bien me rendre à l'évidence, la prétendue balanite n'était autre qu'un chancre syphilitique. A l'honneur du malade, je le décidai sans peine à une rupture que les circonstances rendirent plus éclatantes que je n'eusse voulu et pour lui et pour moi. Mais il me fût moins facile de l'arracher aux idées de suicide qui l'obsédèrent et dont il ne se débarrassa que par une expatriation momentanée[1]. »

L'existence de l'adénite inguinale spécifique (*pleïade ganglionnaire*), apparente surtout du côté qui corres-

[1] Dr Jullien. — *Traité des maladies vénériennes.*

pond au chancre, la consistance parcheminée de la base de l'ulcération, sa sécrétion relativement peu abondante, sa sensibilité peu vive sont les principaux caractères qui distinguent le chancre épithélial de la balanite simple. Mais si le doute le plus léger subsiste dans l'esprit, qu'on n'hésite pas à faire part au malade de ses appréhensions, on évitera peut-être ainsi un malheur autrement irréparable.

Un autre genre de difficultés se présente lorsqu'un prépuce long et étroit empêche de découvrir le gland. La balano-posthite peut alors être confondue avec un écoulement blennorrhagique ou avec un chancre. Quelques signes permettent cependant de distinguer, sous le couvert du prépuce, ces dernières affections.

Les symptômes du début de la blennorrhagie se rencontrent également dans certaines balano-posthites ; la douleur pendant la miction est alors déterminée par le passage de l'urine sur les érosions du limbe préputial, les érections fréquentes et pénibles sont dues à l'afflux sanguin plus considérable que provoquent l'inflammation du gland et l'exaltation réflexe plus grande aussi, développée par la sensibilité vive des papilles muqueuses mises à nu. Toutefois dans la blennorrhagie la douleur ne se fait pas seulement sentir à l'extrémité de la verge, mais encore sur une étendue de quatre à cinq centimètres dans le canal de l'urèthre, de plus, en comprimant ce conduit en arrière du frein, on fait naître une douleur assez cuisante et parfois du muco-pus se met à couler ; enfin l'écoulement de la balano-posthite à une odeur bien plus fétide, bien plus pénétrante, que celle de l'écoulement blennorrhagique.

Le chancre infectant sous-préputial se reconnaît à un point de la région devenu douloureux à la pression ; on le rencontre le plus souvent au niveau de la saillie de la couronne du gland, il donne la sensation d'une masse plus ou moins dure, et s'accompagne d'une adénopathie spécifique.

La balano-posthite est presque toujours une affection bénigne ; dans quelques cas cependant, certaines complications, telles que la lymphangite, la phlébite, la gangrène d'une portion du prépuce, peuvent surgir et changer totalement son allure.

La *lymphangite* est généralement annoncée par un peu de malaise et quelques frissons suivis de fièvre, puis le prépuce se gonfle démesurément, prend une teinte variant du rose au rouge vif, et cette tuméfaction occasionne de vives douleurs. En palpant l'organe, on distingue très nettement un ou plusieurs vaisseaux lymphatiques indurés, très sensibles sous le doigt, et formant une sorte de cordon marqué sur la peau par une trace rouge ; enfin les ganglions inguinaux sont engorgés et quelque peu douloureux. Qu'on se rassure cependant, car presque toujours cette inflammation, qui semble si menaçante, disparaît au bout de peu de temps, sans laisser aucun vestige de son passage.

Toutefois, quand on a laissé persister trop longtemps le gonflement du prépuce, le fourreau ne revient pas complètement à son état primitif, il s'indure, s'épaissit, se déforme; c'est là une des suites de la balanite qu'il est très facile d'éviter ; nous indiquerons comment à propos du traitement.

La phlébite est une complication rare, on l'observe parfois sur la veine dorsale de la verge qui se transforme alors en un cordon induré tout à fait analogue à celui que nous décrivions précédemment. Un œdème assez prononcé et des érections fréquentes et très douloureuses sont liées à cette affection.

La *gangrène* ou mortification d'une partie du prépuce est la terminaison la plus grave de la balano-posthite. La peau prend sur le dos de la verge, au niveau de la couronne du gland et dans une étendue limitée, une teinte d'un rouge cuivré ; de petites phlyctènes se soulèvent, et bientôt on voit apparaître une eschare généralement de la grandeur d'une pièce de deux francs; une zone inflammatoire intense entoure la portion mortifiée. Des symptômes généraux tels que fièvre, céphalalgie, état gastrique, diarrhée, grand affaiblissement accompagnent cette complication. Au moment de la chûte de l'eschare, la perte de substance peut être assez vaste pour laisser passer le gland, tandis que l'extrémité du prépuce se trouve reportée vers le frein ; on remédie à cette difformité par la circoncision.

Enfin il n'est pas très rare, à la suite de la balano-posthite, de voir proliférer les papilles du gland qui, comme en un jardin potager, s'étalent sous forme de choux-fleurs et de poireaux.

En résumé, nous pouvons affirmer que malgré ces quelques complications, la balano-posthite, dans la très grande majorité des cas, reste la plus bénigne des maladies vénériennes. Nous savons bien que quelques auteurs ont soutenu que la balanite, après sa guérison définitive, constituait une cause prédisposante à l'absoption des virus, par l'agrandissement définitif des orifices glandulaires de la muqueuse qui a suppuré; mais cette hypothèse n'est pas encore confirmée.

La balano-posthite, qu'on nous passe cette expression, est la maladie vénérienne qui fait le plus d'honneur à la thérapeutique, aucune autre n'en est mieux ni plus facilement justiciable. Dans les cas légers, alors que le prépuce peut être ramené facilement en arrière, des soins de toilette minutieux et journaliers, une simple petite bande de toile interposée entre la muqueuse du gland et celle du prépuce suffiraient à la rigueur pour amener la guérison. Le mieux cependant est d'imbiber d'une solution très légère de nitrate d'argent la petite compresse roulée autour du gland; l'inflammation ne résiste pas quatre jours à ce traitement.

Si les surfaces dénudées sont très rouges, et que les papilles y forment de petites saillies donnant à la balanite une apparence chagrinée (*balano-posthite fongueuse*), on fera bien de promener très légèrement sur les érosions un crayon de nitrate d'argent. En pareil cas, les astringents appliqués comme topiques réussissent encore bien ; on recommande alors de saupoudrer de tannin la surface du gland, puis de rabattre le prépuce.

Lorsqu'il existe un phimosis congénital ou momentané empêchant de découvrir le gland, on aura recours aux injections pratiquées plusieurs fois par jour entre le gland et le prépuce. De préférence à tout autre liquide, on choisit une solution convenablement titrée (au cinquantième environ) de nitrate d'argent.

Le crayon de nitrate d'argent, promené circulairement entre le gland et le prépuce, donne encore d'excellents résultats ; ce procédé n'a que l'inconvénient d'être extrêmement douloureux. Nous ajouterons, pour terminer, que le meilleur moyen d'éviter les récidives, en cas de phimosis congénital ou accidentel, est de conseiller la circoncision.

Si la balano-posthite est accompagnée d'une lymphite déterminant un œdème prononcé du prépuce, on devra apporter tous ses soins à faire disparaître ce gonflement au plus vite. Qu'on tarde un peu, qu'on néglige ce point du traitement comme un détail futile, et on verra se former un œdème dur, chronique, tenace, d'où résultera une déformation permanente de l'organe. Nous emploierons donc, en pareil cas, le traitement local extérieur déjà indiqué à propos de la blennorrhagie aiguë. Une bande de toile imbibée d'eau blanche et enroulée méthodiquement autour de la verge, un caleçon de bain pour permettre de porter facilement cet organe relevé contre l'abdomen, en feront tous les frais.

Contre la lymphangite et la phlébite, il faut avoir

recours aux moyens antiphlogistiques ordinaires tels que bains, enveloppement avec de la glace pilée, fomentations avec la pommade mercurielle belladonée et, dans quelques cas exceptionnels, émissions sanguines. Vient-on à sentir, sur le trajet des vaisseaux lymphatiques, un point fluctuant; on doit se hâter de donner, par une incision, une libre issue à la suppuration ; ces petits abcès n'ont d'ailleurs aucune gravité.

Les injections et les pansements antiseptiques composés d'eau phéniquée, d'une solution étendue de chloral, ou encore d'une décoction de quinquina jaune, sont employés comme topiques en cas de sphacèle d'une portion du prépuce. L'intervention chirurgicale est ici plus nuisible qu'utile, le mieux est de laisser l'eschare se détacher d'elle-même sans pratiquer aucun débridement. On régularise plus tard le prépuce par la circoncision.

Végétations. — Les végétations n'ont qu'un rapport assez éloigné avec les maladies vénériennes, elles ne sont nullement spécifiques, c'est-à-dire que toute cause irritante quelconque peut les faire naître ; enfin, elles apparaissent spontanément, de préférence chez les personnes sujettes aux excroissances verruqueuses.

Les jeunes gens porteurs d'un phimosis congénital ou accidentel sont prédisposés aux végétations ; l'accumulation du smegma, due au défaut de propreté, dans le sillon situé en arrière de la couronne du gland, en est, par l'irritation sourde qu'elle détermine, la principale cause ; on en a vu apparaître ainsi chez de tout jeunes enfants.

La blennorrhagie, la balano-posthite, les plaques muqueuses, les chancres peuvent faire éclore des végétations, mais c'est uniquement à une irritation

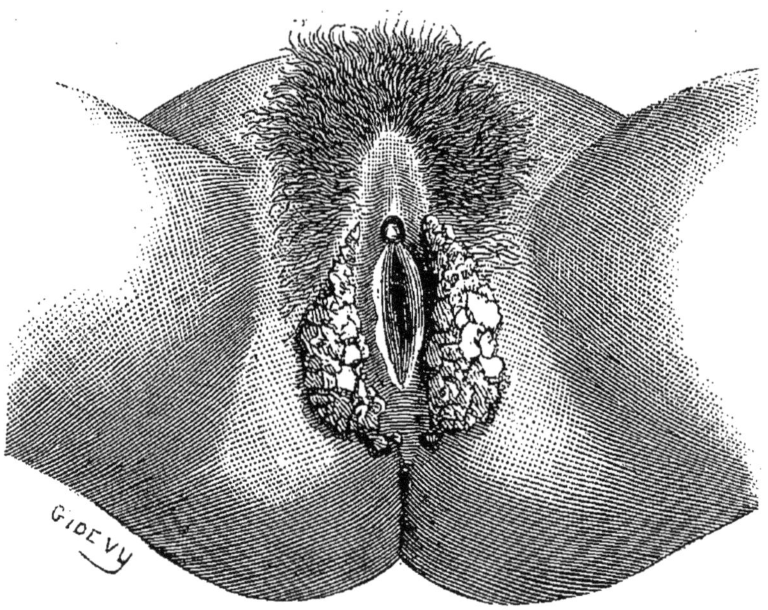

FIG. 14. — Végétations occupant les grandes lèvres.

mécanique des papilles, que ce phénomène pathologique doit être rapporté et nullement à une cause spécifique.

Les femmes sont très sujettes aux végétations ; ces excroissances de chair (FIG. 14) occupent les petites et les grandes lèvres, le sillon génito-crural, la fourchette, la marge de l'anus : la grossesse, les affections vénériennes et principalement l'irritation produite par les divers écoulements vaginaux en sont les principales causes.

La diathèse herpétique favorise encore le développement des végétations ; c'est ainsi qu'on peut les voir coïncider avec des poussées d'eczéma, de psoriasis sur d'autres parties du corps ; l'examen direct de la langue et de la gorge dévoilera d'ailleurs, dans un grand nombre de cas, chez les malades atteints de végétations, des traces évidentes d'herpétisme.

Chez l'homme, les végétations occupent de préférence la couronne du gland et finissent, au bout de peu de temps, si le malade est négligent de lui-même, par la circonscrire complètement. Lorsqu'elles sont confluentes et pullulent avec une grande rapidité, la presque totalité du gland peut en être recouverte. Les végétations siègent encore sur la muqueuse du prépuce, sur son limbe où elles déterminent parfois la formation d'un phimosis accidentel. Le gland est-il emprisonné dans un prépuce long et étroit, que les végétations, en se développant, soulèvent les téguments, finissent par se frayer un chemin au dehors par l'orifice du prépuce et, dans quelques cas même, perforent la peau et s'étalent alors en un vaste chou-fleur à la surface du pénis.

Suivant leur forme, les végétations sont désignées sous les noms de choux-fleurs, de poireaux, de crêtes-de-coq ; les anciens, plus attiques, les comparaient à la figue et à la fleur du thym.

Abandonnées à elles-mêmes, les végétations s'accroissent souvent avec une grande rapidité ; dans d'autres cas cependant, sans doute sur un terrain moins fertile, elles restent clair semées et la pullulation ne se produit pas. Leur coloration est rosée, elle peut se foncer jusqu'au rouge ; quand elles sont très volumineuses, leur surface s'ulcère souvent et se recouvre d'une matière sanieuse ; il en résulte des ulcérations donnant lieu à un suintement infect et pouvant, dans quelques cas extrêmes, simuler une affection cancéreuse. Eu égard à leur mode d'implantation, elles sont sessiles ou pédiculées.

Les végétations proviennent de l'hypertrophie des papilles ; elles sont donc très vasculaires. Au centre de ces papillômes, on rencontre les vaisseaux en anse de la papille qui se sont allongés, et tout autour se juxtapose l'épithélium ayant énormément proliféré.

Cette affection est-elle contagieuse? Les avis sont partagés sur ce point de doctrine ; cependant les observations et les expériences de Melchior Robert et de Rollet sont pour la négative.

Lorsque les végétations viennent de naître, qu'elles se présentent simplement sous l'apparence d'un semis de petits mamelons irréguliers, il suffira de faire saupoudrer la partie malade d'une poudre composée, par parties égales, de sabine, d'oxyde de fer, et d'alun calciné. Au contact de cette poudre très astringente, les végétations naissantes se flétrissent et, en grattant avec l'ongle, on en enlève chaque jour une partie.

Si les végétations sont trop développées, un aussi faible agent thérapeutique ne peut plus réussir ; il reste alors à choisir entre différents modes de destruction : la cautérisation, la ligature, l'excision.

La cautérisation doit être exclusivement réservée aux végétations sessiles. L'acide azotique monohydraté ou le nitrate acide de mercure sont les caustiques que nous employons ; l'acide azotique fumant est le moins douloureux.

La ligature pratiquée soit avec un fil ordinaire, soit avec un petit fil de caoutchouc n'est applicable que sur des végétations pédiculées et peu nombreuses ; cette méthode, en pareil cas, est excellente ; l'absence de tout écoulement sanguin est son plus précieux avantage.

L'excision se pratique généralement avec des ciseaux courbes. La végétation est d'abord saisie entre les lames très tranchantes d'une paire de ces ciseaux ; on la soulève ensuite légèrement pour tendre son pédicule, et d'un coup sec on la fait tomber. Une douleur assez vive est ressentie au moment de la section, elle est toutefois supportable et instantanée, lorsque la végétation est finement pédiculée. Le voisinage du frein est l'endroit où l'excision des papillômes est le plus douloureux. Pour que l'opération soit bien faite, c'est-à-dire pour éviter autant que possible la récidive, il faut exciser en même temps que le pédicule un petit disque de la muqueuse ; la cicatrisation ne laisse d'ailleurs aucune trace.

Le seul inconvénient de l'excision est l'hémorrhagie consécutive ; on peut toujours la prévenir en enserrant la verge, avant l'opération, dans une petite bande de caoutchouc qu'on déroule ensuite d'après le procédé d'Esmarch ; enfin il est toujours facile d'arrêter le sang avec de l'amadou ou avec une goutte de perchlorure de fer, ce qui, dans la suite, ne peut avoir aucun inconvénient. Les petites plaies sont pansées avec un linge fin imbibé d'une solution phéniquée ou chlorurée, ou encore, plus simplement, enduit de vaseline phéniquée.

Nous ne ferons en dernier lieu que signaler le *raclage*, méthode qu'on a voulu substituer à la cautérisation pour les petits papillômes sessiles. Ce procédé barbare et grossier est de beaucoup inférieur à tous les autres.

Herpès. — L'herpès préputial est une affection du pénis aussi légère que commune; on la rencontre dans la pratique à chaque instant, il est donc d'une grande importance d'en indiquer nettement les caractères.

Par sa situation si fréquente sur la muqueuse du prépuce, l'herpès a reçu son qualificatif de *præputialis*; il s'annonce par une ou plusieurs petites plaques rougeâtres prurigineuses; au bout d'un ou deux jours ces plaques se recouvrent de petites vésicules blanchâtres qui, en crevant, laissent, suivant le siège de l'herpès, soit une petite croûte melliforme, soit une légère érosion. Lorsque plusieurs de ses vésicules se fusionnent, il en résulte une ulcération plus large, capable, dans quelques cas, de tromper sur la nature de la lésion.

La femme est également sujette à l'herpès génital; chez elle les vésicules et les ulcérations consécutives peuvent occuper les grandes et les petites lèvres, le vagin, le col de l'utérus, la fourchette, la marge de l'anus, la face interne des cuisses. Qu'on n'oublie pas toutefois, qu'ici l'herpès génital peut coïncider avec un chancre du col de l'utérus, raison pour laquelle on ne doit pas se hater de déclarer l'herpès primitif et sans conséquence, Il faut préalablement examiner avec la plus grande attention toute la sphère génitale et rechercher si sur le col de l'utérus, les parois du vagin ou dans quelque sillon muqueux, on ne découvrira pas un ulcère infectant.

L'herpétisme est la grande cause de *l'herpès récidivant*. On nomme ainsi une variété d'herpès qui revient plusieurs fois dans l'année et cela pendant longtemps, avec une désespérante tenacité. L'herpès récidivant se montre à la suite de la moindre irritation, il peut coïncider avec une affection dartreuse d'une autre partie du corps ou alterner avec elle; les rhumatisants y sont sujets, et il paraît héréditaire. M. Mauriac à décrit une espèce d'herpès génital précédé de douleurs névralgiques s'irradiant jusque dans les membres inférieurs; on trouve là tous les caractères de l'herpès zoster (*zona*), aussi cette variété a-t-elle été rattachée avec raison à l'arthritis.

L'herpès génital n'est pas une affection spécifique ; il naît sous l'influence de n'importe quelle cause d'irritation, telles que des excès de fatigue, de coït, des veilles prolongées, une nourriture trop excitante, etc.

D'après quelques auteurs, les vésicules herpétiques pourraient se développer dans la partie antérieure du canal de l'urèthre, surtout dans la fosse naviculaire, et produire un léger écoulement de trois ou quatre jours, accompagné d'un sentiment de chaleur ou de cuisson.

Lorsque plusieurs vésicules herpétiques se réunissent, l'ulcération qui en résulte, provenant de la fusion de plusieurs ulcérations plus petites et arrondies, présente des bords festonnés. C'est là un caractère très important au point de vue du diagnostic.

Un petit chancre syphilitique, de ceux qui ont été justement appelés *nains*, peut simuler une ulcération herpétique. Nous ne saurions mieux faire, pour marquer la différence entre ces affections, que de rapporter ici le passage du livre du Dr Jullien, où leurs caractères distinctifs se trouvent indiqués avec précision : « Entre un chancre nain peu ulcéré, de ceux qui ont été appelés *érosions chancriformes* et *l'herpès creux* (celui où les ulcérations ont gagné en profondeur) quelquefois solitaire, à longue durée (cette variété d'herpès provient le plus souvent de cautérisations trop fréquemment répétées), surtout lorsqu'il a été déformé par des traitements irritants, il y a si peu de différence que la lésion vésiculaire a mérité la qualification d'herpès chancriforme. Qu'on n'oublie pas cependant que l'herpès est souvent précédé ou accompagné de cuissons, de douleurs, d'excitation locale, tandis que le chancre n'est pas généralement prurigineux; que l'ulcération très souvent multiple et peu profonde dans le premier cas, est entourée d'une petite zone inflammatoire qui n'existe pas dans le second, où d'ailleurs la lésion est presque toujours solitaire. Mais surtout qu'on examine attentivement les bords; leur caractère festonné, dans le cas d'ulcération herpétique, est un élément de la plus grande valeur; que l'on interroge la consistance de l'ulcère à sa base et l'on reconnaîtra le plus souvent l'induration parcheminée, papyracée ou conique qui décèlera le chancre. Enfin qu'on recherche l'existence de la pleiade ganglionnaire spécifique [1].

Le traitement de l'herpès génital est des plus simples, un peu de poudre de bismuth, de calomel ou d'oxyde de zinc suffit pour amener la rupture des vésicules et ensuite leur dessiccation; la pommade au calomel, le glycérolé de tannin sont encore des topiques fréquemment employés.

Il est utile, en cas d'herpès récidivant, de faire suivre au malade un traitement local préventif; des lotions froides faites chaque matin avec une solution légère de tannin ou de borax remplissent parfaitement cette indication. Enfin l'influence de la diathèse herpétique doit être combattue par les préparations arsénicales, les eaux thermales sulfureuses et, à leur défaut, par nos bains de *sulfurine*.

[1] Jullien. — *Loc. cit.*

CHAPITRE XIII

DE QUELQUES AFFECTIONS CHIRURGICALES DU PÉNIS

Phimosis. — Adhérences. — Paraphimosis. — Gangrène de la verge. — Section du frein. — Etroitesse du méat. — Hypospadias. — Epispadias. — Cancer de la verge.

Le pénis est souvent le siège de vices de conformation ou de lésions diverses qui nécessitent une intervention chirurgicale. Parmi ces imperfections innées ou acquises, *le phimosis est la plus fréquente.* On désigne ainsi une disposition du prépuce, accidentelle ou congénitale, telle que le gland ne puisse être découvert librement et en entier.

Le PHIMOSIS CONGÉNITAL présente deux variétés. Dans la première, la longueur du prépuce est normale, sa peau est fine, mais l'étroitesse et la rigidité de son orifice empêchent de le ramener en arrière. Dans une seconde forme, le prépuce se développe démesurément; il constitue une sorte de canal supplémentaire qui acquiert parfois une longueur de deux à trois centimètres et correspond plus ou moins au méat urinaire. Le limbe en est notablement épaissi; aussi cette variété a-t-elle reçu le nom de *phimosis hypertrophique.*

Le PHIMOSIS ACCIDENTEL est le résultat de cicatrices rétractiles, suite d'ulcérations du limbe. Les chancres mous, l'herpès enflammé, les brides qui résultent parfois du traitement des végétations en sont les principales causes.

Nous ne parlerons pas ici du phimosis inflammatoire, déjà décrit dans le chapitre précédent, à propos de la balano-posthite ; le plus souvent, d'ailleurs, il n'est que passager et se termine par résolution complète ; dans quelques cas exceptionnels on l'a vu cependant se compliquer de gangrène[1].

A la suite de chancres infectants volumineux, il n'est pas rare que le prépuce, en totalité ou en partie, augmente d'épaisseur et de consistance, devienne pâteux et dépressible sous le doigt, puis de plus en plus dur, et, comme aspect extérieur, ressemble à un battant de cloche. Cette hypertrophie chronique détermine un phimosis en allongeant et en épaississant les tissus qui perdent ainsi toute leur souplesse : elle détruit leur mobilité et enferme le gland dans une épaisse carapace. Cette infiltration syphilitique préputiale disparaît lentement.

Dans quelques cas, comme conséquence de ces différentes causes et surtout de la lymphite du prépuce, on peut voir persister une infiltration chronique, une sclérose du limbe préputial créant un véritable phimosis. Cette variéte se montre à la suite d'un œdème d'abord mou et diaphane qui s'épaissit, s'organise peu à peu et finit par devenir permanent. En prévi-

[1] Voir au chapitre de la *Balano-posthite*.

sion de cette éventualité qui n'est pas extrêmement rare, nous devons, par les moyens thérapeutiques déjà indiqués dans le chapitre de la blennorrhagie aiguë et dans celui de la balano-posthite, chercher à faire disparaître au plus vite l'infiltration œdémateuse aiguë du prépuce.

Nous signalerons, en dernier lieu, le phimosis produit par une infiltration séreuse énorme du prépuce, accompagnant l'œdème du scrotum et des membres inférieurs, lequel est presque toujours causé par une maladie organique du cœur ou du foie. La verge devenue extrêmement volumineuse, lisse et transparente est retournée sur elle-même et prend ainsi des formes anormales; la miction se trouve par cela même extrêmement gênée. Quelques piqûres faites avec une aiguille sur le prépuce amènent, en laissant écouler la sérosité, un soulagement notable.

En réalité, au point de vüe chirurgical, il n'existe que deux variétés de phimosis, le phimosis congénital, simple ou hypertrophique et le phimosis cicatriciel. La nécessité absolue d'une intervention chirurgicale, en cas de phimosis, ressort clairement des inconvénients multiples, des complications sérieuses même qui en découlent.

La muqueuse qui tapisse le gland, n'étant jamais mise à découvert, reste très mince, sa sécrétion sébacée, principalement au niveau de la couronne du gland, est très abondante et des soins de toilette minutieux deviennent nécessaires pour enlever ce smegma; on n'y arrive même jamais complètement. Aussi, en pareille condition, la finesse de la muqueuse, l'irritation permanente, causée par la présence du smegma, favorisent-elles singulièrement la contagion dans un coït impur. Souvent encore le gland est le siège d'ulcérations très superficielles et étendues, en un mot d'une balano-posthite érosive chronique.

Chez les enfants le phimosis est une cause fréquente de masturbation ; les démangeaisons excitées par l'irritation sourde de la muqueuse, sollicitent en effet ces jeunes sujets à des manœuvres illicites. La circoncision devient alors le seul remède, car les bons conseils et les moyens de coercition resteront toujours inefficaces, la sensation de prurit forçant l'enfant à porter les mains sur l'organe. Le professeur Richet, il y a quelques années, a préconisé hautement cette méthode dans une clinique faite à l'Hôtel-Dieu ; mais si nous approuvons l'opération en elle-même, nous sommes loin d'en faire autant pour le manuel opératoire proposé par ce maître. Son but, en se servant du thermo-cautère et en se privant des bienfaits de l'anesthésie, est d'inspirer à l'enfant une terreur qu'il juge salutaire, en même temps qu'il le délivre de son infirmité. Estimant que la chirurgie doit rester cantonnée dans sa sphère déjà suffisamment vaste, nous pensons que cette opération nécessaire peut être pratiquée simplement, selon les règles qui vont être indiquées tout à l'heure, et en ne refusant pas au pauvre petit malade le bénéfice du sommeil chloroformique ou mienx encore de l'anesthésie locale.

Ces démangeaisons, ces excitations continuelles entretenues par un phimosis sont encore l'origine de névropathies. Dans quelquescas, chez l'adulte, lorsque le phimosis est peu prononcé, on peut observer un éréthisme nerveux très marqué, provoquant une grande exaltation du sens génital, à laquelle succèdent bientôt des pertes séminales qui, par leur fréquence de plus en plus grande, ne tardent pas à amener tous les troubles pathologiques et psychologiques de la spermatorrhée.

Si le phimosis congénital est très serré, le gland, comprimé par son fourreau, reste d'un petit volume et c'est d'ailleurs un fait général d'observation que de voir cet organe se développer après la circoncision. En pareil cas, le sens génital se trouve souvent affaibli, et le coït, loin de procurer une sensation agréable, est douloureux soit pendant toute sa durée, soit seulement au moment de l'éjaculation. Les malades deviennent alors très enclins à l'hypochondrie et quelques-uns même ont souffert de crises hystériformes. Enfin le sperme peut être retenu au moment de l'éjaculation, par la longueur du prépuce, et ne sortir ensuite que lentement et sans être lancé ; le phimosis devient ainsi une cause de stérilité.

En résumé, prédisposition très marquée à la contagion, balano-posthites fréquentes, onanisme, désordres nerveux, spermatorrhée, anaphrodisie, stérilité, telles sont les conséquences possibles du phimosis. Ce sont là des raisons que nous estimons plus que suffisantes pour prouver la sagesse et la prévoyance de la loi judaïque.

L'opération du phimosis ayant été décidée, nous pouvons choisir entre quatre procédés opératoires : la dilatation, l'incision, l'excision partielle et la circoncision proprement dite.

La dilatation est un procédé incertain, applicable seulement, au phimosis incomplet non hypertrophique. On la pratique, suivant la manière de Nélaton, en écartant avec force les branches d'une pince spéciale, (FIG. 15), préalablement introduite dans l'orifice préputial. La dilatation ne convient guère que chez les enfants, mais trop souvent elle est suivie de récidive.

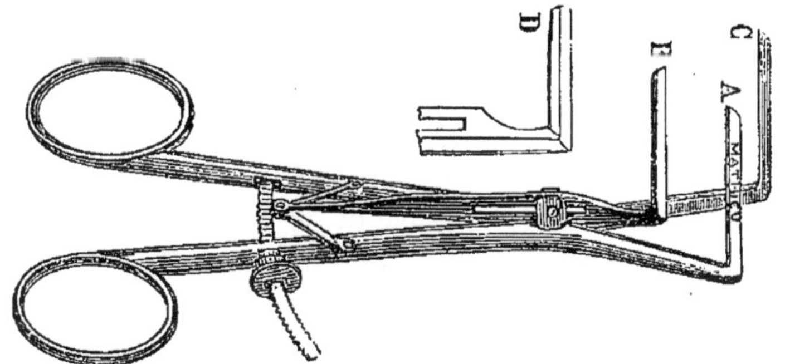

FIG. 15. — Dilatateur de l'orifice préputial. (Nélaton.)

L'incision du prépuce, sur sa face dorsale, depuis le limbe jusqu'à la couronne du gland, est une opération préférable à la précédente, presque aussi simple et applicable aux mêmes cas. Son seul inconvénient est de laisser, de chaque côté du sommet de la coupure, deux appendices cutanés, en forme d'oreilles de chien, et fort peu gracieux.

Pour obvier à cet inconvénient, il est de règle,

après avoir fait l'incision, d'exciser très largement chacun de ces lambeaux triangulaires et d'affronter ensuite, avec plusieurs serre-fines, la peau et la muqueuse. Dans le cas de phimosis simple, sans allongement démesuré du prépuce, ce procédé, d'une exécution facile, donne un résultat très satisfaisant; la cicatrisation s'obtient en cinq ou six jours.

Le professeur Le Fort a proposé d'enlever, sur le dos du prépuce, par deux coups de ciseaux, en suivant des lignes préalablement tracées à l'encre, un lambeau cutané et muqueux en forme de Λ dont le sommet serait dirigé vers la couronne du gland ; on incise ensuite longitudinalement la partie de muqueuse qui n'a pas été entamée, jusqu'au sommet de l'angle, puis les lambeaux en sont rabattus à droite et à gauche, et, par des serre-fines, on accole les surfaces saignantes de la muqueuse et de la peau. Cette opération simple donne d'excellents résultats, lorsque le phimosis n'est pas compliqué.

Si le phimosis est cicatriciel ou hypertrophique, il faut recourir à la circoncision véritable. Une foule de procédés, dit le Dr Ed. Langlebert[1], ont été proposés pour cette opération. Le meilleur, le plus facile est encore le procédé ordinaire. En voici le manuel opératoire :

Premier temps. La verge étant dans le relâchement, on trace avec de l'encre, en ayant soin de n'exercer aucune traction sur la peau, une ligne circulaire sui-

[1] Ed. Langlebert. — *Traité des maladies vénériennes.*

vant la direction oblique de la base du gland, à un centimètre et demi de distance environ en avant de cette base.

Deuxième temps. La ligne d'encre étant sèche, on enveloppe l'extrémité de la verge d'une compresse, tandis qu'un aide dirige sur le même point le vent d'un soufflet. Pendant trois minutes, on verse goutte à goutte sur cette compresse environ cinquante grammes d'éther, et l'anesthésie est obtenue.

Ce procédé anesthésique, que le premier j'ai appliqué à l'opération du phimosis, réussit à merveille. Je ne saurais trop en recommander l'usage. Non seulement il affranchit le patient d'une douleur, mais encore il rend l'opération beaucoup plus facile, en permettant au chirurgien d'y mettre tout le temps et tout le soin nécessaires.

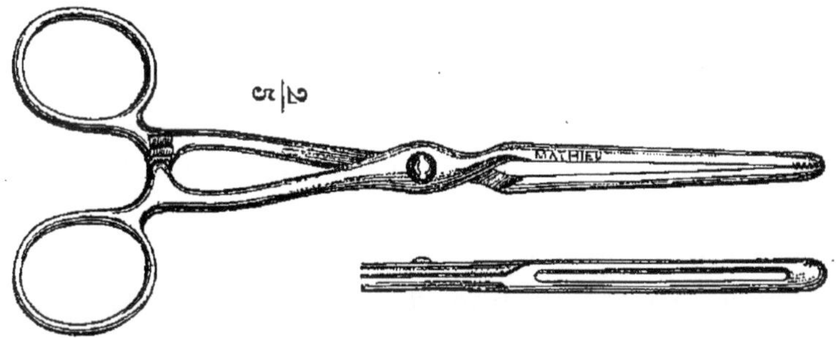

FIG. 16. — Pince de Ricord.

Troisième temps. Cela fait, on enlève la compresse et prenant le prépuce, avec les doigts de la main gauche, on le ramène un peu en arrière. Saisissant alors son limbe entre les mors de deux ou trois pinces à verrou, on fixe ainsi la muqueuse à la peau. On l'attire ensuite à soi et on l'enserre dans les mors d'une pince à longues branches (pince de Ricord, FIG. 16) que l'on place immédiatement en avant du gland et en arrière de la ligne tracée à l'encre, dont elle doit suivre exactement la direction. Cette pince est confiée à un aide qui la maintient, les anneaux tournés du côté de la face dorsale de la verge.

Quatrième temps. Les pinces adhérentes au limbe du prépuce étant réunies dans la main gauche, la main droite, armée d'un bistouri, fait la section de la partie du prépuce dépassant les mors de la grande pince qui, placée en avant du gland, met cet organe à l'abri du tranchant de l'instrument, auquel elle sert à la fois de règle et de point d'appui.

Cinquième temps. Après cette section, on abandonne la pince et on voit alors la peau du prépuce se retirer en arrière, tandis que la muqueuse recouvre encore une partie du gland parfois même sa totalité quand elle n'a pas été bien fixée à la peau. Grâce au refroidissement produit par l'évaporation de l'éther, cette muqueuse est pâle, décolorée, et aucune goutte de sang ne s'échappe des surfaces divisées par le bistouri.

Prenant alors une paire de ciseaux, on en fait glisser avec précaution une des branches entre la muqueuse et la face dorsale jusqu'à sa base, puis on fend la muqueuse d'un seul trait. Saisissant ensuite l'un après l'autre les deux lambeaux latéraux que forme cette membraue ainsi divisée, on en pratique la résection en suivant la direction de la couronne du gland jusqu'au frein, qu'il faut autant que possible conserver.

Sixième temps. Jusque là encore aucune goutte de

sang ne s'est montrée, ce qui a, en même temps que l'anesthésie, singulièrement facilité la manœuvre assez délicate que nous venons de décrire.

On couvre l'opéré et on attend qu'avec la chaleur le sang revienne, ce qui demande deux ou trois minutes. Quelques petites branches artérielles sont alors liées ou tordues, après quoi on réunit la peau et la muqueuse, en maintenant leurs bords justaposés au moyen de quelques serre-fines.

On couvre ensuite la verge avec des compresses imbibées d'eau froide phéniquée, afin d'éviter autant que possible les érections et de modérer la réaction inflammatoire. Les serre-fines doivent être retirées au bout de vingt-quatre heures, plutôt avant qu'après. On applique alors un pansement antiseptique qu'on renouvelle matin et soir jusqu'à cicatrisation complète, laquelle exige environ une quinzaine de jours.

Telle peut être, entre des mains exercées, la perfection du procédé opératoire que je viens de décrire que, le plus souvent, il est impossible après deux ou trois mois, de s'apercevoir si le patient a été ou non opéré. A peine une petite ligne blanchâtre, qu'un excès de curiosité pourrait permettre seul d'apercevoir, indique-t-elle, chez la plupart, la réunion de la muqueuse et de la peau.

Les deux écueils de cette opération, pour des médecins qui y sont peu familiarisés sont : 1° d'enlever trop de peau, 2° de laisser trop de muqueuse.

Dans quelques cas malheureux, où toutes les precautions qui viennent d'être indiquées n'avaient pas été scrupuleusement observées, on a vu, après la section, la peau se rétracter jusqu'à la racine de la verge, et le pénis déformé n'avoir plus dans la suite qu'un fourreau cicatriciel qui, en le comprimant, faisait obstacle à l'érection.

Si on laisse trop de muqueuse, le prépuce présente une forme irrégulière, anormale et de plus le malade est exposé à la récidive.

ADHÉRENCES. — L'irritation chronique de la muqueuse du gland, provoquée par un phimosis, détermine souvent des adhérences plus ou moins nombreuses, plus ou moins serrées de cette muqueuse avec celle du prépuce.

Ces adhérences constituent une des complications assez fréquentes de l'opération du phimosis; le chirurgien doit alors les détruire soit par arrachement, quand elles sont de faible résistance, soit en sculptant le gland, pour ainsi dire, si elles sont larges et étendues; cette opération est très longue et très laborieuse.

Les plaies faites sur le gland se cicatrisent parfaitement bien et presque sans laisser de trace; la dissection n'en est donc pas trop à redouter, au point de vue de la forme ultérieure de l'organe. Pour pratiquer cette opération, l'hémostase doit être faite avec une petite bande d'Esmarch.

PARAPHIMOSIS. — Le paraphimosis est constitué par le retrait de l'anneau préputial en arrière du gland, sans que le prépuce puisse reprendre spontanément, ou par une légère pression, sa situation normale.

Les causes de cette affection sont nombreuses ; elles sont accidentelles ou d'origine vénérienne. La forme conique du gland, la profonde rainure qui sépare sa base des corps caverneux, et présente ainsi un cran d'arrêt au retour en avant de l'anneau préputial, prédisposent au paraphimosis les personnes dont le prépuce est naturellement étroit.

Parmi les causes accidentelles, nous signalerons, chez les jeunes sujets, le sentiment de curiosité qui les porte à découvrir le gland, et les manœuvres d'onanisme qui entraînent fortement le prépuce en arrière.

Chez les jeunes gens adultes, les premiers rapprochements sexuels, surtout avec une femme à orifice vulvaire étroit, peuvent provoquer le paraphimosis, car le prépuce violemment repoussé en arrière, ne peut plus, au bout de peu de temps, être ramené dans sa situation primitive.

Certaines personnes atteintes de légères affections vénériennes, telles qu'une balano-posthite, par exemple, font de grands efforts pour mettre le gland à découvert, afin d'examiner ses érosions et de les panser. Puis elles négligent de rabattre le prépuce, croyant que les ulcérations balaniques guériront mieux ainsi, ou craignant la douleur déjà un peu vive que nécessiterait ce petit effort. C'est là peut être, avec l'onanisme, la cause la plus fréquente du paraphimosis.

La blennorrhagie suraiguë, en produisant une augmentation de volume du gland, peut créer un paraphimosis. Le malade qui, la veille encore, découvrait aisément le gland ne le fait plus qu'avec une grande difficulté, et si le prépuce, déjà œdémateux, est refoulé en arrière de la rainure glando-préputiale, il peut s'y arrêter sans possibilité de retour.

Les érosions herpétiques, les excoriations, les dartres du limbe préputial ont pu devenir une cause de paraphimosis, en produisant tout d'abord un phimosis inflammatoire. Parmi les ulcérations du limbe, le chancre mou est celle qui a le plus de tendance à engendrer un paraphimosis.

Enfin le chancre induré en provoquant, comme nous l'avons déjà signalé, une infiltration plastique totale ou partielle de la région, peut être le point de départ d'un paraphimosis, mais cette complication est rare.

Lorsque, sous une influence quelconque, l'anneau du prépuce est venu se fixer en arrière de la raînure du gland, le premier fait observé est une entrave notable apportée à la circulation veineuse, tandis que la circulation artérielle reste relativement peu gênée. Aussi voit-on le volume du gland s'accroître, surtout au niveau de sa base, et sa muqueuse prendre très vite une teinte de plus en plus rouge.

Le prépuce devient le siège d'un œdème pouvant acquérir d'énormes proportions ; son aspect est caractéristique. En avant du sillon constricteur que forme le limbe, on aperçoit la muqueuse du prépuce gonflée en un énorme bourrelet principalement accentué sur sa face inférieure, de telle sorte que la dépression normale du frein se trouve remplacée par une très grosse saillie composée d'une masse rosée, pleine de sérosité et comme transparente. En arrière du sillon constricteur, souvent extrêmement profond, existe un renflement cutané moins volumineux que le précédent, et plus en arrière encore un ou deux autres bourrelets.

Le sillon contricteur n'est profondément marqué que sur la face dorsale de la verge ; en descendant vers le frein il s'efface, distendu par l'infiltration séreuse dont la muqueuse est le siège en ce point. Enfin sous l'influence de ces troubles circulatoires et de l'irritatation vive qui en est le résultat, la verge prend une position relevée.

Telle est la première période du paraphimosis ; quelque temps après on voit de petites érosions au fond du sillon principal ; ces ulcérations, qui n'intéressent d'abord que les parties superficielles, ne tardent pas à se réunir, et il en résulte une plaie plus ou moins longue et profonde, dirigée transversalement et à bords irréguliers. Peu à peu cette plaie gagne en profondeur, elle peut même donner lieu à des hémorrhagies sérieuses. Après un temps variable, le tissu fibreux du limbe préputial est lui-même détruit et la constriction cesse alors immédiatement ; les phénomènes d'étranglement disparaissent aussitôt, et tout ne tarde pas à rentrer dans l'ordre normal, assez souvent sans qu'il reste aucune trace de l'affection.

Ainsi le paraphimosis à une tendance naturelle vers la guérison, puisqu'ici, contrairement à ce que nous observons pour les hernies, c'est l'anneau constricteur qui cède et non les parties étranglées, heureusement protégées par une enveloppe fibreuse très résistante. Mais les choses ne se passent pas toujours aussi simplement, et quelques complications graves ou tout au moins gênantes viennent parfois assombrir le pronostic.

On doit en effet distinguer deux formes de paraphimosis, l'un simple, œdémateux, l'autre inflammatoire. Le paraphimosis œdémateux, séreux, est presque indolent, il est toujours facilement réductible et, abandonné à lui-même, il guérit spontanément, sans laisser, le plus souvent, d'autre trace qu'une hypertrophie permanente de la moitié inférieure de l'extrémité du prépuce, que M. Mauriac a désignée sous le nom de *jabot sous-préputial.*

Le paraphimosis inflammatoire peut, au contraire, être suivi de complications sérieuses. On a cité par exemple, mais cela est tout à fait exceptionnel, des cas de gangrène totale ou partielle du gland, avec perte de substance de l'urèthre, amenée par un paraphimosis. La complication le plus commune du paraphimosis inflammatoire est la formation d'adhérences entre le gros bourrelet muqueux préputial et la raînure; ces adhérences fixent le prépuce dans sa position nouvelle et la réduction en devient extrêmement pénible sinon impossible.

Enfin la violence de l'inflammation peut provoquer une lymphangite du prépuce ou un érysipèle plegmoneux avec toutes leurs conséquences, telles que des abcès multiples disposés en chapelet le long du prépuce, la gangrène d'une portion plus ou moins grande de cet appendice, plus tard des cicatrices vicieuses, etc.

Malgré la tendance naturelle du paraphimosis vers la guérison, on doit toujours en tenter la réduction, pour éviter les complications, ou plutôt les difformités qui en résultent.

L'existence d'un phimosis incomplet, ne permettant de découvrir qu'une partie du gland, constitue, avons nous dit, une prédisposition au paraphimosis; en pareil cas la circoncision devient donc le meilleur traitement préventif. Autre recommandation sera faite, à tous les malades atteints d'affections vénériennes qui ont le gland recouvert, de ne jamais se livrer à de trop grands efforts pour le dévoiler et même, s'ils peuvent retirer assez facilement le prépuce en arrière, de ne pas le laisser longtemps, j'allais dire de l'oublier, dans cette position anormale.

La réduction du paraphimosis œdémateux, presque indolent est toujours facile. Le plus souvent, pour obtenir ce résultat, il suffit de chercher à ramener le prépuce en avant, avec les doigts de la main gauche, pendant que de la main droite on repousse le gland, en ayant soin toutefois de le malaxer et de le comprimer assez fortement, pour le réduire à son volume minimum.

Dans un assez grand nombre de cas, j'ai également bien réussi, en enserrant le prépuce entre l'index et le médius de chaque main disposés en forme de losange ; on le ramène ainsi en avant, et on appuie simultanément avec les pouces, sur la face dorsale du gland qu'on déprime. Une fois le bord vif de la couronne du gland passé sous l'anneau constricteur, tout le reste suit aussitôt, et la réduction est immédiate.

S'il s'agit d'un paraphimosis inflammatoire, c'est au procédé de taxis décrit par Mauriac qu'il faudra recourir. Après avoir malaxé et comprimé le gland, pour le réduire à son plus petit volume, on cherche à glisser l'extrémité de l'index de la main droite entre les corps caverneux et l'anneau constricteur ; avec de la persévérance on y arrive presque toujours. On diminue ainsi ou même, en distendant l'anneau avec force, on fait cesser l'étranglement, et la réduction s'obstient très vite. Ce procédé opératoire est imité de celui mis en usage pour l'opération de la hernie étranglée.

Les adhérences entre le sillon balanique et la muqueuse préputiale constituent parfois, ainsi que nous l'avons déjà fait pressentir, un grand obstacle à la réduction. Pour les détruire, lorsqu'elles sont molles et récentes, il suffira de glisser une petite tige métallique résistante entre le prépuce et les corps carverneux, puis de promener ce stylet sur la face dorsale du gland à droite et à gauche. Si les adhérences ont une organisation plus avancée, on pourra de même insinuer à plat, sous l'obstacle, la lame d'un bistouri droit, et sectionner les adhérences.

Nous ne ferons que signaler les mouchetures faites sur le prépuce avec une lancette, pour diminuer l'œdème. Cette manœuvre est inutile, car c'est la constriction produite par le limbe préputial et non l'œdème qui empêche la réduction.

Le débridement, ou section de l'anneau constricteur sur le milieu de la face dorsale de la verge est une bonne opération ; non-seulement elle amène la réduction complète, mais elle met ensuite à l'abri des récidives. Son seul inconvénient est de laisser plus tard, de chaque côté de l'incision, deux petits lambeaux, en forme d'oreilles de chien, de l'effet le plus disgracieux. Le mieux serait donc, après avoir fait l'incision dorsale de réséquer immédiatement les lambeaux latéraux et d'affronter ensuite avec deux serre-fines la peau et la muqueuse.

En résumé, parmi les différents moyens d'intervention active qui viennent d'être énumérés, c'est au taxis, pratiqué suivant les procédés indiqués, qu'il faut d'abord recourir, l'opération sanglante devant être seulement réservée à quelques cas exceptionnels, où des complications menaçantes impliquent l'urgence. Enfin l'anesthésie, par le chloroforme, pourra être justifiée, si le malade est atteint d'un volumineux paraphimosis inflammatoire dont la réduction serait, sans son secours, extrêmement douloureuse.

Mais les moyens de violence ne sont pas toujours indispensables pour obtenir la réduction du paraphimosis même le plus volumineux. On peut atteindre le même but en appliquant d'abord, dans la rainure glando-préputiale et dans le sillon, de l'onguent mercuriel fortement belladoné. Puis, avec une petite bande imbibée d'eau blanche, on comprime le gland et toute la verge, qu'on maintient ensuite relevée contre l'abdomen. Après quatre ou cinq jours de ce pansement bien fait, le paraphimosis disparaît. (Dr Ed. Langlebert).

Quand un paraphimosis complique un chancre infectant, on peut, sans aucun inconvénient, le soumettre au même traitement qu'un paraphimosis simple (Mauriac).

Si le paraphimosis est la conséquence de chancres mous, ces derniers doivent être énergiquement cautérisés, avant qu'on entreprenne toute manœuvre de réduction. On évitera ainsi l'inoculation de la matière virulente dans les petites déchirures qui résultent ordinairement du taxis.

Enfin, si par défaut de réduction, ou après une réduction trop tardive, le malade reste affecté d'un jabot sous-préputial, l'opération suivante, décrite par M. Mauriac pourra y remédier :

On circonscrit la tumeur par deux incisions curvilignes, à concavité tournée vers son centre ; puis on dissèque profondément le lambeau compris entre les deux incisions et, après l'avoir enlevé, les lèvres de la plaie sont réunies au moyen de serre-fines.

Gangrène de la verge. — Nous ne dirons que quelques mots sur cette affection curieuse mais exceptionnellement rare, ayant déjà parlé ailleurs de la gangrène du prépuce dans la lymphangite de cette région, dans l'érysipèle phlegmoneux et dans l'infiltration rapide d'urine.

La gangrène spontanée foudroyante du gland et même de toute la verge a été observée ; quelques cas en sont relatés dans la science; on les a rapportés au diabète, à l'action d'une dose très élevée de cantharides, à des excès furieux de coït ou d'onanisme. Le traitement doit simplement consister en un pansement antiseptique et en soins généraux donnés au malade pour lui permettre de supporter, s'il n'est pas tué au début par la septicémie, la période d'élimination des eschares et celle de réparation.

SECTION DU FREIN. — Chez quelques personnes, soit par une disposition congénitale, soit à la suite d'une cicatrice vicieuse, le frein du prépuce est tellement court, qu'au moment de l'érection il empêche le gland de prendre sa direction habituelle et que, pendant le coït, il est la cause de déchirures incessantes. La section du frein est le meilleur remède à cet état désagréable. Pour éviter l'hémorrhagie, cette petite opération doit se pratiquer de la manière suivante : au moyen d'une aiguille fine on passe un fil de soie au-dessous du frein qu'on sectionne ensuite par constriction.

ÉTROITESSE DU MÉAT URINAIRE. — L'étroitesse du méat peut donner lieu à tous les symptômes d'un rétrécissement de l'urèthre. Cette étroitesse est congénitale ou accidentelle, résultant alors de la cicatrisation d'un chancre. Comme nous l'avons indiqué déjà, à propos des rétrécissements de l'urèthre, le débridement est ici la seule opération convenable. On incise le méat en introduisant dans l'urèthre un bistouri étroit et très pointu, le tranchant de la lame tourné en bas ; on fait ensuite saillir sa pointe, en perforant la paroi inférieure de l'urèthre, à la distance voulue pour agrandir le méat, et on achève la section en ramenant à soi l'instrument. Il est utile de laisser ensuite, à l'entrée de l'urèthre, un bout de sonde ouvert à ses deux extrémités ou une petite canule métallique afin d'empêcher la réunion immédiate des lèvres de la plaie. Dans la plupart des cas, le débridement du méat se fait comme opération préliminaire, pour préparer l'urèthre à la lithotritie, ou pour permettre, pendant la cure d'une stricture uréthrale par la dilatation, d'introduire dans le canal de volumineuses bougies.

EPISPADIAS et HYPOSPADIAS. — On désigne sous le nom d'*épispadias* un vice de conformation tel que l'ouverture uréthrale se trouve située sur la face dorsale de la verge ; l'*hypospadias* est caractérisé, au contraire, par la situation de cette même ouverture sur sa face inférieure.

Dans l'épispadias, l'ouverture uréthrale de forme circulaire, ovale ou longitudinale, peut occuper différents points, et être même reléguée jusqu'à la racine de la verge ; elle est prolongée, dans ces cas extrêmes, par une gouttière profonde située entre les corps caverneux et formée par la paroi inférieure de l'urèthre ; la verge paraît alors bifide. Exceptionnellement cette ouverture est plus reculée encore, la gouttière comprise entre les corps caverneux pouvant s'étendre jusqu'au col vésical. S'il existe en même temps un défaut de soudure de la symphyse pubienne, on arrive à l'*extrophie de la vessie*, laquelle peut donc, jusqu'à un certain point, être considérée comme le dernier degré de l'épispadias.

Aucune opération ne doit être faite contre un épispadias léger. S'il est assez prononcé pour constituer une réelle infirmité, on pourra tenter d'y remédier par différents procédés autoplastiques; celui de Nélaton en particulier.

« Dans l'hypospadias, dit M. Rennes [1], l'ouverture de l'urèthre au lieu de se trouver à l'extrémité du cône qui termine la verge, est située au-dessous du membre, le plus souvent à la base du gland, à trois ou quatre lignes de distance du trou imperforé qui remplace l'orifice naturel du canal. L'ouverture qui donne passage à l'urine est toujours très petite, de dimension à admettre à peine la tête d'une épingle et en quelque sorte valvulaire. Il faut déplisser le prépuce à la partie concave et inférieure de la verge pour l'apercevoir. Les bords sont lisses et minces, de la couleur de la membrane muqueuse qui les revêt. Le pénis qui est toujours fort court, souvent petit, est recourbé en bas à son extrémité. Le frein qui s'insère à la partie postérieure de l'ouverture est très court, il forme bride et tire le prépuce en arrière. Il en résulte que cette membrane, au lieu d'environner le gland, comme à l'ordinaire, est échancrée à sa partie inférieure, jusqu'au siège de l'orifice accidentel de l'urèthre, tandis que longue et plissée supérieurement,

[1] *Archives générales de Médecine*, 1831, t. XXVII, p. 19. (Citation extraite du *Manuel de pathologie* et de *Clinique chirurgicales*, de Jamain.)

elle forme au-dessus du gland une espèce de tablier charnu, taillé carrément, lequel s'étend jusqu'à l'extrémité oblitérée de la verge et la contourne en quelque sorte. »

L'orifice uréthral peut être situé plus ou moins loin ; on l'a même rencontré en arrière du scrotum qui est alors profondément divisé sur la ligne médiane, et présente assez bien l'aspect d'une vulve, pour simuler un cas d'hermaphrodisme.

La verge pendant l'érection est recourbée en bas ; aussi l'hypospade, à cause de cette disposition particulière du pénis, et de la situation rétrograde de l'orifice uréthral, est-il le plus souvent impropre à la fécondation.

L'urèthre peut se prolonger au delà de son orifice anormal et se terminer par un cul-de-sac assez rapproché de l'emplacement habituel du méat. En pareil cas seulement, on pourra être autorisé à tenter de rétablir, au moyen d'un trocart, le canal de l'urèthre. Toutefois cette opération serait à rejeter, si le canal creusé dans les tissus devait être d'une assez grande longueur ; il aurait alors trop de tendance à se rétrécir et à s'obstruer. Enfin la fermeture de l'orifice anormal, quand on parvient à rétablir le canal dans sa longueur habituelle, est extrêmement difficile à obtenir.

Fistules péniennes. — Nous avons déjà vu, dans le chapitre des complications des rétrécissements de l'urèthre, que ce canal, dans sa partie antérieure, pouvait être affecté de notables pertes de substance, nous n'avons donc pas à y revenir. Les opérations pour y remédier sont délicates et manquent souvent ; les meilleurs procédés opératoires sont ceux de Diffenbach et de Nélaton.

La grande cause des insuccès opératoires est le contact, presque impossible à éviter, de l'urine avec les surfaces d'avivement ; aussi dans quelques cas de fistules où tous les autres chirurgiens avaient échoué, Ricord et Ségalas ont-ils réussi en dérivant complètement, comme opération préliminaire, le cours des urines par une large boutonnière périnéale.

Cancer du pénis. — Nous ne ferons encore que signaler cette maladie si grave, mais heureusement rare. Ce cancroïde débute soit par le prépuce, soit par le gland, au niveau de sa couronne. Il commence par de petits tubercules qui ne tardent pas à s'ulcérer et à laisser suinter une sanie ichoreuse d'une odeur très fétide. La marche en est assez rapide, et si le cancer envahit primitivement le prépuce, tout le fourreau de la verge ne tarde pas à être infiltré de matière cancéreuse, mais heureusement que l'enveloppe fibreuse des corps caverneux forme une barrière longtemps résistante à ses empiètements. Enfin les ganglions de l'aine finissent par se prendre et deviennent le siège d'un bubon cancéreux.

Si le cancroïde du prépuce n'a pas encore détruit l'enveloppe fibreuse des corps caverneux, on devra enlever toutes les parties malades, en respectant ces derniers et l'urèthre ; dans le cas contraire ou si le mal a commencé par le gland, l'amputation du pénis sera le seul remède.

Toutefois, avant de recourir à une opération aussi radicale, le malade devra suivre un traitement anti-syphilitique pendant trois ou quatre semaines, car, dans certains cas, la syphilis peut simuler un cancer.

CHAPITRE XIV

CHANCRE SIMPLE

I

Définition. — C'est une maladie essentiellement vénérienne et spécifique. — Virus chancreux. — Les acides et les bases détruisent sa virulence. Mode de contagion. — La partie virulente du pus réside dans ses éléments figurés. — Origine du chancre simple. — Est-il une affection essentiellement distincte de la syphilis? — Syphilisation. — Ce que prouve l'inoculation. — Chancre mixte de Rollet. — Dangers de l'inoculation employée comme moyen de diagnostic. — Lieux d'élection pour le développement du chancre mou. — Le chancre mou est surtout propagé par la prostitution clandestine. — Variations du chancre mou suivant les années; études statistiques de Mauriac.

On désigne sous le nom de *chancre simple* une affection locale, ulcéreuse et éminemment contagieuse, siégeant presque toujours sur les organes sexuels et pouvant être inoculée et réinoculée indéfiniment sur le malade lui-même ou sur d'autres sujets. Le chancre simple est encore appelé *chancre mou*, *chancrelle* (Diday), *chancroïde* (Clerc).

Le chancre simple est une affection spécifique, car engendré par contagion ou par inoculation, il reproduit toujours un ulcère semblable à lui-même, avec des caractères très nets qui permettent, dans la plupart des cas, d'en reconnaître facilement la nature. L'inoculation d'aucune autre matière organique, purulente ou non, n'est capable de reproduire l'ulcération caractéristique du chancre simple : c'est là le sceau de sa spécificité.

Le chancre simple est une maladie vénérienne par excellence, car, plus que toutes les autres, elle se contracte à la suite d'un coït impur. Tout homme atteint d'un chancre simple le tient d'une femme souillée de la même affection.

Il est loin d'en être de même pour la blennorrhagie, et nous avons vu qu'une femme, absolument indemne de vaginite et d'uréthrite, pouvait, par défaut seulement de soins corporels, donner la chaudepisse. La leucorrhée, les écoulements vaginaux qui précèdent ou suivent les règles, les règles elles-mêmes, une excitation trop grande précédée de libations alcooliques, des coïts trop fréquemment renouvelés constituent en effet des causes assez communes de blennorrhagie ; mais on n'observe rien de semblable pour le chancre simple.

La syphilis peut se contracter en buvant dans un verre malpropre, en se servant d'un instrument de musique à anche, d'une brosse à dents ayant appartenu à une personne syphilitique, en recevant sur la conjonctive ou sur les lèvres une gouttelette de salive d'un syphilitique qui vous parle, en se faisant raser avec un instrument mal entretenu qui vient de servir à un individu contaminé, etc., mais il n'en est jamais ainsi pour le chancre simple.

Toutefois, comme le pus du chancre conserve sa virulence pendant très longtemps, il est, à la rigueur, possible que l'on contracte cette affection en s'exposant à un contact assez prolongé avec une surface, quelle qu'elle soit, qui aurait été maculée par la sécrétion d'un chancre mou. On a cité ainsi quelques rares exemples de personnes devenues victimes de cet ulcère pour s'être assises sur un siège malpropre, où restaient des traces de pus de chancre simple, pour s'être revêtues de vêtements de camarades atteints de cette affection.

Et pourtant une femme peut donner un chancre mou sans en être elle-même affectée ; mais cela n'est nullement une preuve en faveur de ses bonnes mœurs. En effet, une femme qui, peu de temps après avoir eu des rapports avec un individu affecté de chancres simples, se livre à une autre personne, peut lui communiquer des chancres sans être elle-même contaminée. Du pus virulent a été déposé sur la muqueuse vaginale par le premier occupant, sans que cette muqueuse, doublée d'un fort épithélium, ait été inoculée, et le second adorateur a contracté ainsi le germe morbide. Ce mode de contagion, moins rare qu'on ne pourrait le croire, a reçu le nom de *contagion médiate*.

Le pus chancreux ne se distingue pas anatomiquement du pus ordinaire, et pourtant quelle différence dans les effets ! Il est plus ou moins épais, suivant l'abondance de la sécrétion; généralement il est séreux et assez fluide.

La virulence, c'est-à-dire la propriété de reproduire une lésion en tout semblable à celle qui l'a engendrée, est la qualité dominante de cette sécrétion ; aussi quand elle s'inocule, peu importe la quantité qui entre en jeu, qu'elle soit grande, qu'elle soit minime, qu'elle soit infinitésimale, le résultat sera toujours le même. Avec les virus la dose ne fait rien, une quantité presque impondérable infecte la partie touchée, ou, dans d'autres affections, l'organisme tout entier, aussi bien qu'un flot de pus. *C'est que le virus est vivant*, car il jouit de la propriété dominante de l'être vivant, celle de se reproduire, pourvu qu'il rencontre un milieu favorable à son développement.

Voici ce que mon père écrivait, à propos du virus syphilitique, quelques années avant la publication ou plutôt la popularisation des immortels travaux de Pasteur :

« Se reproduire et se multiplier à l'infini dans leurs transmissions successives d'un individu à un autre, tel est le caractère essentiel de tous les virus. Ce caractère les sépare nettement des poisons et des venins, qui jamais ne subissent dans l'économie ce mystérieux travail de reproduction et de complication.

« L'action spécifique d'un poison est toujours en raison de la dose ingérée ; celle d'un virus en est, au contraire, indépendante. La plus petite parcelle de matière virulente suffit pour transmettre la maladie dont elle contient le germe.

« En considérant que le virus syphilitique possède au plus haut degré l'attribut fondamental des êtres vivants, c'est-à-dire la faculté de se reproduire et de se multiplier, il est permis de croire, bien que le microscope ne l'ait point encore démontré, que la syphilis est de nature parasitaire [1]. »

Personne ne pense plus autrement aujourd'hui.

Cette citation, remarquable par sa date et la profondeur de vue qu'elle témoigne, peut s'appliquer exactement au chancre simple; nous n'avons à la modifier en rien.

Où réside l'atôme virulent du pus du chancre simple? On l'ignore encore, comme pour le chancre syphilitique; on sait cependant que c'est un élément figuré, car la sérosité pure du pus d'un chancre n'est pas inoculable (Rollet). Ce savant expérimentateur déposa sur du papier joseph du pus chancreux, puis ayant frotté la pointe d'une lancette sur la sérosité qui avait transsudé de l'autre côté de la feuille, il pratiqua une inoculation; toutes les inoculations ainsi faites furent négatives.

Le Dr Ed. Langlebert, s'appuyant sur des considérations théoriques, qu'il est inutile de rappeler ici, avait déjà dit que l'activité virulente du pus du chancre simple était inhérente aux globules.

Les liquides physiologiques sont sans action sur la virulence du pus chancreux, le sperme, l'urine, le sang, les sécrétions vaginales ne le modifient en rien.

[1] Ed. Langlebert. — *Aphorismes sur les maladies vénériennes*, 2e édition, 1875.

Les agents chimiques, tels que les acides, les bases, les essences lui enlèvent aussitôt toute propriété spécifique ; ils forment, en conséquence, l'appoint principal du traitement prophylactique. La gangrène, comme nous le verrons ultérieurement, enlève encore au pus chancreux tout caractère virulent.

Le pus du chancre simple, même lorsqu'il est desséché, peut conserver intacte sa virulence ; Spérino raconte avoir pratiqué avec succès une inoculation, en se servant de pus desséché sur la pointe d'une lancette depuis plus de *sept mois*. Cependant, d'après d'autres expérimentateurs, l'activité du pus serait détruite après une dessication lente de vingt-quatre heures.

Dilué dans une assez grande quantité d'eau, le pus conserve ses propriétés spécifiques. Si la masse d'eau est relativement considérable, il peut se faire qu'un grand nombre d'inoculations restent négatives, quelques-unes cependant seront positives ; car si les agents figurés du contage sont alors très dispersés dans la quantité de liquide, il suffit d'en récolter un seul à la pointe d'une lancette, pour que l'inoculation réussisse. (Expériences de Chauveau [1].)

Le siège de la contagion du chancre simple est essentiellement génital, et c'est pendant le coït, ou des tentatives de coït, que le pus de l'un se dépose sur les parties sexuelles de l'autre. Pour que la contamina-

[1] Chauveau. — *Physiologie générale des virus et des maladies virulentes.* (*Lyon médical*, 1871.)

tion ait lieu, il est nécessaire que le microbe virulent trouve une porte d'entrée, éraillure, excoriation même imperceptible de la muqueuse ou de la peau, car il ne saurait se la créer lui-même. De ce principe découle une règle fondamentale du traitement prophylactique.

Ricord a été d'un avis opposé ; il a prétendu que nulle solution de continuité de la peau ou de la muqueuse n'était nécessaire pour qu'il y eût contamination. Le pus déposé sur l'organe absolument intact, y déterminerait, par son âcreté, une légère inflammation laquelle, après un temps plus ou moins long, laisserait pénétrer le germe virulent. Ainsi s'expliqueraient les longues incubations, qu'on observe exceptionnellement avant l'éclosion du chancre simple, et groupées par Ricord sous le nom de *contagion retardée*.

Des expériences très concluantes de notre ami, le Dr Jullien, infirment cette manière de voir et démontrent péremptoirement la nécessité d'un *foramen contagiosum* pour que le développement du chancre puisse avoir lieu. « Il y a quelques années, dit-il, nous avons institué un certain nombre d'expériences, pour essayer d'éclaircir ce point d'étiologie. Du pus chancreux était déposé sur la face antérieure de la cuisse ; avec la pulpe du doigt nous frottions pendant un certain temps, de façon à mettre le pus en rapport aussi intime que possible avec les éléments de la peau, et parfois même il nous est arrivé d'user la couche superficielle de l'épiderme. Nous recouvrions ensuite la partie ainsi préparée avec du diachylon. Or, dans les très nombreux essais que nous avons ainsi tentés, il ne nous est pas arrivé une seule fois de voir se produire la pustule chancreuse. Bien plus, nous avons été, dans un certain nombre de cas, jusqu'à épiler la surface sur laquelle nous expérimentions, pensant ainsi offrir au virus une porte d'entrée, un *foramen contagiosum*, sûr que nous étions de pouvoir, en cas d'inoculation positive, réprimer la poussée de tous ces chancres profonds. Eh bien, ce pus si âcre, si irritant, a témoigné dans cette nouvelle série d'expériences de l'innocuité la plus complète. Aussi serions-nons disposé, non à rejeter d'une façon absolue la possibilité d'une contagion retardée, surtout quand elle s'exerce sur des tissus moins résistants que la peau de la cuisse, mais à lui faire jouer un rôle des plus restreints. Les cas dans lesquels l'insouciance des sujets permet au pus de séjourner plusieurs jours, même plusieurs heures sur la peau, ne sont pas à tout prendre, hormis les cas de phimosis, assez nombreux, assez bien constatés, pour qu'il ne nous soit pas permis de ne les accepter que sous bénéfice d'inventaire.[1] »

Le chancre simple est-il une affection ancienne, remonte-t-il à la plus haute antiquité? Est-il, au contraire, une maladie récente, postérieure à la syphilis, son descendant dégénéré pour ainsi dire? Question importante pour laquelle on a soutenu les polémiques, les plus ardentes, et dépensé des trésors d'érudition. N'oubliant pas toutefois que notre traité des maladies

[1] Jullien. — *Loc. cit.*

des organes sexuels est surtout un livre de pratique médicale, nous ne ferons que résumer le débat en quelques mots.

Bassereau [1], élève de Ricord, établit le premier une distinction absolue entre le virus du chancre simple et le virus du chancre syphylitique. Cette *dualité* était appuyée : 1° sur l'antiquité du chancre simple établie par des textes nombreux, 2° sur des confrontations cliniques qui prouvèrent que le chancre simple, ne donnait jamais, par contagion, qu'un chancre simple; que le chancre syphilitique ne communiquait jamais que la syphilis.

Clerc [2], dans un mémoire non moins érudit, et s'appuyant sur les descriptions des ulcérations du pénis que nous ont transmises les médecins de l'antiquité, nia l'existence ancienne du chancre mou. En effet, en regardant les textes d'un peu près, il est difficile de reconnaître la description exacte, précise du chancre simple, et si cette entité morbide spécifique avait réellement existé, nulle doute qu'elle n'aurait pas échappé à la sagacité des médecins antérieurs à la fin du XVe siècle. Pour Clerc, le chancre simple, qu'il appelait *chancroïde*, *était le résultat de l'inoculation du chancre infectant sur un sujet qui a ou qui a eu la syphilis constitutionelle.* Ce chancre se reproduisait ensuite toujours sous sa seconde forme.

[1] Bassereau. — *Traité des affections de la peau symptomatiques de la Syphilis.* Paris 1852.

[2] Clerc. — *Du chancroïde.* Paris, 1854.

Ainsi d'un côté les *Dualistes*, qui prétendent que le virus du chancre infectant est absolument distinct du virus du chancre simple, de l'autre les *Unicistes*, qui admettent une sorte de filiation entre les deux.

Cette dernière doctrine, aujourd'hui délaissée par un grand nombre de syphiliographes, mais à laquelle on reviendra peut-être, a été le point de départ de la plus grande monstruosité médicale du XIXe siècle, nous voulons parler de la *syphilisation*. Sous prétexte de défendre un malheureux contre les atteintes de la vérole, on lui inoculait sur toutes les parties du corps une quantité prodigieuse de chancres mous; un courageux expérimentateur, Lindmann, s'est inoculé ainsi environ trois mille chancres, ce qui ne l'a pas empêché de contracter la syphilis avec tout son cortège d'accidents secondaires.

Le moment est venu de parler d'une méthode expérimentale, qui a permis d'établir des distinctions nettes et précises entre les maladies vénériennes; nous avons nommé l'*inoculation*. Ricord, à qui revient le mérite incontestable d'avoir reconnu et signalé toute la valeur scientifique de cette méthode, n'a pas su cependant en tirer tout ce qu'elle pouvait donner et, chose plus grave, s'est trompé complètement sur la valeur des faits observés. L'inoculation lui permit cependant d'établir une distinction formelle entre la blennorrhagie, qu'on ne peut inoculer, et le chancre qui s'inocule et se réinocule sur le malade lui-même. Mais, chose curieuse, il confondit sous la dénomination de *chancre*, le chancre simple et le chance infectanrt, qui cependant, au point de vue de l'inoculation, se comportent tout différemment. Par lui l'infection syphilitique fut attribuée, non à la qualité spéciale du virus, mais au tempérament et à la constitution des malades, créant un terrain plus ou moins favorable à son développement.

Ricord, disons le à sa louange, ne pratiqua jamais que l'auto-inoculation, c'est-à-dire l'inoculation sur le malade même. Cette réserve, si honorable dans l'expérimentation, fut cependant cause d'une erreur d'interprétation des plus graves. Il constata en effet que les accidents secondaires de la syphilis n'étaient pas auto-inoculables; de là à les proclamer non contagieux il n'y avait qu'un pas, et le maître le franchit. On peut juger des conséquences funestes de cette doctrine, qui heureusement ne tarda pas à être vigoureusement attaquée et finit par succomber pour le plus grand bien de l'humanité.

C'est à mon père que revient l'honneur d'avoir déclaré le premier :

Que les accidents secondaires de la syphilis sont contagieux, et qu'ils reproduisent par contagion, non un accident similaire, mais le chancre syphilitique ou infectant, lequel est toujours le point de départ de la syphilis [1].

Ces vérités pathologiques ont depuis été mises en évidence par de hardis expérimentateurs, au moyen

[1] Extrait des procès-verbaux imprimés de la Société médicale du Panthéon, 1856, p. 8.

de l'hétéro-inoculation. Empressons-nous d'ajouter que le Dr Ed. Langlebert n'a jamais eu recours à cette preuve scientifique,

L'inoculation se pratique avec une aiguille ou une lancette dont la pointe a été trempée dans du pus virulent, puis on insinue cette pointe sous l'épiderme où l'on dépose le virus. La piqûre doit être très superficielle pour ne pas donner lieu à une lésions profonde. On constate par cette méthode :

1° Que le pus du chancre simple est auto-inoculable et indéfiniment réinoculable.

2° Que le pus du chancre infectant n'est pas auto-inoculable, mais qu'il est inoculable à un individu sain.

3° Que les accidents secondaires de la syphilis ne sont pas auto-inoculables, mais qu'ils sont inoculables à un individu sain, et reproduisent le chancre infectant.

4° Que la blennorrhagie, quel que soit son siège, n'est point inoculable sur une partie quelconque du corps, et qu'il en est de même pour les autres affections vénériennes, telles que l'herpès, les végétations, la balanite, etc.

Ainsi le chancre simple est seul auto-inoculable et cela indéfiniment ; on comprend de quelle importance peut être cette notion expérimentale pour établir un diagnostic précis dans quelques cas difficiles.

Cependant cette vérité pathologique n'est pas à

l'abri de quelques exceptions qui en atténuent la simplicité. Ainsi M. Vidal, médecin distingué de l'hôpital Saint-Louis, a démontré que *l'ecthyma simplex* est auto-inoculable, et que ses inoculations peuvent être reproduites avec succès jusqu'à quatre ou cinq générations. Le diagnostic deviendrait donc impossible, par cette seule méthode, entre un chancre simple et une ulcération consécutive à la rupture d'une pustule d'ecthyma.

Mais, chose plus grave, un chancre, ayant d'abord toutes les apparences d'un chancre simple, jouissant des mêmes propriétés, c'est-à-dire pouvant être auto-inoculé, s'indure après un temps plus ou moins long et donne lieu aux accidents secondaires de la syphilis. Inversement un chancre infectant, qui sera certainement suivi d'accidents constitutionnels, peut prendre tout-à-coup, à quelque époque que ce soit de sa période d'activité, les caractères extérieurs d'un chancre mou et devenir auto-inoculable.

Ces variétés hybrides, fort bien décrites sous le nom de *chancre mixte*, par le professeur Rollet, sont en réalité des exceptions pathologiques, mais dont il ne faut pas moins tenir compte et qui, jusqu'à un certain point, enlèvent aux résultats de l'inoculation, considérés au point de vue du diagnostic, leur caractère de certitude.

L'auto-inoculation du pus du chancre simple est d'ailleurs une épreuve qu'on ne doit faire subir au malade que par absolue nécessité, s'il s'agit par exemple d'une affaire médico-légale, d'un mariage prochain, ou qu'elle soit reclamée impérieusement. D'abord elle n'offre pas, ainsi que nous venons de le voir, le caractère absolu de la certitude, ensuite, dans certains cas tout à fait exceptionnels, elle peut devenir dangereuse.

On a vu des chancres inoculés sur la cuisse, sur l'abdomen au-dessous de l'ombilic, se compliquer de phagédénisme, de gangrène, d'érysipèle phlegmoneux et déterminer les lésions les plus graves. C'est donc un devoir pour le médecin d'avertir son client des dangers, très peu probables il est vrai, que l'inoculation va lui faire courir ; car les dissimuler, serait se mettre, si certaines éventualités graves survenaient, dans la situation la plus embarrassante.

Je sais bien que, le jour où l'inoculation a donné un résultat positif, où l'on aperçoit manifestement une ulcération chancreuse, si petite soit-elle, celle-ci doit être détruite immédiatement par une cautérisation énergique, et qu'on pare ainsi à tous les dangers. Mais ce moyen préventif n'est pas absolument infaillible; on l'a vu échouer et les complications les plus graves se développer, malgré les soins les mieux entendus.

Dans les cas exceptionnels, où une inoculation du pus chancreux doit être pratiquée, il ne faut pas choisir indifféremment la partie du corps où vous porterez la lancette. Le professeur Le Fort a fait sur ce point de pratique médicale des observations très instructives. Il a remarqué, qu'au point de vue de la gravité des chancres inoculés, le corps humain pouvait être divisé en deux parties ; une partie sus-ombilicale, sur laquelle les chancres ont peu de tendance à s'étendre et restent toujours limités en surface et en profondeur, et une partie sous-ombilicale favorable au contraire à l'extension indéfinie et aux complications graves des ulcérations chancreuses.

Nous choisirons donc de préférence, pour pratiquer une inoculation, la région épigrastrique, les parties latérales du thorax, la région deltoïdienne. Les chancres simples inoculés se développent encore plus mal sur la face et la région céphalique, que partout ailleurs, ce qui explique, avec d'autres raisons que nous apprécierons ultérieurement, leur absence presque absolue sur cette partie du corps.

En résumé, en tenant compte des données fournies par la clinique et par les inoculations expérimentales, nous pouvons affirmer qu'il existe deux chancres différents : l'un, le chancre simple, qui est une affection absolument locale, dont le malade est totalement guéri quand l'ulcération est cicatrisée, l'autre, le chancre infectant, qui est suivi d'accidents secondaires constitutionnels. Ces chancres constituent donc, sinon deux modalités essentiellement différentes, du moins au point de vue clinique, parfaitement distinctes.

Le chancre simple, avons-nous dit, occupe toujours la sphère génitale ; le plus souvent il est assez douloureux, et il amène chez la femme une tuméfaction des grandes lèvres, qui l'empèche, même à un examen superficiel, de passer facilement inaperçu. C'est, en général, dans les basses classes de la société, parmi les filles insoumises, que s'entretient et se perpétue le chancre simple. La prostitution clandestine, si fréquente à Paris, en est le foyer principal. Aussi le chancre simple est-il rare dans la clientèle privée, où le médecin a affaire à des malades observateurs et soigneux de leur personne; c'est à peine si l'on y observe un chancre mou pour six chancres infectants.

Il faut, en effet, la plus grande insouciance, je dirais même la plus grande malpropreté de la part d'un homme ou d'une femme, pour ne pas se traiter d'une affection aussi évidente que l'est généralement un chancre simple. Une syphilide peut passer inaperçue, un chancre simple jamais : telles sont les raisons de la localisation presque complète du chancre simple dans les classes inférieures de la société.

Le chancre simple étant une affection purement locale, il en résulte que si, par impossible, les hommes et les femmes atteints de chancres mous cessaient tout commerce sexuel, cette affection disparaîtrait complètement. Aussi n'est-il pas surprenant de voir sur les statistiques des maladies vénériennes, soignées dans les hôpitaux spéciaux, de grandes différences dans le nombre des malades atteints de chancres mous qui y sont admis chaque année.

M. le Dr Mauriac a, dans un mémoire extrêmement remarquable, relevé ces variations de fréquence du chancre mou et également des autres maladies vénériennes, suivant les années et les événements importants qui s'y sont accomplis; voici quelles sont ses conclusions :

« *A*. — 1° Le nombre des maladies vénériennes, dans la ville de Paris, diminua considérablement après la guerre de 1870-71. A partir de 1872, époque à laquelle se produisit une recrudescence légère, le décroissement fut progressif jusqu'en 1875 ;

« 2° Parmi les espèces vénériennes, le chancre mou fut le plus atteint par cette diminution, et il devint, en 1875, d'une rareté extraordinaire tout à la fois absolue et relative, puisqu'il ne représentait plus alors que la vingtième partie du nombre total des maladies vénériennes, et qu'il était, par rapport au chancre syphilitique, dans la proportion de 1 à 10 environ ;

« 3° Les principales causes de cette diminution des maladies vénériennes et du chancre mou furent : *a*, la dépopulation immédiate de la ville à la suite de la guerre et l'arrêt dans le développement numérique de ses habitants ; *b*, l'abaissement de la fortune individuelle qui se produisit dans toutes les classes de la société et qui fut aggravé par l'augmentation des charges ; *c*, la surveillance plus rigoureuse de la prostitution, en général, et, en particulier de la prostitution clandestine ; *d*, l'augmentation dans le nombre des mariages depuis la guerre, supérieur, malgré la diminution des habitants de Paris, à ce qu'il était avant 1871.

« *B*. — 1° L'année 1875 occupe une place exceptionnelle dans la période de 1869 à 1881 ; c'est en effet à cette période que s'est établi *l'étiage* des maladies vénériennes, puisqu'elles atteignirent le niveau le plus bas auquel elles soient descendues depuis longtemps ;

« 2° A partir de 1875, le nombre des maladies vénériennes a toujours été en augmentant dans la ville de

Paris jusqu'en 1881. Cette augmentation est devenue surtout très accentuée pendant 1878, année de l'Exposition universelle. Mais elle a pris un développement bien plus considérable encore en 1879, et elle a acquis son maximum numérique en 1880.

« 3º Le chancre simple a regagné promptement tout le terrain qu'il avait perdu depuis 1869 jusqu'en 1875, et, à sa rareté, a succédé une fréquence absolue et relative, qui a atteint son maximum en 1880. A cette époque, il représentait la dixième partie du nombre total des maladies vénériennes, et se trouvait, par rapport au chancre syphylitique, dans les rapports de 1,54 à 1 ;

« 4º Dans cette période quinquennale, les causes de l'augmentation des maladies vénériennes ont été : *a*, l'augmentation de la population parisienne ; *b*, l'affluence des ouvriers nécessitée par les travaux de l'Exposition universelle et autres grandes constructions dans tous les quartiers de la ville ; *c*, l'invasion de la ville par les visiteurs de l'Exposition de 1878; *d*, la diminution de la prostitution inscrite et l'augmentation toujours progressive de la prostitution clandestine [1]. »

Pendant la période de la guerre (1870-1871) il y eut une grande augmentation du nombre des maladies vénériennes, et particulièrement de celui des chancres simples (Mauriac) ; elle était due à l'affluence dans la ville de Paris de soldats venus de Province.

[1] Mauriac. — *Leçons sur les maladies vénériennes.*

Ces variations dans le nombre des chancres simples et des maladies vénériennes en général, sont des plus intéressantes à connaître, car elles dévoilent nettement les causes multiples du mal, et indiquent ainsi quelles mesures préventives sont les meilleures pour y parer, au moins dans une certaine limite. Parmi celles-ci nous signalerons surtout la poursuite acharnée de la prostitution clandestine.

Telles sont les notions préliminaires et nécessaires à la connaissance exacte du chancre simple et de son histoire pathologique si intéressante ; elles forment l'introduction indispensable à la partie purement clinique que nous allons maintenant aborder.

II

Caractères du chancre simple. — Il est le plus souvent multiple. — Inflammation subite d'un chancre simple presque entièrement cicatrisé. — Formes ecthymateuse, furonculeuse, bulleuse du chancre simple. — Différence des cicatrices du chancre simple et du chancre induré. — Chancres simples de l'anus, du canal de l'urèthre et du col de l'utérus.

Complications du chancre simple, phimosis, paraphimosis, abcès chancreux, balano-posthite. — Gangrène. — Bubon. — Phagédénisme.

Traitement préventif. — Traitement abortif par la cautérisation destructive. — Traitement méthodique. — Traitement des complications.

Le chancre simple, avons-nous dit, est une maladie essentiellement vénérienne, car il siège presque exclusivement sur les organes génitaux ou dans leur voisinage.

Chez l'homme son premier lieu d'élection est la muqueuse préputiale, au niveau du *frein;* elle est en effet, dans cette région, extrêmement fine et soumise, pendant le coït, à des tiraillements, qui l'exposent à se déchirer et à laisser ainsi pénétrer le virus. Nous pouvons citer ensuite par ordre de fréquence, comme siège du chancre mou, la *rainure glando-préputiale*, la *muqueuse préputiale*, le *limbe du prépuce*, la *partie cutanée du prépuce*, le *fourreau de la verge*, enfin le *méat* et le *canal de l'urèthre*.

Chez la femme, la fourchette, constituée par la jonction inférieure des petites lèvres, est le point des organes génitaux où se développe de préférence le chancre simple; viennent ensuite la fosse naviculaire, le clitoris, le vestibule, la muqueuse et la partie cutanée des grandes lèvres, très rarement les parois du vagin et quelquefois le col de l'utérus.

Lorsqu'il siège en dehors des organes génitaux, le chancre simple ne s'en écarte jamais beaucoup, il reste presque toujours cantonné dans les environs. C'est ainsi qu'on peut le voir germer sur le scrotum dans la région du pubis et particulièrement, chez la femme, à la marge de l'anus, dans l'anus même et à la partie interne et supérieure des cuisses.

Exceptionnellement on le rencontre en des régions éloignées de la sphère génitale. C'est ainsi que quelques médecins, Ricord en particulier, se le sont inoculé au doigt, et que des malades, en se grattant après avoir touché leur chancre, l'ont transporté sur une autre partie du corps. On rapporte encore l'histoire de certaines femmes qui, par vengeance, ont été en égratigner d'autres, après avoir trempé leurs ongles dans le pus d'un chancre mou.

Ainsi que nous l'avons vu, à propos de l'inoculation, le chancre mou se développe mal sur le visage, on ne l'y observe que très rarement et sa présence sur la face a même été niée complètement. Ce fait, qui peut surprendre tout d'abord, s'explique très simplement par le terrain peu favorable que présente la région céphalique à la germination de l'ulcère simple, et encore par cette raison, que les symptômes du chancre mou sont assez évidents, manifestes, mal dissimulés, pour exclure toute idée de rapports *ab ore*.

Enfin le chancre simple a encore été reconnu sur des tissus pathologiques, sur un cancer de l'utérus par exemple. Cette germination du chancre sur des produits cancéreux a été créée par inoculation, dans le but de détruire ces tissus de mauvaise nature. Du pus chancreux a été ainsi inoculé sur un épithélioma des lèvres; un moment on a pu croire que l'ulcère d'origine vénérienne allait détruire la petite tumeur, mais bientôt l'affection maligne reprit le dessus et suivit son cours habituel. On comprend de même qu'un chancre simple puisse ainsi se greffer sur un chancre induré et constituer une variété de chancre mixte, très rare il est vrai, car ce syphilôme commence généralement par revêtir les caractères du chancre mou.

Le chancre mou ne présente pas de période d'incubation, c'est un fait dont il est facile de s'assurer par l'inoculation : vingt-quatre heures après avoir inoculé du pus chancreux, on voit en effet, sur une base rouge, apparaître une minuscule élevure épermique.

Il est rare cependant qu'on s'aperçoive de la présence d'un chancre mou vingt-quatre heures après le coït; cela tient à notre négligence et à ce que la lésion est encore à peine ébauchée. Le plus souvent c'est vers le troisième ou le quatrième jour qui suit le rapport suspect que le malade reconnaît une ulcération présentant, déjà en petit, tous les caractères qu'elle va bientôt revêtir; dans quelques cas plus rares, c'est seulement après sept ou huit jours, quelquefois dix, que le chancre est découvert. Ce fait est surtout commun chez les gens du peuple; il tient plutôt à un manque d'observation de soi-même qu'à une *contagion retardée*.

Le chancre simple revêt des caractères morphologiques, qui permettent presque toujours de le distinguer facilement. C'est d'abord une ulcération de dimension variable, toujours profonde, faite comme à l'emporte-pièce, et dont le fond irrégulier, vermoulu, est tapissé d'une sorte de fausse membrane grisâtre, adhérente, ne s'en allant pas par le lavage et difficile à arracher. Les bords en sont abrupts, taillés à pic, très souvent décollés et sur leur contour, examiné à la loupe, on observe de fines dentelures.

La forme et la grandeur de l'ulcération sont variables; depuis le diamètre d'une lentille, le chancre mou peut arriver, dans quelques cas redoutables, à acquérir plus d'un décimètre carré de surface; mais ses dimensions ordinaires sont celles d'une pièce de un à deux francs souvent même de cinquante centimes. La forme de l'ulcération varie suivant son siège; presque toujours ovale, elle peut devenir ronde fissuraire, ou, en cas de phagédénisme, complètement irrégulière.

Comme la blennorrhagie, le chancre simple comprend trois périodes, une de début, une d'état ou stationnaire, une de déclin. La période, de début ou d'augment est plus ou moins longue, généralement elle ne dépasse pas un à deux septenaires, elle peut toutefois se prolonger indéfiniment dans le phagédénisme. Pendant toute cette période, le chancre grandit, est excessivement contagieux, parfois assez douloureux et jette un pus abondant qui va inoculer les parties voisines; mais, point capital, l'ulcère reste toujours sur une *base molle.*

Pendant la période d'état, le chancre ne grandit plus, suppure moins est moins douloureux, mais il conserve sa couleur grisâtre et tous ses autres caractères extérieurs. Il dure ainsi trois ou quatre semaines.

Enfin arrive la période de réparation. Le chancre ne suppure presque plus; sur son fond s'élèvent de petites granulations rougeâtres qui, devenant de plus en plus nombreuses, finissent par lui donner une couleur rouge uniforme, au lieu de sa teinte gris sale des jours précédents. Puis un liseré cicatriciel apparaît, et la cicatrice se fait ainsi lentement et régulièrement de la périphérie vers le centre.

Un chancre, même presque complètement cicatrisé, est toujours capable, sous l'influence d'une cause irritante quelconque, parfois même, sans cause bien appréciable, de s'enflammer de nouveau. Le travail cicatriciel est alors rapidement détruit et l'ulcère peut prendre très vite une grande extension. Cette recrudescence est due à ce fait, que pendant la période de réparation, la sécrétion du chancre infectant est encore auto-inoculable.

Il y a une très grande différence entre le mode de cicatrisation d'un chancre simple et celui d'un chancre infectant. Dans le premier cas la cicatrice formée de tissu inodulaire restera indélébile; ou apercevra toujours un enfoncement, une dépression formée par la partie de la muqueuse qui a été détruite et, principalement sur la peau, une large tache ou une rainure blanchâtres. Si la perte de substance est considérable, des brides, très gênantes plus tard pour la mobilité du pénis, s'établiront définitivement.

La cicatrice du chancre infectant, même lorsque l'ulcération a été large et profonde, reste à peine visible après une année environ. C'est qu'ici l'ulcération se fait aux dépens d'un tissu de nouvelle formation, le *syphilôme*, et non au détriment des tissus normaux muqueux ou cutanés; il n'est donc pas étonnant qu'il ne reste pas de trace ineffaçable de la cicatrice.

Les symptômes que détermine le chancre mou varient suivant le siège de l'ulcère; nous allons les passer successivement en revue.

Les chancres du frein ont généralement une forme arrondie, très fréquemment ils sont multiples, et presque toujours on en compte deux, un de chaque côté de ce repli de la muqueuse préputiale. Ces chancres accouplés ont alors une grande tendance à se réunir, et le frein est perforé, parfois même détruit complètement. Cette ulcération du frein peut occasionner une hémorrhagie abondante; c'est une complication assez sérieuse pour que le malade en soit prévenu et qu'il puisse, le cas échéant, grâce aux recommandations précises qui lui auront été faites, éviter une perte notable de sang.

Sur la rainure glando-préputiale le chancre se creuse en ovale et il a une grande tendance à s'auto-inoculer; aussi, dans la plupart des cas, la rainure est-elle garnie de six à huit chancres et même davantage, faisant une sorte de couronne ulcéreuse dans ce sillon. D'autres chancres peuvent se développer encore, mais plus rarement, sur la muqueuse du gland.

Si le gland est recouvert par un long prépuce, il se forme presque toujours, en pareil cas, un phimosis inflammatoire. Le pus chancreux, s'écoulant alors entre le gland et la muqueuse préputiale, inocule cette dernière principalement au niveau du limbe. Ces chancres du limbe sont généralement petits, quelques-uns se creusent en fissure, d'autres présentent une surface plate et ovale, mais aucun n'a de tendance bien marquée à s'agrandir. Leurs cicatrices pourront constituer plus tard un phimosis cicatriciel.

Sur le prépuce, le fourreau et, d'une manière générale, sur les parties cutanées, le chancre peut revêtir au début l'aspect d'une pustule d'ecthyma ou d'un petit furoncle. On doit être prévenu de ces anomalies de forme, encore assez fréquentes, pour ne pas traiter avec trop de légèreté ces petites lésions qui, bien qu'en apparence insignifiantes, peuvent devenir le point de départ d'une affection aussi grave qu'un chancre grangréneux ou phagédénique. Sur la peau, le chancre mou reste parfois couvert d'une croûte épaisse, sous laquelle s'amasse le pus chancreux; cette variété de chancre crouteux s'observe principalement sur le fourreau du pénis.

Chez la femme, nous rencontrons les mêmes variétés d'aspect. Sur la partie cutanée des grandes lèvres, nous retrouvons le chancre croûteux, ecthymateux, furonculeux, bulleux, suivant son apparence au début; sur la fourchette et les petites lèvres, nous voyons des ulcérations chancreuses plus ou moins étendues, ayant les caractères que nous avons rencontrés chez l'homme, et de même une grande tendance à l'auto-inoculation. Aussi les chancres simples sont-ils en général très nombreux chez la femme; on a pu, sur un même sujet, en compter jusqu'à trente et quarante, occupant tous la sphère génitale.

Les chancres mous du vagin sont rares; l'épaisseur considérable, particulièrement chez les prostituées, de l'épithélium qui défend la muqueuse vaginale est la cause de cette immunité relative. Le chancre simple peut se développer sur le col de l'utérus; il garde sur cette région ses caractères spéciaux et il est central ou périphérique suivant qu'il touche l'orifice du col utérin ou qu'il en est éloigné. Il est unique ou multiple, mais très souvent il s'accompagne, par auto-inoculation, de petits chancres de l'orifice vulvaire.

Les chancres mous de l'anus peuvent s'observer dans les deux sexes, mais ils sont incomparablement plus fréquents chez la femme : la situation des parties explique suffisamment cette fréquence, sans qu'il soit nécessaire d'en chercher une autre cause. Toutefois la sodomie passive est incomparablement plus fréquente chez la femme que chez l'homme.

MM. Péan et Malassez ont écrit sur ce sujet une monographie remarquable. D'après ces auteurs, le chancre de l'anus serait presque toujours double, l'un situé en arrière et l'autre en avant; plus rarement leur position serait latérale. Sous l'influence de l'irritation vive qu'ils déterminent, il n'est pas rare de voir se développer de petits condylomes, sorte d'excroissance verruqueuse occupant généralement l'extrémité cutanée d'une ulcération chancreuse; enfin assez communément une couronne de petits chancres secondaires entoure l'anus.

Le chancre anal revêt assez souvent une forme fissuraire et s'accompagne parfois de tous les symptômes si douloureux de la fissure à l'anus. Péan propose la dilatation forcée pour faire cesser l'état spasmodique du sphincter; mais cette manière d'opérer à l'inconvénient de créer une vaste déchirure qui s'inocule aussitôt. Mieux vaut, à notre avis, cautériser très profondément le chancre avec le thermo-cautère, en ayant soin naturellement de détruire, par le même procédé, tous les autres petits chancres qui pourraient exister dans le voisinage.

Un chancre simple de l'anus peut provoquer l'inflammation plus ou moins vive de la muqueuse du rectum. Cette rectite secondaire serait la principale cause des rétrécissements du rectum consécutifs à l'affection chancreuse.

Enfin il est souvent nécessaire de délimiter, d'une façon très précise, la situation qu'occupe un chancre de l'anus; car, dans certains cas médico-légaux, cela devient d'une importance capitale, la situation relative des chancres chez deux individus accusés de sodomie, pouvant en établir sinon la certitude, du moins une forte présomption.

Chez l'homme, le chancre simple se développe quelquefois à l'extrémité antérieure du canal de l'urèthre; presque toujours il occupe alors les lèvres du méat urinaire, mais il y est cependant beaucoup moins fréquent que le chancre induré. Le chancre du méat dure longtemps, il guérit difficilement, étant sans cesse irrité par le passage de l'urine.

Le chancre peut germer plus profondément dans le canal de l'urèthre; presque toujours cependant on l'aperçoit en écartant avec les doigts les lèvres du méat, ou, suivant le procédé de M. Horteloup, avec un petit spéculum. Lorsqu'on ne peut découvrir le chancre, le diagnostic de cette lésion avec la blennorrhagie devient chose assez délicate. La petite quantité relative de la sécrétion, son apparence sale, des stries de sang, une douleur limitée dans un point du canal où l'on perçoit avec le doigt une petite masse dure, assez douloureuse à la pression, enfin, dans les cas douteux, l'*auto-inoculabilité* de la sécrétion, sont autant de signes, dont le dernier donne la certitude, qui permettent de reconnaître le chancre du canal. Un rétrécissement peut être la conséquence tardive de la cicatrisation de cet ulcère.

Complications. — Le chancre mou n'est pas ordinairement, par lui-même, une affection grave, car, non compliqué, il laisse seulement, dans la plupart des cas, une trace cicatricielle de son passage. Mais il peut devenir le point de départ de nombreuses et redoutables complications.

Le prépuce, chez les malades qui l'ont naturellement long, a une grande tendance à s'infiltrer lorsqu'il existe plusieurs chancres dans la rainure ou sur la muqueuse préputiale. Cet œdème du prépuce détermine un phimosis, cause d'une grande gêne pour les soins à donner aux chancres; aussi certains malades font-ils de grands efforts pour découvrir le gland afin de pouvoir panser les ulcérations chancreuses. Mais il arrive, dans quelques cas, que le limbe préputial, arrêté en arrière de la rainure, ne pouvant plus être ramené, il se forme un *paraphimosis chancreux*, souvent difficile à réduire.

Lorsque la lymphite préputiale devient plus grave, on peut suivre, dessinés sous forme de cordons légèrement rougeâtres, quelques lymphatiques superficiels; la pression est assez douloureuse sur leur trajet, et parfois l'on y rencontre de petites nodosités. Ces nodosités se ramollissent bientôt, et il se forme un abcès chancreux qui se comportera comme un véritable chancre. Un chapelet de ces petits abcès chancreux peut ainsi apparaître sur le trajet d'un lymphatique.

Le bubon virulent des ganglions de l'aine, est parfois la conséquence de la lymphite préputiale; mais bien plus souvent il est provoqué directement par un chancre mou du pénis sans intermédiaire de l'inflammation des lymphatiques : cette complication est d'ailleurs assez importante pour que nous lui réservions un chapitre spécial.

Dans les cas assez fréquents, où il se forme un phimosis inflammatoire, il n'est pas rare de voir survenir simultanément une balano-posthite plus ou moins intense. Cette balano-posthite chancreuse présente tous les caractères de la balano-posthite ordinaire, mais de plus sa sécrétion purulente est inoculable et reproduira un chancre. La gangrène d'une portion du prépuce, de cet appendice tout entier, du fourreau et, dans quelques cas heureusement tout à fait exceptionnels, du pénis lui-même sont des complications possibles de la balano-posthite chancreuse. La gangrène peut enlever le prépuce avec assez de régularité, pour simuler une circoncision ; mais le plus souvent le sphacèle ne s'étend qu'à la partie dorsale du prépuce et le gland passe à travers l'ouverture, il met le nez à la fenêtre, suivant la pittoresque expression de Diday.

Un chancre mou, même sans complication de

balano-posthite, est capable de devenir le point de départ d'un foyer gangréneux plus ou moins étendu. Les chancres gangréneux produisent très vite de grands ravages en superficie ou en profondeur; mais, chose remarquable, une fois la gangrène établie, toute virulence disparaît, le pus chancreux n'est plus inoculable, il a perdu son caractère spécifique.

La période de début ou extensive d'un chancre peut se prolonger indéfiniment; le chancre est dit alors *phagédénique*. Suivant la marche de l'ulcère, le phagédénisme est rapide ou chronique, térébrant ou serpigineux. Le phagédénisme aigu a une grande analogie avec le chancre gangréneux; l'ulcération primitive s'entoure de larges eschares noirâtres, qui se renouvellent plusieurs jours de suite et laissent, en se détachant, des pertes de substance très étendues. La forme chronique du phagédénisme, ou gangrène moléculaire, est plus commune, elle peut durer des années. Chaque jour on voit l'ulcération chancreuse s'agrandir; ses bords sont décollés, la peau y est rougeâtre, amincie, souvent perforée, et ainsi se forment des ulcères pouvant acquérir plus d'un décimètre carré de surface.

Le phagédénisme est dit térébrant, lorsqu'il gagne en profondeur; on l'a vu sous cette forme, détruire le gland en totalité ou en partie, mais il est généralement arrêté par des tissus hétérogènes, c'est-à-dire différents de ceux sur lesquels il s'est primitivement développé, et en particulier par le tissu aponévrotique (enveloppe des corps caverneux). Ce n'est pas là cependant une règle absolue, et la barrière est franchissable.

S'étend-t-il au contraire en surface, le phagédénisme est alors rampant, *serpigineux*; il se limite, pour toute profondeur, à l'épaisseur du derme, mais il s'étale largement. On l'a vu ainsi, après plusieurs années de durée, occuper une grande partie de la peau de l'abdomen, au dessous de l'ombilic, et la partie supérieure et interne des cuisses. Chose remarquable, les chancres serpigineux, ainsi que l'indique leur nom (de *serpere*, ramper), se cicatrisent sur une partie de leur contour, tandis qu'ils s'étendent par d'autres points, et cela quelquefois pendant des années, malgré les traitements les plus énergiques.

Le phagédénisme ne présente aucun caractère spécifique, le chancre le plus minuscule engendre, par contagion ou par inoculation, un chancre phagédénique; inversement, un ulcère phagédénique donne naissance à un chancre très ordinaire; enfin un chancre phagédénique et un chancre aux allures les plus modestes peuvent se développer simultanément sur le même individu.

Les mauvaises conditions hygiéniques, la malpropreté, les mauvais pansements, trop rares et faits avec une substance irritante, l'onguent napolitain et d'une façon générale, les corps gras employés comme topiques, l'anémie, la scrofule ou, au contraire, un tempérament sanguin, une prédisposition individuelle ou idiosyncrasie, qui fait que tous les chancres, à quelque date qu'il surviennent chez une même personne, présentent une tendance au phagédénisme, l'herpétisme, etc., telles sont les principales conditions favorables au développement de cette complication.

Pour raison de malpropreté locale et de mauvais entretien des pansements, les chancres de la vulve sont plus sujets que ceux de l'homme au phagédénisme.

Mais parmi toutes les causes du phagédénisme, nous devons en retenir deux, qui dominent toutes les autres. Le phagédénisme est très fréquent chez les alcooliques ; il en est de même pour les syphilitiques qui ont absorbé de grandes quantités de mercure.

On comprend que les ulcérations phagédéniques puissent amener, par leur persistance et les dégâts qu'elles occasionnent, des déformations locales permanentes ; le fourreau du pénis peut être ainsi totalement détruit (*chancre décortıcant*) et remplacé par un fourreau cicatriciel. Le frein, comme nous l'avons vu pour le chancre ordinaire, est *à fortiori* perforé ou détruit, enfin, chose plus grave, une partie de l'urèthre peut être enlevée, et il se forme alors une vaste fistule pénienne.

Cet ensemble de complications montre avec quelle vigilance il faut suivre, pas à pas, pour ainsi dire, la marche du chancre mou, pour obvier, dans la mesure du possible, à de semblables calamités ; et quel service on rend au malade en détruisant cet ulcère, *ab ovo*, par une cautérisation énergique, qui le met ainsi à l'abri de tout fâcheux événement.

Diagnostic. — Dans un prochain travail spécialement consacré à la syphilis, nous exposerons en détail le diagnostic différentiel du chancre simple avec le chancre infectant. Disons tout de suite cependant que ces deux lésions sont, dans la plupart des cas, assez tranchées pour qu'il soit rarement permis d'hésiter.

Un chancre infectant se développe en effet après une incubation de trois semaines à un mois, sa surface est rouge ou rosée, l'ulcération est peu profonde, les bords se raccordent avec la peau en pente douce, au lieu d'être abrupts et déchiquetés, souvent même c'est une exulcération très superficielle, semblable à celles de la balanite. Enfin, point capital, cette ulcération est portée sur un tissu de nouvelle formation, *le syphilôme*, formant une nappe indurée plus ou moins épaisse, ayant la résistance du cartilage, comme lui élastique, ou donnant parfois, quand elle est mince et tendue, la sensation d'une feuille de parchemin. C'est là le caractère essentiel du chancre syphilitique qui, pour cette raison, a été dit *chancre induré*, par opposition au *chancre mou*, qui ne repose sur aucune base dure.

Dans quelques cas, cependant, l'inflammation périphérique entretenue par un chancre mou, surtout lorsque celle-ci a été augmentée par des cautérisations intempestives, peut amener une induration des tissus qui simule celle du chancre infectant; c'est là une cause assez fréquente de méprise. La différence des engorgements ganglionnaires, l'existence ou la non-existence de la période d'incubation, les caractères objectifs des lésions suffiront bien pour établir un diagnostic précis; mais parfois cela est impossible et c'est un devoir pour le médecin d'avouer au malade ses doutes, ses hésitations, l'obligation où il est d'attendre des événements ultérieurs, telle que l'apparition des accidents secondaires constitutionnels, pour se prononcer. Après en avoir exposé les inconvénients possibles au malade, on pourra recourir à l'inoculation du pus chancreux sur l'épaule ou sur la partie de l'abdomen située au-dessus de l'ombilic; un résultat positif lèvera tous les doutes.

Toutefois on a cité quelques cas d'auto-inoculation ayant réussi chez des malades qui furent atteints, peu de temps après, d'accidents constitutionnels; probablement avait-on eu affaire à la variété de chancres dite mixte de M. Rollet. Mais cela est tellement exceptionnel que le résultat positif ou négatif d'une inoculation, pratiquée avec toutes les précautions désirables, peut servir de base suffisante à un diagnostic précis.

S'il est possible d'affirmer, en présence d'un chancre induré type, que le malade est atteint de la syphilis, on doit toujours faire une petite réserve sur le pronostic du chancre simple; car tout médecin a vu certains chancres, sans doute des chancres mixtes, avoir tous les caractères du chancre simple et néanmoins être suivis d'accidents constitutionnels. Cependant si un chancre simple est accompagné d'un bubon inguinal virulent, il est absolument certain que le malade n'aura pas la syphilis.

Nous insisterons peu sur le diagnostic du chancre simple avec les ulcères herpétiques. Dans certains cas d'herpès solitaire, l'ulcération, dont le fond se couvre d'une membrane jaunâtre, peut assez bien simuler un petit chancre simple ; mais en y regardant de près, on notera le contour festonné de l'ulcération, son fond uni et non vermoulu, sa sécrétion presque insignifiante. Ces caractères distinctifs suffisent le plus souvent, surtout lorsque d'autres vésicules d'herpès ordinaire sont aperçues dans le voisinage, pour éviter toute confusion. En cas de doute, le mieux est de détruire totalement l'ulcération, ce qui, vu le peu d'étendue de la lésion, ne présente aucun inconvénient et donne une grande sécurité.

TRAITEMENT. — 1° *Traitement préventif.* Le *Condom* ou *protective*, enveloppe de baudruche ou de caoutchouc bien connue, est d'une efficacité à peu près certaine ; en empêchant le contact immédiat, il élimine par cela même toute possibilité de contagion. Mais c'est là un vêtement bien incommode et beaucoup, sous l'empire d'une répulsion très justifiée, ne sauraient en faire usage. Heureusement il existe d'autres moyens. Nous avons vu, au commencement de ce chapitre, que les acides, les bases, certaines essences détruisaient la virulence du pus chancreux, lui enlevaient tout pouvoir de se transmettre. C'est sur ce fait incontestable que sont basés les différents moyens prophylactiques qui vont être énumérés.

Un des plus simples, des plus délicats est de faire, *post coïtum*, une lotion étendue avec de l'eau à laquelle on aura mêlé une proportion de vinaigre de toilette, suffisamment forte pour ressentir au contact du liquide une légère cuisson. Le jus de citron a été employé dans le même but, ainsi que le chlore et le bichlorure de mercure; mais ces derniers moyens sont compliqués ou exhalent une odeur désagréable de chlore, et restent comme tels inférieurs à l'eau vinaigrée aromatisée.

Le Dr Ed. Langlebert a proposé comme préservatif, contre la syphilis et les chancres en général, un liquide composé de savon de potasse, d'alcool et d'une essence volatile, réunissant ainsi en une mixture simple trois corps capables, chacun séparément, de détruire le virus; en voici la formule :

Alcool ordinaire.	30 grammes
Savon mou de potasse.	20 —
Essence de citron rectifiée. . . .	15 gouttes.

Si maintenant, dit l'auteur, on cherche à comprendre de quelle manière se produit l'effet prophylactique de ce liquide, on reconnaît aisément qu'il est la conséquence d'une double action. D'une part l'alcool et l'essence de citron étant des substances très volatiles, pénètrent rapidement dans les tissus et neutralisent par leur activité spéciale, le virus quelconque qui a pu s'y introduire ; d'autre part, le savon qui entre en grande porportion dans ce mélange, outre ses propriétés basiques, et les bases détruisant le virus, permet un lavage aussi complet et aussi entraînant que possible de tous les points où ce même virus, n'aurait été que superficiellement déposé. J'ajouterai que la consistance oléagineuse du liquide facilite singulièrement son application. Quelques gouttes versées sur les parties qui viennent de subir un contact suspect et étendues ensuite au moyen de frictions faites avec les doigts, suffisent à son emploi. Une minute ou deux après on effectue un lavage avec de l'eau simple.

TRAITEMENT ABORTIF, PAR LA CAUTÉRISATION DESTRUCTIVE. — Pour traiter cette partie de notre sujet, nous ne saurions mieux faire que de reproduire presque intégralement ce que le Dr Ed. Langlebert a écrit sur cette question de thérapeutique ; on n'agit pas autrement aujourd'hui.

Soit que l'on ait fait usage de moyens préventifs, dit le Dr Ed. Langlebert [1], soit, ce qui arrive le plus souvent, qu'on ait négligé de s'en servir, il faut toujours, après un coït suspect, s'observer attentivement pendant les quinze ou vingt jours qui suivent, et, dès qu'on s'aperçoit de la plus petite solution de continuité, d'une érosion, d'une éraillure, d'une vésicule, d'une pustule, en un mot, d'une lésion d'apparence douteuse, la cautériser immédiatement.

Il faut faire pour le chancre ce qu'on fait pour la pustule maligue, ce qu'on fait pour la morsure d'un chien hydrophobe, pour la piqûre d'un reptile venimeux, etc. Il faut le détruire complètement dès son apparition.

[1] Dr Langlebert. — *Traité théorique et pratique des maladies vénériennes,* p. 413.

L'agent le plus énergique et le plus sûr dont il faudrait de préférence à tout autre se servir dans ce cas, serait le fer rougi à blanc. Mais les malades que ce moyen violent effraie, se refusent presque toujours à son emploi. Il faut donc avoir recours à des substances qui détruisent le virus par leur action caustique. Nous citerons au nombre de celles qui sont le plus usitées : la potasse caustique, la pâte de Vienne (mélange de potasse caustique et de chaux vive délayées dans un peu d'alcool), la pâte de Canquoin dont on taille une rondelle qu'on insinue, à frottement, dans l'ulcération chancreuse, enfin le nitrate de zinc pétri avec de la farine jusqu'à consistance de mie de pain (Jullien) : ces deux derniers caustiques ont l'avantage de ne pas attaquer les parties voisines couvertes d'épiderme.

Toutes ces substances sont excellentes, mais elles présentent l'inconvénient de prolonger trop longtemps la douleur. C'est pourquoi je leur préfère l'acide azotique monohydraté, qui, de tous les caustiques, est celui qui remplace le mieux le fer rouge. Sans doute son application donne lieu à une douleur vive, mais cette douleur ne dure que l'instant très court pendant lequel s'opère la destruction profonde et complète de l'ulcère.

Pour s'en servir, on trempe dans ce liquide l'extrémité d'une baguette de verre ou d'une allumette en bois, dont on a enlevé le phosphore, et on la porte ainsi imbibée sur l'ulcération. A ce contact les tissus jaunissent et une eschare se forme instantanément.

Trois ou quatre jours après, cette eschare, dont le

diamètre doit dépasser largement celui de la surface ulcérée, se détache, et laisse une plaie simple qui ne tarde pas à se cicatriser. Quelquefois le travail de réparation se fait sous l'eschare même qui, en tombant, laisse alors une surface parfaitement sèche. Un autre avantage de ce procédé, c'est que si une cautérisation est insuffisante, on peut la renouveler autant de fois qu'on le juge nécessaire.

Le traitement abortif, appliqué dans tous les cas où il serait nécessaire, et selon les règles que nous venons d'indiquer, aurait, je n'en doute pas, pour effet de diminuer dans une proportion considérable le nombre des chancres. Malheureusement on le néglige beaucoup trop. Le chancre, à son début, passe bien des fois inaperçu pour le malade; et ce n'est le plus souvent que lorsqu'il a acquis déjà un certain développement, alors que son existence remonte à plusieurs jours de date, qu'il s'est multiplié, qu'une cautérisation destructive complète n'est plus possible, que le médecin est consulté.

Souvent, en effet, la cautérisation destructive du chancre simple n'est pas praticable, lorsque l'ulcération, par exemple, est située dans des régions inaccessibles à nos agents modificateurs. Tantôt elle est recouverte par un prépuce enflammé qui ne permet pas de la mettre à nu; tantôt elle se développe dans des cavités où il est à peu près impossible d'appliquer convenablement le caustique. Ajoutons que même dans les cas où le chancre a pour siège une partie découverte et facile à cautériser, il faut encore prendre en sérieuse considération l'étendue et la profondeur de l'ulcère. Car, si pour obtenir la destruction du point virulent, nous nous exposons à produire d'irréparables pertes de substance, de larges et indélébiles cicatrices, mieux vaudra nous abstenir d'un pareil moyen.

TRAITEMENT MÉTHODIQUE. — Dans tous les cas où pour les motifs que nous venons de signaler, la cautérisation du chancre simple n'est pas possible il faudra, par un *traitement méthodique*, chercher à en limiter les progrès et à en abréger la durée. Ce traitement est soumis à plusieurs règles importantes que nous allons successivement indiquer.

Et d'abord les pansements doivent être fréquents, il faut les renouveler souvent et, autant que possible, mettre chaque fois la partie malade à découvert, afin d'éviter l'accumulation et le séjour du pus sur les tissus ambiants. Si une plaie simple n'exige que deux pansements par jour, il convient d'en faire quatre pour une plaie virulente. Le foyer purulent doit être, en effet, le plus souvent possible, débarrassé de ses sécrétions, afin de diminuer les chances d'inoculation sur les parties voisines, ce qui n'est nullement à craindre avec une plaie ordinaire.

Quant aux substances à employer comme médicaments topiques, je crois devoir, avant de les énumérer, indiquer celles dont il ne faut jamais se servir.

Je ne saurais trop m'élever contre l'usage de l'onguent napolitain.

Cette pratique banale est des plus dangereuses. Loin de modifier avantageusement l'ulcère, l'onguent mercuriel, par ses propriétés irritantes en augmente presque toujours l'état inflammatoire, favorise son extension et souvent même engendre le phagédénisme. On devra proscrire également tous les autres corps gras en général.

Les liquides astringents sont les meilleurs topiques que l'on puisse appliquer sur les chancres simples. Ces substances sont en effet douées d'une triple action qui les rend bien préférables à toutes les autres. Premièrement elles diminuent la sécrétion virulente ; en second lieu elles neutralisent ce même virus ; enfin elles durcissent et *tannent* en quelque sorte les tissus ambiants, les protégeant par là contre de nouvelles inoculations.

Un grand nombre de substances astringentes peuvent être employées, qui toutes jouissent de propriétés à peu près équivalentes. Le vin aromatique est devenu justement un remède populaire. La solution de tannin (eau de rose 100 grammes ; acide tannique de 2 à 4 gr.) et la solution d'alun (eau de rose 100 grammes, sulfate d'alumine et de potasse, 3, 4 ou 5 grammes) sont aussi très bonnes. La teinture d'iode (eau distillée 100 grammes ; teinture d'iode 5 à 10 grammes ; iodure de potassium 1 gramme) rend parfois de grands services. On emploiera aussi très utilement les solutions suivantes :

Eau de rose.	100	grammes.
Sulfate d'alumine pur . . .	4 à 5	—

Eau distillée	100	—
Tartrate de fer et de potasse .	5 à 10	—

Eau de rose	à 50 grammes.
Vin aromatique	
Tannin	1 —

Enfin si le chancre est plus superficiel que profond, plus large que pénétrant, on en triomphera plus facilement par une légère solution d'azotate d'argent :

Eau distillée	100 grammes.
Azotate d'argent	1 gr.

Ou bien encore avec le liquide suivant :

Eau distillée	150 grammes.
Liqueur de Labarraque. . . .	50 —

Ces solutions trouvent surtout leur emploi dans le cas de phimosis chancreux, pour faire des injections entre le prépuce et le gland.

On a utilisé, dans ces derniers temps, surtout sous l'inspiration de M. Dujardin-Beaumetz, l'hydrate de chloral, en solution concentrée : 5 grammes de chloral dans 20 grammes d'eau pour le pansement des chancres. Ce pansement est un peu douloureux, mais il fait merveille ; dans les cas simples, nous avons coutume de l'atténuer, et 2 grammes de chloral pour 50 grammes d'eau donnent encore des résultats très satisfaisants.

M. le Dr Marc Sée a obtenu également de très heureux résultats d'une solution à 3 p. 100 de silicate de soude. Ce produit alcalin est en effet un antiseptique puissant. M. le professeur Le Fort a vanté de même l'emploi de l'alcool camphré étendu de dix fois son poids d'eau.

Je me suis très bien trouvé, dans quelques cas rebelles du mélange suivant :

Teinture d'aloès.	1 partie.
Glycérine neutre.	2 parties.

J'ai pu faire cicatriser ainsi des chancres contre lesquels tous les autres moyens avaient échoué.

Je n'ai eu également qu'à me louer de l'emploi de l'acide phénique soit seul, soit associé à l'alun ou au chloral.

Eau distillée.	125 grammes.
Acide phénique.	2 à 3 —

Eau distillée.	125 grammes.
Acide phénique.	1 —
Alun	4 à 5 —

Eau distillée.	125 grammes.
Acide phénique.	1 —
Chloral.	2 —

Le camphre, réduit en poudre fine constitue encore un excellent topique ; il réussit particulièrement quand il y a menace de phagédénisme.

Mais parmi tous ces pansements, un des plus efficaces est certainement celui à l'iodoforme ; et pourtant il est assez rare qu'on ait à l'employer dans la clientèle privée. C'est qu'en effet l'iodoforme répand une odeur assez désagréable, mais surtout extrêmement pénétrante et, chose plus grave, aujourd'hui connue du public et révélant ainsi que celui qui l'exhale est affecté d'une maladie vénérienne[1]. Outre ses propriétés antiseptiques et cicatrisantes indiscutables, l'iodoforme est encore anesthésique et réussit donc très bien contre les chancres douloureux et enflammés.

Eu égard à ses propriétés anesthésiques, l'iodoforme est particulièrement indiqué contre les chancres de l'anus donnant lieu aux crises douloureuses de la fissure à l'anus; on obtient le plus souvent ainsi la cessation des douleurs et la prompte cicatrisation de l'ulcère chancreux. L'iodoforme doit être alors employé en pommade et porté sur une mèche.

Les chancres du canal devront être également pansés avec une petite mèche, enduite d'un corps gras, la vaseline par exemple, dans lequel on aura incorporé l'agent médicamenteux.

Dans les cas, où il est impossible, de par la volonté du malade, d'employer l'iodoforme, et où cependant le chancre est trop enflammé, trop douloureux pour que l'on puisse immédiatemet recourir à des applications astringentes ou antiseptiques, on cherchera préalablement à modérer l'état inflammatoire, ce que l'on obtient facilement avec la solution suivante :

Eau de laitue.	100 grammes.
Laudanum de Rousseau. . . .	5 —

[1] M. A. Langlebert est parvenu à enlever l'odeur pénétrante et caractéristique de l'iodoforme, en le mélangeant à un cinquième de son poids de *coumarine*, principe odorant de la fève Tonka.

Ce liquide, comme tous les autres, doit être appliqué au moyen d'un bourdonnet de charpie que l'on dépose tout imbibé sur la plaie, et que l'on renouvelle quatre fois par jour.

On peut encore, si les liquides astringents précédemment formulés excitent trop de douleur, diminuer la dose de la substance active, ou y ajouter quarante ou cinquante centigrammes d'extrait gommeux d'opium.

Règle générale, il faut éviter avec soin tout pansement susceptible de provoquer une douleur vive et persistante ; car la congestion qui en résulterait ne pourrait que favoriser la marche extensive de l'ulcère.

Lorsque le chancre est entré dans sa période de réparation, et qu'il commence à se cicatriser, il faut prendre garde à quelques petits accidents qui peuvent alors survenir. On voit quelquefois se développer à sa surface des bourgeons fongueux qui, abandonnés à eux-mêmes, entraineraient une cicatrice irrégulière. Il importe alors d'intervenir et de niveler, en quelque sorte, par des cautérisations avec le crayon d'azotate d'argent, ces expansions charnues. Des végétations peuvent également envahir l'ulcération ; on devra les détruire par la cautérisation, l'excision, la ligature, en un mot, par tous les moyens indiqués dans un chapitre précédent.

Tel est le traitement local du chancre simple. Dans le plus grand nombre des cas, un traitement général est inutile. Il suffit d'engager le malade à garder le repos, pour éviter le plus possible l'engorgement adénopathique, et de lui recommander un régime doux, en insistant sur la nécessité de s'abstenir de tout excès alcoolique. Si cependant le sujet est faible de constitution, s'il est anémique ou d'un tempérament lymphatique exagéré, il sera prudent de le mettre à l'usage des amers et des ferrugineux. On lui prescrira du houblon, de la gentiane et trois à quatre pilules par jour d'iodure de fer. Ce traitement aura pour effet de relever son organisme affaibli, et de le placer dans des conditions favorables à la cicatrisation de l'ulcère.

Comme nous l'avons déjà dit, le chancre simple peut se compliquer de gangrène et de phagédénisme. Voici quels sont les moyens que nous fournit la thérapeutique pour combattre ces deux accidents.

Quand l'ulcère s'entoure d'une auréole large, brunâtre et violacée, quand les tissus ambiants s'œdématient et deviennent le siège d'une inflammation violente, il faut aussitôt recourir aux antiphlogistiques et aux antiseptiques. Si ces moyens ne parviennent pas à triompher de l'inflammation, si les tissus qu'elle a envahis prennent une teinte de plus en plus sombre et livide, si l'excitation vitale des parties engorgées diminue graduellement et que la gangrène devienne imminente, on appliquera sur le chancre des compresses imbibées du liquide suivant :

Décoction concentrée de quinquina jaune.	125 grammes.
Extrait gommeux d'opium. . .	1 —

Dans quelques cas il est bon de substituer à la décoction de quinquina, la liqueur de Labarraque étendue d'eau ou une solution phéniquée.

Après quelques jours, les tissus sphacélés s'éliminent d'eux-mêmes, et quand l'eschare commence à se séparer, on en facilite la chute avec le bistouri ou les ciseaux; on peut alors détacher les parties mortifiées sans faire éprouver au malade aucune douleur. Dès ce moment le virus a cessé d'exister, le chancre est détruit, et il ne reste à sa place qu'une plaie simple, qui va très rapidement se cicatriser. Mais la gangrène a entraîné quelquefois des pertes de substance considérables ; elle a détruit une partie plus ou moins grande du prépuce, du gland, des grandes lèvres, elle a perforé l'urèthre ou produit d'autres mutilations presque toujours irréparables.

J'arrive au phagédénisme, l'accident le plus grave qui puisse compliquer le chancre, et dont il est le plus difficile d'obtenir la guérison.

La cautérisation avec le thermo-cautère, ou avec les caustiques précédemment indiqués, tels que les pâtes de Vienne, de Canquoin, les acides sulfurique, azotique, etc., est le moyen le plus énergique. C'est dans certains cas le seul qui présente quelque chance de circonscrire le phagédénisme et de le détruire immédiatement. Si ces moyens violents, mais efficaces sont absolument refusés par le malade, on aura recours aux divers astringents précédemment mentionnés. Parmi ces derniers il en est deux, qui, en raison de leur efficacité plus spéciale, méritent une place à part : le *tartrate ferrico-potassique* et le *perchlorure de fer.*

Eau distillée.	125 grammes.
Tartrate ferrico-potassique. .	15 à 25 —

Eau distillée	100 grammes.
Perchlorure de fer.	10 à 20 —

Enfin la plaie devra être recouverte d'une couche épaisse d'ouate pour maintenir la chaleur locale, car on a remarqué que celle-ci était notablement abaissée à la périphérie de l'ulcère phagédénique.

Je me suis encore bien trouvé de l'emploi d'un mélange par parties égales de charbon porphyrisé et de quinquina dont on saupoudre l'ulcère trois fois par jour, après l'avoir lotionné avec de l'eau chlorurée. J'ai rapidement obtenu par ce moyen, la guérison d'un chancre phagédénique de l'aine dont l'existence remontait à plusieurs années.

Indiquons encore parmi les innombrables remèdes proposés contre le phagédénisme, les éthers, le chloroforme, les essences, les onguents digestifs, la créosote, la teinture et la poudre de cantharide, le jus de citron, etc. ; le mercure, l'iodure de potassium, l'opium pris à l'intérieur à très haute dose. Que n'a-t-on pas essayé ? Depuis le fer rougi à blanc jusqu'au simple cataplasme, tout a été mis en usage, tout a réussi, tout a échoué! Une fois engagé dans l'empirisme, on hésite, on tâtonne de médicaments en médicaments, jusqu'à ce qu'on rencontre une substance qui, plus heureuse que les autres, ait enfin raison de l'ulcère rebelle; ou plutôt, devrions-nous dire, pendant la lutte de la médecine contre le mal, le temps passe, et avec lui s'épuise le phagédénisme. Voilà le secret de bien des guérisons, la cause du succès de bien des remèdes, dont les vertus aujourd'hui vantées, s'évanouissent le lendemain.

CHAPITRE XV

BUBONS

Définition. — Bubon simple ou sympathique, pathogénie, signes et symptômes. — Le bubon sympathique suppure rarement. — Bubon strumeux. — Traitement. — Bubon virulent ou d'absorption, pathogénie, signes et symptômes, anatomie pathologique. — Le bubon virulent suppure toujours. — Agrandissement des bords de l'ouverture. — Grangrène. — Phagédénisme. — Diagnostic. — Bubon d'emblée? — Traitement.

D'après son étymologie, le mot *bubon* signifie exclusivement tumeur de l'aine, mais par l'usage, cette dénomination a été étendue aux inflammations des ganglions de l'aisselle, des régions sous-maxillaire, parotidienne, etc.

Des maladies très différentes peuvent donner lieu au bubon; telles sont la peste, le farcin, la morve, le charbon et enfin les maladies vénériennes, syphilis et chancre simple. Nous ne nous occuperons naturellement que des bubons vénériens.

Le chancre simple détermine fréquemment, dans un quart des cas environ, au moins dans la clientèle privée, car pour la population hospitalière la proportion est plus considérable, une inflammation des glandes de l'aine. Cette inflammation peut revêtir deux caractères essentiellement différents; ou elle est simple et présente en général une grande bénignité, ou elle est virulente. Cette dernière après l'ouverture de l'abcès, donne naissance à un vaste chancre inguinal et cet ulcère reste exposé aux plus graves complications du chancre simple, le phagédénisme et la gangrène.

BUBON SIMPLE OU SYMPATHIQUE

Toute ulcération, spécifique ou non, située sur les organes génitaux, peut être cause de l'inflammation des ganglions, ou plutôt de celle d'un ganglion lymphathique superficiel de l'aine. Une ulcération herpétique, une déchirure, une excoriation quelconque, mais surtout un chancre simple en sont le point de départ habituel.

Le mode de formation de ce bubon est assez obscur; il est difficile d'en interpréter la pathogénie. Son évolution est-elle due à ce qu'on appelait autrefois un retentissement sympathique, mot en réalité bien vide de sens, qui n'explique rien, mais qui exclut cependant toute idée de transport matériel d'une matière nocive par les lymphatiques? Est-elle au contraire le résultat du transport, par ces vaisseaux, de la sécrétion purulente du chancre simple, abstraction faite, bien entendu, de tout principe virulent? C'est plus probable; mais alors comment s'opère cette séparation? Comment se fait cette dialyse du pus qui laisse à l'écart la matière virulente? Nous l'ignorons. Peut-être le sérum est-il seul absorbé ? Nous savons en effet que le principe virulent réside dans les éléments figurés du pus ; aussi est-ce là l'explication la plus logique.

Quoiqu'il en soit, le bubon simple apparaît généralement du dixième au quinzième jour après l'éclosion d'un chancre, et il s'annonce par une douleur vive dans l'aine. Cette douleur gêne assez les mouvements de l'articulation de la hanche, pour donner à la marche une allure particulière rappelant, paraît-il, celles des jeunes poulains ; d'où l'appellation vulgaire du bubon sous le nom de *poulain*.

En explorant l'aine on reconnaît, sous le point douloureux, un ganglion tuméfié de la grosseur d'une petite noix, extrêmement sensible à la pression ; le malade se recule involontairement dès qu'on y appuie. Mais bientôt ce ganglion s'entoure d'une large zone de tissu cellulaire enflammé avec laquelle, au toucher, il se confond complètement. Sa forme est alors oblongue, son grand axe étant dirigé parallèlement au pli de l'aine et son centre situé approximativement au dessus de ce pli. La peau, qui jusque là était restée indépendante de la tumeur, lui devient adhérente, elle est immobilisée ; bientôt elle rougit et, si la suppuration doit avoir lieu, elle s'ulcère au point culminant de la tumeur pour donner passage à la matière purulente. Enfin, pendant que se développent ces manifestations locales, il n'est pas rare d'observer un léger mouvement fébrile avec perte de l'appétit et langue saburrale ; mais ces symptômes généraux, ne présentent jamais une bien grande intensité.

Très souvent le bubon sympathique ne suppure pas, il se termine lentement par résolution; c'est là un fait que nous avons maintes fois constaté, et d'où découle une règle thérapeutique très importante, et pourtant bien peu suivie, celle *de ne pas ouvrir les bubons.*

Lorsque la suppuration a lieu, si on laisse l'abcès s'ouvrir spontanément, le pus se fait jour par un petit pertuis qui s'agrandit rarement assez pour avoir un centimètre dans son diamètre le plus long, puis les chairs s'affaissent lentement pendant les jours qui suivent et en aidant, par une compression ouatée bien faite, à leur recollement, on obtient, en deux ou trois septenaires, et presque sans trace apparente, la cicatrisation de la petite plaie ; le malade est alors guéri sans difformité.

Dans d'autres cas, la marche ascendante du bubon est moins rapide; mais celui-ci acquiert un volume beaucoup plus considérable que précédemment et l'empâtement du tissu cellulaire périphérique devient énorme; parfois c'est à peine si avec la main on peut embrasser toute la tumeur. Telle est la variété de bubon simple dite *strumeuse*, survenant en général chez les malades d'un tempérament lymphatique prononcé. La marche de ce bubon est excessivement lente et plusieurs mois sont souvent nécessaires pour en obtenir la résolution complète; aussi la plus grande difficulté pour le médecin est-elle alors d'obtenir de son malade une dose suffisante de patience. Il faut s'opposer, autant que possible, à la suppuration de ces sortes de bubons, car presque toujours elle est interminable et il se forme une ou plusieurs fistules lymphatiques qu'on a le plus grand mal a tarir ; on n'y parvient même, dans quelques cas, que par des opérations chirurgicales très sérieuses, telles que la destruction totale ou l'extirpation des ganglions. C'est dans de telles circonstances, heureusement rares, que certains bubons strumeux donnent lieu à de larges plaies fongueuses, au fond desquelles on aperçoit un ganglion lymphatique qui met à s'éliminer la plus grande lenteur.

Le bubon simple, même lorsqu'il est légèrement strumeux, constitue, en réalité, une affection bénigne mais ayant toutefois sur l'état général un retentissement assez marqué. Il n'est pas rare de voir des malades, après un bubon, rester pendant quelque temps notablement amaigris, faibles, pâles et dyspeptiques.

Les bubons d'origine vénérienne siègent en général vers la partie interne du pli de l'aine ; ceux qui reconnaissent pour cause une lésion de la fesse ou de l'anus sont situés plus en dehors. Cela n'a toutefois rien d'absolu, car la situation du bubon dépend de la place du ganglion auquel aboutit le lymphatique qui transporte la substance nocive, et un lymphatique venant du pénis peut, par exception, se jeter dans un ganglion externe de l'aine. Le bubon est quelquefois double, simple il siège presque toujours du côté de la lésion génératrice.

Le bubon simple est sujet à peu de complications ; on a signalé cependant quelques péritonites localisées et légères donnant lieu à des douleurs abdominales avec ballonnement et nausées ainsi que des orchites, lorsque le testicule est retenu à l'anneau inguinal du côté du ganglion inflammé.

Le traitement du bubon lymphatique est des plus simples ; le mieux est de ne tenter presque rien, car, par une thérapeutique trop active, on risque fort d'augmenter l'inflammation et de faire suppurer le ganglion.

On se contentera donc de certaines recommandations hygiéniques, de prescrire le repos aussi complet que possible, une alimentation très légère, un ou deux laxatifs et quelques bains assez chauds, pris à domicile, pour éviter tout refroidissement.

Localement le meilleur traitement consiste à appliquer sur la tumeur inguinale une épaisse couche de ouate qu'on recouvre d'une enveloppe imperméable de caoutchouc ou de taffetas ciré. Les tissus, par cette conservation de l'évaporation cutanée encore accrue par la chaleur que maintient l'aouate, se trouvent dans la condition la plus favorable à la résorption des engorgements inflammatoires. C'est notre traitement de l'épididymite blennorrhagique, et il réussit tout aussi bien ici que contre l'inflammation de l'épididyme.

Si la douleur est très vive, on la calme en étendant sur la tumeur une pommade fortement belladonée, composée, par exemple, d'onguent napolitain et d'extrait de belladone, mélangés par parties égales.

Par ce traitement si simple, sans avoir recours à

la teinture d'iode ni aux vésicatoires avec application consécutive de cette même teinture, ce qui est un des procédés les plus barbares que je connaisse; ni à diverses pommades plus ou moins fondantes et qui n'ont d'ailleurs d'autre propriété que de fondre sur les tumeurs (Ricord), on obtient, dans le plus grand nombre des cas, la résolution complète de l'inflammation ganglionnaire.

Qu'on se garde donc bien de plonger trop hâtivement un bistouri dans ces sortes de tumeur, car la terminaison si favorable par résolution peut être encore obtenue, même lorsque la peau est déjà très rouge et que la fluctuation est superficielle; aussi poserons-nous, comme une règle absolue, qu'on ne doit pas ouvrir les bubons sympathiques.

Le traitement du bubon strumeux est identique; il demande seulement un temps beaucoup plus considérable, quelquefois plusieurs mois. Pendant cette longue période, on recommandera au malade une nourriture réparatrice et l'usage régulier de médicaments toniques, tels que l'iodure de fer, le quinquina et l'huile de foie de morue. L'iodure de potassium pris à la dose moyenne de un gramme par jour, rendra encore quelques services.

BUBON VIRULENT OU D'ABSORPTION

Nous venons de voir que le bubon inflammatoire est déterminé très probablement par le transport, à travers un lymphatique, du sérum que sécréte le chancre simple. Le bubon virulent serait dû, au contraire, à la migration du virus lui-même dans le parenchyme du ganglion, et à l'inoculation de ce ganglion par la matière chancreuse. Cette interprétation pathologique ne doit plus être considérée comme une hypothèse, car elle présente tous les caractères de la certitude. Nous savons, en effet, qu'un chancre simple ne peut germer qu'à la suite d'une contamination directe, et qu'il prend naissance au point même où le virus a trouvé une porte d'absorption. Comment expliquer alors le développement d'un chancre ganglionnaire, autrement que par l'arrivée d'une parcelle virulente dans ce ganglion ! Dans quelques cas, il est possible de suivre, sur les lymphatiques enflammés, le trajet par lequel le pus a pénétré dans le ganglion; comme nous l'avons vu, à propos de la lymphite chancreuse, de petits abcès chancreux, véritables chancres eux-mêmes, peuvent alors prendre naissance sur le vaisseau lymphatique, par arrêt du virus au niveau de ses valvules. Enfin chez des sujets tatoués, on a pu constater le transport, par les lymphatiques, des matières solides colorantes dans les parties profondes du derme (Virchow). Ce sont là autant de preuves évidentes de la migration des particules figurées qui entrent dans la composition du pus du chancre simple et lui donnent sa virulence.

Il est probable qne ce transport des particules solides ne peut s'opérer que dans certaines circonstances. Il est nécessaire, en effet, pour qu'il ait lieu, qu'un lymphatique soit béant dans la plaie chancreuse ; et Diday a fait justement remarquer que les chancres qui saignaient ou qu'on faisait saigner, étaient plus exposés que d'autres à communiquer un bubon virulent. C'est que, comme l'indique le Dr Jullien, à côté d'une veine chemine un lymphatique et que si l'une est déchirée l'autre a beaucoup de chance de l'être également et peut devenir ainsi capable d'absorption. D'où cette conséquence pratique, de bien se garder d'arracher trop vite les pansements sur un chancre simple, de peur de le faire saigner et de s'exposer ainsi à un bubon d'absorption.

Il est assez difficile de fixer la proportion des bubons virulents, par rapport au nombre des chancres simples, car les statistiques sont tout à fait en désaccord sur ce point. Ce que nous pouvons dire, c'est que, dans la clientèle privée, le bubon virulent est assez rare, et que le contraire a lieu pour la population hospitalière ; cela s'explique d'ailleurs facilement.

Les causes qui donnent naissance au bubon virulent sont en effet la malpropreté, des pansements mal faits, arrachés lorsqu'ils sont secs et faisant saigner la plaie, les travaux pénibles, la marche, l'alcoolisme, une mauvaise hygiène, etc. ; toutes circonstances qui se rencontrent habituellement dans les basses classes.

Le bubon virulent peut apparaître pendant toute la durée d'un chancre mou ; on rapporte même l'observation d'un accident de ce genre survenu à la suite d'un chancre phagédénique qui durait depuis trois ans [1].

[1] Dr Jullien. — *Loc. cit.*

Mais c'est généralement entre la deuxième et la quatrième semaine qu'il est le plus à craindre.

Le début du bubon virulent s'annonce par une douleur extrêmement vive dans l'aine, douleur qu'exaspère encore notablement la pression. Comme pour le bubon lymphatique, on sent, au début, un seul ganglion superficiel engorgé, situé en général vers la partie interne du pli de l'aine, au-dessus de ce pli. Puis apparaissent bientôt l'empâtement du tissu cellulaire périphérique, la confusion en une seule masse très sensible du ganglion et de la zone infiltrée, l'adhérence et la rougeur de la peau.

S'il était possible de pratiquer à ce moment une coupe de la tumeur, en suivant son grand axe, car elle a exactement la même forme que celle du bubon simple, on observerait une disposition anatamo-pathologique des plus intéressantes. Au fond on apercevrait le ganglion ramolli, à moitié purulent, mais ayant encore conservé sa coque, et au pourtour une suppuration naissante provenant de la fonte du tissu cellulaire ambiant. Chose curieuse! On tremperait à ce moment la pointe d'une aiguille dans le pus périphérique au ganglion, et on l'inoculerait, qu'on n'obtiendrait qu'un résultat négatif; on tremperait au contraire une autre aiguille dans le pus emprisonné par la coque ganglionnaire, que vingt-quatre ou trente-six heures après son inoculation, on verrait apparaître une pustule chancreuse caractéristique. L'interprétation de ces faits est des plus simples : Le ganglion est primitivement touché par le pus chancreux qu'apporte un lymphatique, et un véritable chancre ganglionnaire se développe, maintenu quelque temps par la résistance de l'enveloppe fibreuse de la coque ganglionnaire. Ce travail pathologique provoque une inflammation du tissu cellulaire voisin, et tant que la coque résistera, le pus résultant de cette inflammation sera simple, c'est-à-dire sans propriétés virulentes ; mais une fois la gaine rompue, il prendra aussitôt toutes les qualités du pus chancreux.

Le bubon virulent suppure toujours, rien ne peut arrêter sa marche, il faut que le pus chancreux trouve une issue, il ne saurait être gardé dans l'économie. La suppuration survient en général assez vite, en moyenne après un septenaire; elle est souvent annoncée par quelques petits frisssons suivis de sueurs. Presque toujours, d'ailleurs, on peut constater un certain malaise général, souvent avec fièvre, pendant toute la durée de l'adénite virulente, et principalement vers la fin.

Dès que le bubon est ouvert, au lieu d'un pus franchement phlegmoneux, on voit sortir une masse liquide, sale, sanieuse, mêlée de stries de sang et de consistance plus ou moins séreuse, puis la peau s'affaisse aussitôt et reste pour ainsi dire flottante sur la cavité de l'abcès; enfin le soulagement des douleurs est considérable. Mais dans les deux ou trois jours qui suivent, les bords de l'ouverture commencent à s'agrandir rapidement, et bientôt se forme une longue fissure dirigée suivant le grand axe de la tumeur, puis les lèvres de cette sorte d'incision naturelle s'écartent l'une de l'autre et l'on se trouve en présence d'un vaste ulcère rappelant exactement par ses caractères extérieurs, fond grisâtre, vermoulu, bords taillés à pic, etc., un chancre simple; enfin pour complèter le tableau, la sécrétion de cet ulcère est inoculable.

Dans les cas heureux cet agrandissement du chancre ganglionnaire s'arrête, son fond ne tarde pas à s'élever, à se déterger, et au bout de six semaines à deux mois, la plaie chancreuse est cicatrisée. Malheureusement il n'en est pas toujours ainsi, et ce chancre de l'aine est exposé aux principales complications du chancre simple, à la gangrène et au phagédénisme.

La gangrène apparaît sous forme de phegmon gangréneux, et les eschares peuvent ainsi recouvrir une large étendue de la partie supérieure de la cuisse et de la peau de l'abdomen. Mais cette complication, au moins dans ses formes graves, est assez rare.

Le phagédénisme est plus fréquent, il peut s'étendre sur la cuisse ou sur l'abdomen, prendre la forme térébrante ou serpigineuse, en un mot, présenter toutes les particularités sur lesquelles nous avons insisté, à propos du chancre simple.

Mais une complication curieuse et assez fréquente du chancre secondaire de l'aine est sa tendance à l'hémorrhagie. Cette hémorrhagie peut se produire dès l'ouverture de l'abcès et je rapporterai à ce sujet une observation assez curieuse. Le D^r^ Ed. Langlebert ayant ouvert, il y a quelques années déjà, un bubon virulent avec la pointe d'une lancette, fut assez étonné de voir son malade venir le retrouver le lendemain et lui montrer la tumeur inguinale aussi grosse et tendue que la veille. Les lèvres de l'incision s'étaient recollées et une hémorrhagie avait eu lieu dans la cavité de l'abcès. Aussi dès que l'ouverture de la veille fut rétablie, le sang se mit à sortir pendant un instant avec violence et par saccades, en simulant un jet artériel bien capable d'inspirer une légitime inquiétude à un esprit qui aurait été moins prévenu.

Le phagédénisme térébrant est souvent une cause d'hémorrhagie sérieuse, la gangrène moléculaire finissant par attaquer les tuniques des veines et les détruire. On rapporte a ce sujet l'observation d'un sol dat qui mourut d'une hémorrhagie de la veine crurale, à la suite d'une ulcération de ce vaisseau produite par un bubon phagédénique [1].

Il y aurait un grand intérêt, au point de vue du pronostic et de la thérapeutique, à établir dès le début, un diagnostic entre un bubon simple et un bubon virulent; malheureusement cette distinction est alors matériellement impossible, et tout au plus peut-on avoir quelques présomptions.

Le début du bubon virulent est plus brusque, plus violent que celui du bubon sympathique, la douleur qu'il provoque est plus vive, et sa marche plus rapide; mais ce ne sont là que des signes d'appréciation et n'ayant qu'une valeur relative. Une fois l'abcès ganglionnaire ouvert, l'allure des deux affections devient toute différente, et rien n'est plus aisé que de les distinguer, mais il est malheureusement un peu tard.

[1] Jullien. — *Loc. cit.*

car le plus grand mal est fait, et nous pouvons seulement mettre tous nos efforts à l'enrayer.

Toutefois lorsque le bubon, d'allure strumeuse, marche lentement, sans provoquer de bien vives réactions douloureuses; que l'empâtement périphérique est très étendu et qu'on reste longtemps avant d'obtenir une perception bien nette de fluctuation, on peut être sûr qu'il ne s'agit pas d'un bubon virulent.

On a beaucoup parlé, dans ces derniers temps, de l'existence du bubon d'emblée, c'est-à-dire survenant sans aucune lésion appréciable des organes génitaux ou de toute la sphère cutanée dont les lymphatiques se rendent aux ganglions de l'aine. Nous comprenons à la rigueur cette étiologie, par défaut d'observation, pour le bubon simple, puisque la plus minime éraillure de la muqueuse balano-préputiale, *pouvant passer parfaitement inaperçue*, est capable de provoquer une adénite inguinale; mais il ne saurait en être ainsi pour le bubon virulent. Comment admettre, en effet, que du pus chancreux puisse être absorbé par une bouche lymphatique et entrainé jusque dans un ganglion, sans qu'un chancre se soit développé au point de pénétration du virus? Cela nous semble de toute impossibilité. Cependant, un des chirurgiens les plus distingués de l'école de Lyon, le Dr D. Mollière, a cité une observation de ce genre, qui peut paraître à première vue très concluante. Le pus sorti du bubon a été inoculé et a produit des chancres, sans qu'on ait pu, par un examen des plus attentifs, retrouver la moindre cicatrice dénotant l'existence antérieure d'un chancre simple, ce que le malade d'ailleurs a toujours nié. Mais n'est-il pas logique de penser que, le malade, peu observateur de lui-même, n'a peut-être pas remarqué l'existence d'un tout petit chancre caché sous un long prépuce ou siégeant dans les replis de l'anus? Autant de questions qui ne peuvent recevoir de solution précise. Aussi déclarons-nous toujours, au moins jusqu'à preuve absolue du contraire, ce qui nous paraît bien difficile, que tout bubon virulent, suppose l'existence antérieure d'un chancre simple.

Comme le bubon simple, le bubon virulent peut déterminer quelques phénomènes de péritonite localisée, ou une orchite chez les monorchides, mais ce sont là des raretés pathologiques.

La femme est moins que l'homme sujette aux adénites chancreuses. Cela tient à ce que le chancre mou est plus souvent, chez elle, situé sur une surface muqueuse, lubrifiée à chaque instant par les sécrétions vaginales qui entraînent le pus chancreux, moins accessible au toucher et, par conséquent, moins exposé aux violences extérieures résultant de pansements mal faits ou de cautérisations intempestives qui font saigner la surface chancreuse.

Traitement. — Le meilleur traitement préventif du bubon virulent est la destruction complète, par un puissant caustique, de l'ulcération chancreuse : *sublatâ causâ tollitur effectus*. Le malade ne reste plus alors exposé qu'à un bubon simple, ce qui est infiniment moins grave.

Mais supposons que la cautérisation destructive ait été négligée, ou que, pour une des raisons exposées précédemment, elle ait été rendue impraticable; que doit-on faire si un bubon virulent se déclare?

Le diagnostic entre le bubon simple et le bubon virulent, étant à peu près impossible, avant l'ouverture de l'abcès ganglionnaire, on devra donc, au moins jusqu'au moment où le bubon semble devoir fatalement percer, s'en tenir aux préceptes thérapeutiques que nous avons recommandés pour le bubon simple. D'ailleurs, quoi qu'on fasse, si le bubon est virulent on sait qu'il suppurera fatalement.

Lorsque la rapidité d'évolution de l'adénite inguinale, les symptômes aigus, l'amincissement et la rougeur de la peau montrent que la tumeur est sur le point de s'ouvrir et qu'on a très vraisemblablement affaire, eu égard à la rapidité et à l'acuité des manifestations morbides extérieures, à un bubon chancreux, il est prudent d'ouvrir ce bubon et de donner issue au pus virulent qu'il contient. Si l'on pratique la ponction avec le bistouri, celle-ci doit être petite, faite au point le plus ramolli et dirigée perpendiculairement au pli de l'aine, pour que la rétraction des fibres musculaires la maintienne béante, et ménage ainsi au pus, malgré l'étroitesse de l'ouverture, une sortie facile. Mais on voit bientôt cet orifice s'agrandir, car ses bords s'inoculent au contact du pus, deviennent chancreux, et la plaie peut s'étendre ainsi sur toute la longueur de la tumeur, laissant après la guérison une cicatrice difforme.

Pour obvier à ce grave inconvénient, divers moyens

ont été proposés; tels que la cautérisation avec la pâte de Canquoin, en ayant soin d'enlever d'abord l'épiderme, ou avec la pâte de Vienne; mais ces procédés sont lents, douloureux, laissent après eux des cicatrices vicieuses, en un mot, doivent être complètement rejetés.

On a encore essayé de passer à travers la tumeur un séton filiforme, mais cela ne saurait, en aucun cas, empêcher l'inoculation de la peau et toutes ses conséquences.

Perfectionnant un procédé venu de Vienne, le Dr Le Pileur a proposé d'aspirer, au moyen d'une aiguille creuse plantée dans la tumeur et d'un appareil approprié, le pus contenu dans la poche purulente. Il faisait ensuite une injection avec un liquide antiseptique pour détruire la virulence du pus qui, malgré l'aspiration, avait pu rester dans quelques anfractuosités de la cavité de l'abcès. Quelques succès (il s'agissait probablement de bubons simples) répondirent à ces tentatives; mais il y eut des échecs, car il était bien difficile de neutraliser ainsi complètement la virulence du pus. Et d'ailleurs, y serait-on même parvenu, que la source du pus chancrelleux n'aurait pas été tarie pour cela, car le pus du lendemain serait fatalement redevenu ce qu'il était la veille de l'opération.

Lorsque, le croyant virulent, nous nous sommes décidé à ouvrir un bubon, nous employons le procédé suivant, qui jusqu'à présent ne nous a fourni que d'heureux résultats. Après avoir taillé en pointe le bois d'une allumette, dont on a eu soin d'enlever le phosphore, on le trempe, pendant quelques instants, dans de l'acide azotique monohydraté. On l'applique ensuite fortement sur le point de la tumeur jugé le plus convenable pour faire la ponction. En imprimant à l'allumette des mouvements de vrille, on arrive facilement, après l'avoir retrempée une ou deux fois dans l'acide, à perforer la peau d'ailleurs très amincie. Le pus s'écoule alors comme par une ponction simple, mais il ne peut inoculer les bords de l'orifice protégés par l'eschare que l'acide à formée. On se hâte alors, pendant les quatre ou cinq jours qui suivent, de faire dans la plaie des injections détersives pour neutraliser la matière virulente. Puis, dans la suite, en cautérisant de temps à autre les lèvres de l'orifice, on cherche à éviter ou tout au moins à réduire à son minimum l'inoculation chancreuse. On peut encore, plus simplement, perforer le bubon avec la pointe rougie du thermo-cautère.

BUBON SYPHILITIQUE

Il nous resterait encore, pour compléter ce chapitre, à parler du *bubon syphilitique*, de *la pleiade ganglionnaire;* mais cette étude ne rentrant pas dans le cadre de cet ouvrage, nous ne ferons qu'en indiquer sommairement les principaux caractères.

Le chancre infectant détermine une infiltration plastique ganglionnaire généralement double. Ce n'est plus un seul ganglion qui est ici attaqué, mais bien deux ou trois, quelquefois davantage, dans chaque aine, d'où le nom de pléiade donné à cette adénite spécifique.

Le bubon syphilitique ne suppure jamais, sauf très exceptionnellement chez quelques strumeux, les ganglions restent toujours distincts, il n'y a ni empâtement périphérique notable, ni adhérence ou rougeur de la peau; enfin, l'indolence de ces ganglions hypertrophiés est complète.

Ces caractères sont suffisamment tranchés, pour qu'il soit inutile d'insister sur les signes différentiels des affections ganglionnaires aiguës de l'aine avec l'infiltration chronique ayant pour origine la syphilis.

CHAPITRE XVI

AFFECTIONS DES ENVELOPPES DU TESTICULE

I

DERMATOSES ET TRAUMATISMES DU SCROTUM

Memento anatomique. — Chancres, plaques muqueuses, eczéma du scrotum. — Intertrigo. — Œdème du scrotum. — Hématocèle pariétale, collection sanguine. — Phlegmon simple des bourses. — Phlegmon gangréneux. — Plaies des bourses, hernie du testicule. — Eléphantiasis des Arabes, variétés. Traitement médical et chirurgical. Extirpation des tumeurs éléphantiasiques.

Le scrotum est l'ensemble des tissus qui composent les bourses; il comprend, d'après le professeur Richet, cinq couches différentes :

1° La peau, brunâtre, ridée, très extensible.

2° *Le tissu cellulaire sous-cutané et le dartos.* Les fibres musculaires lisses du dartos produisent la contraction lente, vermiculaire de la peau des bourses sous l'influence du froid, le tissu cellulaire facilite le glissement de la peau.

3° *Le crémaster* : fibres musculaires rougeâtres qui accompagnent le cordon; « il doit être considéré comme un muscle suspenseur spécialement affecté au testicule, qu'il rapproche de l'anneau en se contractant, tandis que le dartos est plus particulièrement destiné aux téguments du scrotum. » (Richet[1]),

4° *La tunique fibreuse* : prolongement de celle du cordon; son adossement avec celle du côté opposé, quelqnes fibres du dartos et du tissu cellulaire forment la cloison des bourses.

5° *La tunique vaginale* : membrane séreuse enveloppant complètement le testicule, sauf sur la partie supérieure de son bord postérieur, point par lequel arrivent et sortent les vaisseaux et les conduits efférents. Elle présente deux feuillets; l'un viscéral tapissant le testicule, l'autre pariétal adossé contre la tunique fibreuse du scrotum; c'est dans sa cavité que s'accumule le liquide de l'hydrocèle. Chez le fœtus, son col communique avec le péritoine par le canal *vagino-péritonéal.*

La peau du scrotum peut devenir le siège de différentes lésions, telles que chancres, syphilides secondaires, érythèmes divers, eczéma et autres affections cutanées qui ne présentent d'ailleurs aucun caractère spécial à la région.

Il n'est pas rare, pendant la période secondaire de la syphilis, de voir le scrotum se couvrir de plaques muqueuses, les unes ulcéreuses ou plutôt simplement érosives, les autres végétantes. Le traitement général de l'intoxication syphilitique nous donne le moyen le plus sûr de les faire promptement disparaître. Il est utile cependant d'y adjoindre quelques soins locaux, tels que des lotions avec de l'eau blanche, des applications de poudre d'amidon ou de pommade au calomel (axonge fraîche, quinze grammes; calomel, un gramme).

[1] Richet. — *Traité d'anatomie médico-chirurgicale.*

Lorsque les plaques deviennent végétantes et qu'elles sont peu nombreuses, on peut hâter singulièrement leur guérison par des cautérisations superficielles faites avec le crayon de nitrate d'argent, ou avec une baguette imprégnée de nitrate acide de mercure.

L'eczéma est fréquent sur cette région. La peau prend alors une teinte rosée, se recouvre, par places, de petites croûtes melliformes, et de nombreuses crevasses se creusent sur les rides du scrotum. Des démangeaisons insupportables, accompagnées d'un vif sentiment de brûlure, rendent cette affection très pénible.

Quand l'irritation est grande, je ne connais pas de meilleur traitement, que de couvrir le scrotum d'un vaste cataplasne d'amidon, puis, une fois les symptômes aigus atténués, de faire usage d'une pommade à l'oxyde de zinc (axonge fraîche vingt grammes, oxyde de zinc deux grammes). Le traitement général prend, en pareille circonstance, une place importante : les préparations arsenicales, de grands bains de son ou d'amidon, l'usage répété d'une eau minérale purgative, en constituent la base fondamentale. L'alimentation doit être légère et bien choisie ; les mets de haut goût, le poisson, les liqueurs, en seront sévèrement exclus.

La peau du scrotum est encore très fréquemment le lieu d'élection d'un érythème particulier, connu sous le nom d'*intertrigo*. Cette altération superficielle de la peau est causée et entretenue par le frottement du scrotum contre la partie interne des cuisses pendant la marche ; les hommes gras y sont naturellement plus exposés. Le repos, des lavages avec de l'eau blanche et surtout des placages de poudre d'amidon font vite disparaître ce feu local parfois très gênant.

Chez quelques vieillards cachectiques, mais principalement chez les malades souffrant d'une affection du cœur, du foie ou de tout autre organe, pouvant mettre entrave à la libre circulation veineuse, le scrotum devient le siège d'une infiltration œdémateuse, dont l'abondance est directement en rapport avec le degré de l'obstacle apporté à la circulation du sang. On peut voir les bourses acquérir ainsi d'énormes dimensions, et leur peau blanche, tendue, luisante, devenue extrêmement mince et diaphane, se fendiller pour donner passage à une quantité considérable de sérosité. Le prépuce s'infiltre alors également et la tuméfaction de cet appendice occassionne parfois une gêne notable de la miction.

Le traitement local de l'œdème consiste tout simplement à maintenir les bourses dans une situation élevée, pour faciliter la circulation en retour. Lorsque l'œdème est considérable et qu'il empêche la miction, quelques piqûres faites avec une fine aiguille sur le prépuce et le scrotum amènent, en laissant écouler la sérosité, un soulagement très appréciable. Quant au traitement général, c'est celui de la maladie organique, cause de la perturbation circulatoire, et il est du ressort de la pathologie interne.

Les bourses, bien qu'abritées de chaque côté par les cuisses, sont cependant assez souvent exposées aux violences extérieures. Les traumatismes les plus ordinaires sont une chute, les jambes écartées, sur une poutre ou sur une barre quelconque, un coup de pied, un coup de bâton dans ces régions, etc. Une infiltration sanguine dans les mailles du tissu cellulaire sous-cutané, un épanchement de sang circonscrit à la partie déclive du scrotum, sont les conséquences ordinaires de ces traumatismes.

Ces extravasations ou collections sanguines ont reçu le nom d'*hématocèle pariétale*, pour les distinguer de l'épanchement de sang, qui se produit dans la cavité de la tunique vaginale, ou *hématocèle vaginale*. Leurs conséquences sont, en effet, totalement différentes.

La peau du scrotum, dans l'hématocèle pariétale, devient d'un noir violacé, et cette teinte ecchymotique peut s'étendre au pli de l'aine et à la partie interne de la cuisse du côté correspondant. Le traitement en est des plus simples : le malade gardera le lit pendant les premiers jours, les bourses seront maintenues relevées au moyen d'un petit coussin ou d'une planchette, et, si certains symptômes locaux et généraux fond craindre l'envahissement d'une inflammation phegmoneuse, on appliquera sur la partie contuse une vessie en caoutchouc remplie de glace pilée, laquelle sera très exactement renouvelée à mesure de sa fusion.

Au lieu d'être infiltré dans les mailles du tissu cellulaire, le sang se collecte quelquefois en un épanchement plus ou moins volumineux à la partie déclive du scrotum ; la conduite thérapeutique à tenir est ici semblable à la précédente, bien que l'inflammation consécutive soit plus à craindre. Aussi lorsque l'épanchement est récent, est-il préférable de le vider par une ponction faite avec un trocart de dimension moyenne, puis de fermer immédiatement la petite plaie avec un peu de diachylon. C'est là une manœuvre chirurgicale inoffensive et qui diminue singulièrement la durée du traitement.

Un phegmon devient-il menaçant, que, dès les premiers prodromes, on tentera de l'enrayer par des applications permanentes de glace ; on incisera largement la poche sanguine, pour la débarrasser du sang et des caillots qu'elle contient, en ayant toujours grand soin, pendant l'opération et pour les pansements consécutifs, de s'entourer des précautions antiseptiques minutieuses aujourd'hui en usage.

Le phlegmon diffus ou localisé du scrotum survient à la suite de traumatismes et de grandes fatigues, en particulier de marches forcées, sur des sujets déjà affaiblis et dans de mauvaises conditions d'hygiène. On voit alors un gonflement notable des bourses qui prennent une coloration rouge plus ou moins foncée ; leur hypersensibilité est grande, et en même temps apparaissent des symptômes généraux en rapport avec la gravité de l'état local.

Le traitement consiste simplement à garder le lit et à maintenir les bourses, entourées d'un large cataplasme, élevées sur une planchette ou un coussin. On prescrit en outre des grands bains, quelques laxatifs et une demi-diète. Presque toujours, en cas de phlegmon simple, la guérison survient par résolution, c'est-à-dire par disparition progressive des symptômes inflammatoires sans suppuration.

Dans quelques cas cependant, ce phlegmon peut prendre le caractère diffus, gangrèneux ; de larges eschares se dessinent et l'inflammation extrêmement violente s'étend aux parties voisines. Quand les plaques gangrèneuses se détachent, les testicules sont mis à nu ; il ne reste plus guère que quelques petits lambeaux de scrotum, et cependant, si le malade guérit, ces vastes pertes de substance se réparent assez vite, et l'on est tout étonné, au bout de peu de temps, de voir les testicules complètement recouverts par un nouveau scrotum cicatriciel. Mais la mort est malheureusement la terminaison fréquente du phlegmon diffus des bourses, elle survient par septicémie ou par épuisement.

Une des causes les plus importantes du phlegmon gangréneux des bourses, est l'infiltration rapide de l'urine dans le tissu cellulaire de la région, à la suite d'une rupture de l'urèthre en arrière d'un rétrécissement. Nous avons traité complètement cette question à propos des complications des strictures uréthrales.

De longues et profondes incisions entailleront les parties phlogosées ; tel est le seul mode efficace de traitement du plegmon diffus scrotal. Dans son intérêt, n'épargnez pas le malade, car on peut dire, que pour bien faire, jamais on n'incise ni trop largement, ni trop profondément.

Nous rappellerons encore à cause de son importance, bien qu'ayant déjà insisté sur ce sujet, que des piqûres de sangsues appliquées sur le scrotum ont pu devenir le point de départ d'un phlegmon simple ou diffus. On évitera donc de faire usage de ces annélides sur cette région.

Les blessures accidentelles ou chirurgicales du scrotum peuvent provoquer la hernie ou issue au dehors du testicule. En dirigeant la cicatrisation de ces plaies, on apportera le plus grand soin à réduire le testicule, à le réintégrer dans sa loge naturelle, même au prix d'une incision, et à l'y maintenir.

Pour terminer la série des maladies qui peuvent affecter la peau et le tissu cellulaire sous-cutané du scrotum, nous signalerons l'*éléphantiasis des Arabes*. Bien que cette affection soit très rare dans nos climats, nous nous y arrêterons cependant, eu égard à l'intérêt de curiosité qu'elle présente.

Éléphantiasis des Arabes. — Cette maladie sévit particulièrement sous les tropiques et dans la basse Egypte, d'une façon générale dans les pays sujets à de grandes différences de température entre le jour et la nuit. L'hérédité, de détestables conditions hygiéniques, une alimentation insuffisante, l'ingestion d'eaux insalubres en sont les principales causes.

Le début de l'éléphantiasis ressemble assez aux accès de la fièvre intermittente, qui est regardée d'ailleurs comme une des causes de cette lymphodermie. Le malade est d'abord pris d'un frisson suivi de fièvre et de transpiration, cela dure quelques heures et disparaît. Cet accès peut se répéter plusieurs fois, sans que la nature vraie de la maladie puisse être reconnue, mais généralement, après la deuxième ou la troisième crise, l'attention est attirée vers le scrotum. L'éléphantiasis peut commencer également, et plus souvent même, par les membres inférieurs; mais cette forme ne rentre pas dans le cadre des maladies des organes sexuels.

La peau des bourses devient rosée par places, et on peut y suivre des traînées rougeâtres formées par les vaisseaux lymphatiques enflammés; toutes se dirigent vers les ganglions inguinaux tuméfiés. Cette phlogose détermine une sensation de pesantenr dans les bourses, en même temps qu'une démangeaison vive; puis ces symptômes inflammatoires se calment. Mais le scrotum demeure légèrement augmenté de volume, et, dans certains cas, la peau, devenue plus brunâtre, reste rude au toucher et se hérisse de petits mamelons indurés.

Ces accès se répètent plusieurs fois; mais bientôt, même dans leurs intervalles, la tuméfaction du scrotum s'accentue et arrive ainsi à acquérir, après un temps variable, d'énormes dimensions. Plus souvent encore les poussées aiguës avec fièvre disparaissent, et la tumeur continue à grossir lentement; enfin certaines formes d'éléphantiasis sont, dès le début, complètement apyrétiques.

D'après les caractères extérieurs de la tumeur éléphantiasique, Virchow a distingué plusieurs variétés de cette maladie :

1° L'*éléphantiasis levis seu glabra*; la peau présente une surface unie.

2° L'*éléphantiasis papillaris seu verucosa*; les papilles hypertrophiées forment des mamelons durs et irréguliers.

3° L'*éléphantiasis tuberosa seu nodosa;* la peau est alors recouverte de gros tubercules durs, parfois ulcérés; cette variété ressemble à la lèpre ou *éléphantiasis des Egyptiens.*

4° L'*éléphantiasis fusca et nigra*; la peau présente, en même temps que les altérations précédentes, une teinte brunâtre accentuée.

Lorsque l'éléphantiasis est arrivé à un degré assez avancé, les poils du pubis tombent ou, tout au moins, sont très écartés, à cause de la distension subie par la peau; le scrotum peut, en outre, se crevasser, s'ulcérer, et ses tubercules se recouvrir de croûtes épaisses. Parfois de petites ampoules se soulèvent à la surface de la tumeur et, en s'ouvrant, donnent issue à une quantité considérable de lymphe.

Les tumeurs éléphantiasiques sont capables d'acquérir des dimensions considérables; on les a vues pendre jusqu'aux genoux et même jusqu'aux pieds, pesant alors cinq, dix, vingt et jusqu'à trente kilogrammes.

Quand la tumeur est volumineuse (FIG. 17), le prépuce est envahi, et la verge tend alors à disparaître dans l'épaisseur du scrotum; dans quelques cas elle y est complètement cachée, et l'urine s'écoule par une rigole que forme le fourreau de la verge retourné sur lui-même.

En pratiquant une coupe sur une tumeur éléphantiasique, on constate qu'elle est constituée par une hypertrophie générale des téguments : de l'épiderme par places, du derme sur toute l'étendue de la tumeur et surtout du tissu cellulaire sous-cutané. Au milieu des masses de tissu cellulaire existent des vacuoles renfermant un liquide citrin, enfin les tuniques des vais-

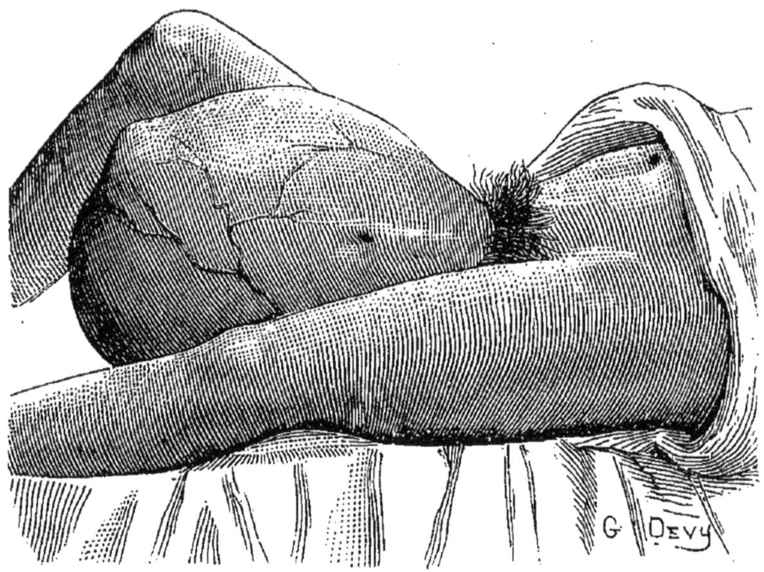

Fig. 17. — Tumeur éléphantiasique du scrotum.

seaux lymphatiques, celles des vaisseaux artériels et veineux sont épaissies et les ganglions lymphatiques hypertrophiés. La tunique vaginale contient une quantité variable de liquide, et les testicules, dont le cordon est ordinairement allongé, demeurent le plus souvent indemnes sur les parties latérales de la tumeur, séparés l'un de l'autre par une cloison très épaissie; dans quelques cas ils sont anémiés et atrophiés.

Le traitement médical de l'éléphantiasis des Arabes peut, au début, donner quelques résultats; le mercure, l'iodure de potassium, le sulfate de quinine furent particulièrement vantés contre cette maladie, mais malheureusement les résultats acquis restèrent toujours bien loin des espérances qu'on avait pu concevoir. Un point cependant, sur lequel les médecins de l'Inde et d'Afrique sont unanimes, c'est que le changement de climat, est le moyen le plus efficace d'enrayer le développement de l'affection scrotale. Faites passer le malade d'une région tropicale dans la zone tempérée, et le plus souvent les progrès du mal seront arrêtés; la tumeur déjà acquise pourra même rétrocéder.

Le traitement chirurgical est donc le seul sur lequel on puisse efficacement compter, et l'ablation de ces énormes tumeurs, est devenue maintenant, dans les pays où règne l'éléphantiasis, d'une pratique courante, l'expérience ayant montré que l'extirpation de ces grandes masses était en réalité peu dangereuse. Voici les principes qui servent de guide pour cette opération :

1° Maintenir, pendant plusieurs heures avant l'opération, le scrotum dans une situation élevée, pour que la quantité de sang renfermée dans la tumeur soit minima; appliquer ensuite l'appareil hémostatique d'Esmarch.

2° Si le prépuce est envahi, et que la verge ait disparu dans l'épaisseur du scrotum, tailler un lambeau antérieur de forme quadrilatère, limité par deux insions verticales partant de la partie interne du pli de l'aine, de chaque côté, et réunies en bas par une incision horizontale passant au niveau de l'ouverture préputiale : disséquer ensuite le pénis; ce lambeau servira à former un nouveau prépuce.

3° Par une incision partant du pli de l'aine, près de la première, et longeant de chaque côté les bords du scrotum, aller à la recherche des testicules, les isoler soigneusement et les confier à un aide qui les maintiendra relevés sur le ventre; prolonger ensuite de chaque côté cette incision jusque près de l'anus, en lui faisant décrire une courbe à convexité inférieure; on limitera ainsi, de chaque côté, un lambeau destiné à reformer le scrotum.

4° Enlever rapidement, par quelques coups de couteau, la masse de la tumeur. Contre l'hémorrhagie, appliquer des pinces hémostatiques qu'on remplace ensuite par des ligatures.

5° Creuser de chaque côté, dans l'épaisseur des lambeaux, une loge pour contenir le testicule correspondant.

6° Faire les sutures; envelopper la verge dans le lambeau quadrilatère et reconstituer le scrotum par la suture médiane des lambeaux latéraux; ménager deux ou trois intervalles pour le passage de tubes à drainage.

Lorsque le prépuce est sain, non englobé dans la tumeur, le lambeau quadrilatère devient inutile.

Enfin, soit pour enrayer les progrès de l'affection, soit pour prévenir une récidive après l'opération, le

Dr Broquère, dans un travail remarquable sur l'éléphantiasis du scrotum, recommande de longues, profondes et étroites cautérisations faites avec la pâte de Vienne et dirigées, autant que possible, perpendiculairement au trajet des troncs lymphatiques. On entraverait ainsi l'apport de matériaux nouveaux, par les lymphatiques, pour le développement de la tumeur. Ce procédé très rationnel a été mis pour la première fois en usage, avec succès, par le Dr Lannelongue, dans un cas de récidive d'éléphantiasis.

II

AFFECTIONS DE LA TUNIQUE VAGINALE

Vaginalite. — Hydrocèle. Symptômes, marche. — Elle est toujours une affection secondaire, diagnostic. — Hydrocèle congénitale, diagnostic. — Le traitement chirurgical est le seul qui doive être employé, ponction et injection iodée, gros vin rouge, nitrate d'argent. — Méthode de Monod pour le traitement de l'hydrocèle congénitale.

Hématocèle traumatique, spontanée.—Traitement antiphlogistique, injection iodée, drainage, décortication, castration.

La *tunique vaginale*, enveloppe séreuse qui entoure et protège le testicule est soumise à de nombreuses influences pathologiques. C'est ainsi que nous l'avons vue très souvent s'enflammer concurremment avec l'épididyme dans le cours d'une blennorrhagie ; nous avons assez insisté dans un chapitre antérieur, sur cette complication de la chaudepisse, pour qu'il soit inutile d'y revenir.

La cavité de cette séreuse se remplit assez fréquemment d'une sérosité, ayant une belle couleur citrine; dans d'autres cas, soit spontanément, soit à la suite d'un violent traumatisme, il s'y fait un épanchement de sang; de là deux affections bien distinctes: l'*hydrocèle* et l'*hématocèle vaginales.*

Hydrocèle. — L'hydrocèle, ou hydropisie de la tunique vaginale, se révèle par une augmentation progressive de volume de l'une des bourses, parfois des deux simultanément. La bourse distendue prend alors la forme d'une poire allongée, dont la portion rétrécie serait tournée en haut. Le volume de l'hydrocèle est variable; généralement la tunique vaginale contient quatre à six cents grammes de liquide citrin, très albumineux; exceptionnellement elle a pu en renfermer jusqu'à trois litres. Cette affection marche lentement, sans aucune douleur; l'encombrement causé par le volume du scrotum, ainsi qu'une sensation de fatigue et de pesanteur sont les seuls troubles symptomatiques ordinairement remarqués.

Toutefois l'accroissement de volume est généralement assez rapide au début, puis la tumeur reste indéfiniment stationnaire; plus rarement la sérosité s'épanche avec lenteur, mais elle augmente sans cesse, et l'hydrocèle arrive ainsi à acquérir des proportions considérables.

La configuration de l'hydrocèle peut varier; parfois étranglée en son milieu, elle est en forme de bissac (Béraud); parfois encore on rencontre à sa surface des bosselures fluctuantes. Ces bosselures sont dues à des hernies de la tunique vaginale à travers la membrane fibreuse du scrotum.

Le testicule est habituellement situé à la partie postérieure de la tumeur, on peut le reconnaître par le toucher et à la douleur spéciale qu'on provoque en le comprimant, tandis que les autres parties de l'hydrocèle restent insensibles.

Il est rare, dans une hydrocèle, que le testicule ne soit pas quelque peu altéré, et fréquemment, après l'évacuation du liquide par la ponction, vous constaterez des plaques indurées de l'épididyme. Le professeur Panas a très justement insisté sur ce fait, que l'hydrocèle était, en réalité, une affection secondaire et que, le plus souvent, un certain degré d'épididymite essentielle et indolente était la véritable cause de cette hydropisie. Cette variété d'épididymite surviendrait vers l'âge de quarante à cinquante ans et serait elle-même la conséquence d'altérations latentes du col de la vessie et de la prostate. Dans d'autres cas, des traces de vaginalite chronique, et la présence de petits corps étrangers fibrineux dans la cavité de la séreuse, indiquent la source inflammatoire de l'épanchement.

Le diagnostic de l'hydrocèle est des plus simples, car, en dehors de la forme de la tumeur, de son indolence, de sa marche, de la perception très nette de la fluctuation, la transparence à la lumière du liquide qu'elle renferme est sa caractéristique absolument certaine. Cette transparence se constate en plaçant une bougie près de la face de la tumeur opposée à celle que l'on regarde ; celle-ci devient alors immédiatement lumineuse. Pour que l'obscurité soit plus complète de notre côté et que la transparence éclate mieux, il est préférable de regarder à travers le tube d'un stéthoscope, ou en masquant, avec une main, la clarté diffuse de la flamme.

On doit encore avoir soin, pendant cet examen, de délimiter nettement la situation du testicule par l'ombre qu'il forme dans la masse liquide, car, en cas d'inversion, il n'occupe plus le bord postérieur de la tumeur et, n'étant pas averti, on risquerait de le perforer en pratiquant la ponction.

Dans les vieilles hydrocèles, l'épaississement de la tunique vaginale peut empêcher la transparence de se produire ; une ponction exploratrice lèvera alors tous les doutes.

Le diagnostic de l'hydrocèle est donc des plus simples, et même lorsque celle-ci est compliquée d'une hernie, la distinction en est encore aisée en tenant compte de la situation relative des parties. Enfin on reconnaîtra facilement une hydrocèle enkystée du cordon ou de l'épididyme à la position du testicule par rapport à la tumeur qui est alors de petit volume.

L'hydrocèle n'est pas très rare chez les enfants et les nouveau-nés ; elle est due à la persistance anormale du conduit qui fait, chez le fœtus, communiquer la cavité du péritoine avec celle de la tunique vaginale. Le liquide est alors sécrété par la grande séreuse péritonéale et vient s'accumuler dans la partie la plus déclive, c'est-à-dire dans la tunique vaginale.

Cette variété d'hydrocèle, dite congénitale, ne survient que chez les très jeunes sujets et chez les adultes dont la migration testiculaire a été imparfaite ou s'est accomplie tardivement. Elle est entièrement ou partiellement réductible, car en comprimant le scrotum, on fait refluer facilement le liquide dans la cavité du péritoine ; pour la même raison, la tumeur diminue dans la position horizontale, et est plus volumineuse le soir que le matin.

Le diagnostic entre l'hydrocèle congénitale et la hernie inguinale peut devenir assez délicat ; cependant s'il s'agit d'une hydrocèle, après avoir réduit la tumeur, on n'obtient pas, en faisant tousser le malade, la sensation spéciale que donne sous le doigt le glissement de l'intestin. Ajoutons que la transparence est encore ici le signe caractéristique de l'hydropisie de la tunique vaginale.

Le traitement chirurgical est le seul qu'il convienne d'employer contre l'hydrocèle non congénitale, qu'elle soit simple ou double. Les topiques, calmants ou irritants, appliqués sur les bourses n'ont jamais donné aucun résultat.

La ponction de la tumeur suivie de l'injection iodée est restée, malgré d'autres tentatives, la méthode la plus sûre : en voici le manuel opératoire.

Premier temps. S'assurer, en recherchant de nouveau la transparence, de la position exacte du testicule ; déterminer en conséquence, le point précis où l'on pratiquera la ponction.

Deuxième temps. Tendre et fixer la peau du scrotum; ponctionner et vider le contenu de l'hydrocèle; examiner ensuite rapidement l'état du testicule.

Troisième temps. Faire l'injection iodée, qu'on laisse séjourner de trois à cinq minutes, suivant le degré de la douleur; malaxer en même temps le scrotum pour que l'injection se répande partout; faire sortir la teinture d'iode, retirer la canule du trocart, et enfin fermer la petite plaie avec un carré de diachylon.

Cinquième temps. Appliquer un pansement ouaté analogue à celui que nous avons recommandé contre l'épididymite et le bubon.

Généralement, vingt-quatre ou trente-six heures après la ponction, on voit le scrotum se gonfler et reprendre parfois les dimensions qu'il avait avant l'opération; en même temps, la peau rougit légèrement, et un petit mouvement fébrile se déclare. Si l'on vient alors à examiner la partie malade, on reconnaît que l'épanchement s'est en grande partie reproduit, et que la pression sur le scrotum est assez douloureuse; le malade y accuse même, le plus souvent, une sensation de pesanteur ou des douleurs spontanées s'irradiant sur le trajet du cordon.

Ces signes d'une inflammation subaiguë provoquée par l'injection iodée, s'atténuent bientôt et, après un septenaire, disparaissent complètement; il ne reste plus désormais qu'un épanchement liquide, de moyenne importance, qui se résorbe peu à peu et disparaît totalement au bout de six semaines environ. Le scrotum reprend alors ses dimensions normales, souvent même il devient moins volumineux que du côté resté sain.

Pour pratiquer l'injection iodée, nous nous servons de la solution suivante :

Eau distillée	1 partie.
Teinture d'iode	2 parties.
Iodure de potassium. . .	q. s. pour dissoudre.

Quelques chirurgiens emploient la teinture d'iode pure, d'autres le gros vin rouge du Midi dans lequel on a fait infuser des pétales de roses de Provins. Tous ces liquides agissent en développant une inflammation adhésive de la tunique vaginale, qui amène consécutivement la résorption du liquide et l'adhérence totale ou partielle des feuillets de la séreuse.

Cependant, le professeur Gosselin a remarqué que souvent les deux feuillets de la tunique vaginale ne restaient pas adhérents après l'injection iodée, et qu'ils l'étaient, au contraire, avec l'injection de gros vin rouge. Celle-ci provoque en effet une inflammation très vive, et, en conséquence, assez dangereuse ; elle doit donc être uniquement réservée aux cas de récidive.

Si l'hydrocèle est double, chaque côté doit être opéré séparément et à plusieurs jours d'intervalle ; l'opération faite en bloc déterminerait une inflammation trop étendue, et d'ailleurs, le côté non opéré peut guérir simultanément, par l'irritation de voisinage qu'amène l'inflammation si proche de l'autre tunique vaginale.

Pour le même motif, lorsqu'une hydrocèle simple est extrêmement volumineuse, la prudence conseille de faire d'abord une ponction évacuatrice, et de laisser pendant quelques jours la tunique vaginale distendue revenir sur elle-même ; on fait alors une seconde ponction suivie de l'injection iodée, et l'inflammation consécutive se développe ainsi sur une moindre surface.

En pratiquant l'injection iodée, particulièrement chez les jeunes sujets, on doit, pendant toute la durée de l'opération, faire comprimer fortement par un aide la région inguinale dans le cas, peu probable cependant, de persistance du conduit vagino-péritonéal avec une hydrocèle en apparence irréductible. Nous supposons, bien entendu, qu'avant d'opérer on se sera assuré que l'hydrocèle n'était pas réductible.

L'opération de l'hydrocèle par l'injection iodée est extrêment bénigne ; quelques complications peuvent cependant survenir, telles que la piqûre du testicule en enfonçant le trocart, la suppuration du scrotum et de la tunique vaginale, le phlegmon diffus ou gangréneux des bourses, la phlébite du cordon, la péritonite.

La piqûre du testicule ne présente pas de gravité ; toutefois, si pareil accident survenait, l'injection iodée devrait être remise à une époque ultérieure.

Une complication encore peu redoutable est l'abcès du scrotum, on le traite au début comme un phlegmon circonscrit, et la collection purulente une fois formée, on l'incise.

La suppuration de la tunique vaginale est le

résultat d'une irritation trop vive déterminée par le liquide de l'injection. En pareille occurrence, il faut inciser largement cette séreuse, en vider le pus chaque jour et faire des pansements antiseptiques. Plus grave que l'abcès du scrotum, cette complication, d'ailleurs très rare, n'est pas en réalité dangereuse; loin de compromettre le succès définitif de l'opération, elle assure contre toute récidive.

Dans quelques cas malheureux, l'injection, au lieu d'être poussée dans la cavité de la tunique vaginale, a été envoyée dans le tissu cellulaire du scrotum. Un phlegmon diffus et la gangrène des parties touchées par la teinture d'iode, est le résultat ordinaire de cette méprise opératoire.

Comme nous l'avons déjà indiqué plus haut, l'obstruction incomplète du col de la tunique vaginale pourrait donner lieu à une péritonite mortelle, due au passage du liquide de l'injection dans la cavité péritonéale ou à la propagation de l'inflammation au péritoine. Mais c'est là une éventualité tellement exceptionnelle, qu'on peut plutôt, en prenant les précautions d'usage, la déclarer possible que réelle.

Enfin, Blandin a signalé un cas d'inflammation des veines du cordon.

Tel est l'exposé complet de l'opération de l'hydrocèle et des complications capables d'en résulter. Leur énumération ne saurait paraître redoutable qu'à un esprit non prévenu, car pendant toute la durée de nos études et dans notre pratique, nous n'en avons jamais vu une seule survenir; c'est là une garantie suffisante de sécurité presque absolue.

Defer, de Metz, a proposé de toucher la tunique vaginale avec du nitrate d'argent fondu dans une petite cupule adaptée à un stylet, ou plus simplement, dans la rainure d'une sonde cannelée. Ce procédé extrêmement simple, provoque une inflammation sensiblement plus vive que celle produite par l'injection iodée, et la résolution en est beaucoup plus lente à obtenir. Nous croyons donc que, comme l'injection au gros vin rouge, elle doit être réservée contre les récidives.

La conduite du chirurgien devra être très prudente chez l'enfant, en cas d'hydrocèle congénitale. On cherchera d'abord à favoriser l'obstruction du conduit vagino-péritonéal par l'application permanente d'un petit bandage, puis on aura recours à la méthode de Monod. On commence, avec une seringue de Pravaz, par aspirer deux ou trois grammes du liquide de l'hydrocèle, qu'on remplace, au moyen d'une seconde seringue analogue, par une quantité équivalente d'alcool rectifié. Cette substitution d'alcool est renouvelée à plusieurs jours d'intervalle.

HÉMATOCÈLE. — Si l'hydrocèle est une affection essentiellement bénigne, l'épanchement de sang dans la tunique vaginale, ou *hématocèle*, est, au contraire, une maladie grave, réclamant un traitement chirurgical énergique.

L'hématocèle est dite traumatique, lorsque l'épanchement de sang dans la tunique vaginale, survient à la suite d'une violence extérieure. Le scrotum, démesurément gonflé, présente alors, en totalité ou en partie, une coloration noirâtre due à une infiltration sanguine concomitante dans les mailles du tissu cellulaire sous-cutané. Pendant les premiers temps, on perçoit une fluctuation très manifeste, et le testicule, généralement situé à la partie postérieure de la tumeur, est presque immobilisé par le sang et les caillots qui l'entourent. Mais lorsque l'hématocèle, au lieu d'être intra-vaginale, est seulement pariétale, on peut faire glisser le testicule entre les doigts comme à l'état sain; c'est là un bon caractère différentiel pour apprécier la profondeur des lésions.

Quand l'hématocèle traumatique est de moyenne abondance, on obtient, par un traitement antiphlogistique approprié, la résorption du sang épanché. Les bourses doivent être maintenues relevées et entourées, en permanence, d'une vessie en caoutchouc remplie de glace pilée qu'on aura grand soin, ainsi que nous l'avons déjà recommandé, de renouveler à mesure de sa fusion. Le repos absolu au lit sera obligatoire; une demi-diète, quelques laxatifs et des boissons rafraîchissantes formeront les éléments principaux du traitement général.

Lorsque l'épanchement est abondant, la résorption peut n'en être que partielle, et l'hématocèle passe à l'état chronique; ou encore, après quelques jours, la fièvre s'allume, les bourses deviennent très douloureuses, la peau est tendue et, dans les parties non infiltrées de sang, rosée et luisante. Une inflammation violente de la tunique vaginale, suivie de suppuration est alors certaine; en pareil cas, il faut inciser immédiatement cette tunique sur une longue étendue, la débarrasser du sang et des caillots qu'elle contient, puis panser la plaie, en suivant les méthodes actuelles de la chirurgie antiseptique.

Si l'hématocèle survient spontanément, ou au moins en dehors de toute violence appréciable, le scrotum augmente très rapidement de volume, sans que la peau change de coloration ; on retrouve les mêmes sensations de fluctuation et d'immobilité plus ou moins complète du testicule que précédemment, enfin la transparence n'existe pas, ce qui sépare nettement cette affection de l'hydrocèle.

L'hématocèle spontanée est le résultat de l'inflammation chronique de la tunique vaginale. Sur les feuillets de cette séreuse s'organise une membrane de nouvelle formation, riche en vaisseaux, au moins au début, et la rupture, sous une influence quelconque, d'un ou plusieurs de ces vaisseaux, parfois même une simple exhalation sanguine à la surface de la membrane, déterminent l'hémorrhagie (Gosselin). L'hématocèle spontanée peut ainsi se répéter plusieurs fois à des intervalles de temps variables.

Une hydrocèle produite par une inflammation légère de la tunique vaginale peut, par un mécanisme analogue, se compliquer d'hématocèle. (*hydro-hématocèle.*)

Après un certain laps de temps, l'hématocèle spontanée donne une sensation moins nette de fluctuation; on n'obtient plus celle-ci que sur des points limités, les autres parties sont devenues dures, de telle sorte qu'en les comprimant, on croirait froisser un parchemin. Cette illusion est due au frottement des caillots les uns contre les autres.

Lorsque la néomembrane est très épaisse, la tumeur acquiert une très grande résistance, et certaines hématocèles chroniques simulent ainsi une tumeur solide du testicule.

Au début, le liquide est composé de sang noirâtre et très souvent on rencontre des caillots. Dans le cas d'hydro-hématocèle les teintes varient du rose au brun chocolat; c'est cette dernière couleur que revêtent généralement les épanchements sanguins de la tunique vaginale lorsqu'ils sont anciens.

Le traitement de l'hématocèle est chose délicate, car, d'une manière générale, il dépend non de règles très nettement établies, mais de l'esprit d'appréciation du chirurgien. Cependant voici les principes formulés à ce sujet par le professeur Jamain, dans sa thèse d'agrégation de chirurgie (1853), il n'y a rien à y ajouter.

« Dans l'hématocèle traumatique, on essaiera d'abord d'obtenir la résolution par la position, les émollients et le traitement antiphlogistique.

« Si la résolution ne peut être obtenue, et si l'hématocèle ne présentait aucun symptôme d'inflammation, si, par la palpation, on ne trouvait pas de caillots sanguins dans la tumeur, on ferait la ponction, puis une injection iodée.

« Si l'on soupçonne des caillots dans la poche hématique ou si des symptômes généraux font craindre le développement d'accidents inflammatoires, on fera une incision proportionnée à l'étendue du foyer sanguin.

« Dans l'hématocèle spontanée, au contraire, et dans celle qui se trouve compliquée de pseudo-membranes, on agira de la manière suivante : si la poche n'est point dure, élastique, si l'on suppose enfin qu'il n'y a qu'un épaississement au premier degré, on pourra tenter la ponction et l'injection iodée.

« La fausse membrane est-elle plus épaisse; on pourra tenter l'opération par le drainage ; la décortication cependant paraît préférable. (Par décortication, on entend une opération chirurgicale pratiquée dans le but d'extirper la fausse membrane de l'hématocèle, après l'avoir détachée sur toute son étendue de la tunique vaginale. (Gosselin.)

« Enfin les fausses membranes sont-elles très épaisses ; on tentera d'abord la décortication ; si elle n'est point praticable, on fera la castration. »

CHAPITRE XVII

AFFECTIONS DU TESTICULE

I

Migration du testicule. — Monorchides et cryptorchides. — Epididymite chez les monorchides. — Arrêt de développement et atrophie du testicule. — Effets de la continence. — Traumatismes, plaies du testicule. — Orchite traumatique. Epididymite blennorrhagique. — Orchite à la suite des oreillons. — Orchite varioleuse. — Névralgie du testicule; testicule irritable, traitement. — Spermatocèle. — Affection kystique du testicule.

Les maladies si nombreuses et si variées du testicule doivent être groupées en deux ordres distincts : dans la première catégorie nous comprendrons les anomalies et les affections du testicule ne dépendant pas d'une cause générale, tels que les traumatismes, l'orchite aiguë ou chronique, le spermatocèle, la dégénérescense kystique, etc.; dans la seconde série, de beaucoup la plus importante, nous envisagerons, au contraire, le retentissement sur le testicule des grandes diathèses qui affligent l'écononomie, à savoir la syphilis, la tuberculose et le cancer. La description du manuel opératoire de la castration, et quelques mots sur le varicocèle serviront à clore cet important chapitre.

Anomalies. Le testicule se développe chez le fœtus aux dépens du corps de Wolf, situé de chaque côté de la colonne vertébrale, dans la région lombaire ; il subit donc, pendant les premiers mois de la vie intra-utérine, un mouvemeut de descente, de migration, pour mieux dire, et arrive enfin dans le scrotum, au fond duquel on doit le sentir au moment de la naissance ou, au plus tard, trois ou quatre jours après. Mais certains obstacles peuvent l'arrêter en chemin, et il se fixe alors dans la fosse illiaque, sur le plancher périnéal ou, plus fréquemment, dans le canal inguinal.

Quand un seul testicule est retenu dans l'abdomen, l'individu qui présente cette anomalie est dit *monorchide* ; *cryptorchide* lorsque les deux testicules ne sont pas descendus dans les bourses. La cryptorchidie est très rare.

Le testicule retenu dans l'abdomen est le plus souvent impropre à la fécondation ; le monorchide jouit donc, grâce à un testicule intact et souvent même, comme par compensation, un peu plus volumineux qu'à l'état normal, de la faculté de se reproduire ; mais le cryptorchide est infécond.

On comprendra immédiatement, nous avons d'ailleurs insisté sur ce fait, que le pronostic de l'épididymite blennorrhagique sur le testicule normal est, chez les monorchides, d'une gravité exceptionnelle : trop souvent, en effet, la persistance des indurations de l'épididyme, arrêtant les spermatozoïdes au passage, amène l'infécondité. Nous rappellerons encore que l'orchite du testicule retenu à l'anneau inguinal peut déterminer la mort par des phénomènes d'étranglement et une péritonite consécutive. Dans certains cas enfin, il est assez délicat de distinguer une *orchite* inguinale d'une hernie légèrement étranglée. Les antécédents blennorrhagiques, l'absence du testicule dans le scrotum et de phénomènes bien nets d'étranglement, l'effet certain d'un purgatif, lèveront bientôt tous les doutes.

Lorsque, chez un nouveau-né, le testicule a franchi l'anneau inguinal, mais y reste accolé, au lieu de gagner le fond du scrotum, et montre une grande tendance à remonter dans l'abdomen, on cherchera, par des tractions modérées à le faire descendre, et on le maintiendra ensuite par l'application d'un petit bandage.

Les cryptorchides ont en général la voix grêle, à tonalité élevée, le système pileux peu développé et le pannicule adipeux assez épais pour amener la rotondité des formes. Ils sont inféconds, mais peuvent avoir des rapports sexuels ; toutefois leurs désirs sont le plus souvent très affaiblis. On rapporte cependant dans la science quelques faits de cryptorchides ayant eu des enfants [1].

Arrêt de développement et atrophie. — Sous l'influence de différentes causes, mais en particulier de

[1] Curling. — *Maladies du testicule*, traduct. de Gosselin, p. 26.

lésions de l'encéphale, d'une compression de l'artère spermatique, de la syphilis héréditaire, le testicule peut subir un arrêt de développement et, à l'âge adulte, ne peser que deux ou trois grammes au lieu de quinze à vingt grammes, ce qui est son poids normal. Cet arrêt de développement de l'organe mâle se remarque chez les goîtreux, les crétins, les épileptiques, et, comme corollaire, le pénis est alors peu développé. Une continence absolue, sans être cause d'un arrêt véritable de développement, peut cependant empêcher les organes génitaux d'atteindre leur volume habituel. Il n'est pas très rare d'observer des jeunes gens de vingt-cinq à vingt-six ans et même davantage, mais n'ayant pas encore eu de rapports sexuels, dont le pénis n'est pas beaucoup plus gros que celui d'un enfant de dix ans, et dont les testicules sont développés en proportion. La fréquentation des femmes est le seul moyen de faire prendre à ces organes leur volume normal.

Les traumatismes de l'encéphale, certains troubles circulatoires, mais surtout la vaginalite chronique avec hématocèle et le sarcocèle syphilitique, peuvent amener l'atrophie d'un testicule normalement développé. Gosselin même se demande si : « chez les enfants et les jeunes sujets, cette lésion ne pourrait pas être la conséquence d'un sarcocèle syphilitique, dû lui-même à une influence héréditaire. L'iodure de potassium devrait alors être administré en vue de prévenir l'atrophie[1] ».

[1] Curling. — P. 81. (Note du traducteur.)

TRAUMATISMES. — Les contusions du testicule ont pour caractère spécial la douleur excessive qu'elles déterminent. Lorsque la violence du choc a été considérable, du sang s'épanche dans le tissu de la glande ; celle-ci ne tarde pas alors à s'enflammer et il peut en résulter une désorganisation complète qui entraîne la perte de la fonction. Aussi la compression violente des testicules est-elle devenue un procédé de castration, principalement usité en Normandie, pour les agneaux, les veaux et les chevaux.

Pour réprimer l'inflammation menaçante, à la suite d'une contusion du testicule, on aura recours aux moyens antiphlogistiques que nous avons indiqués à propos de l'hématocèle traumatique ; si le sujet est d'un tempérament sanguin, on se trouvera bien de prescrire quelques sangsues au pli de l'aine ou au périnée. L'hématocèle vaginale ou pariétale accompagne d'ailleurs toute contusion un peu forte du testicule.

Les plaies du testicule par un instrument piquant ne présentent pas de gravité, et plusieurs chirurgiens ne considèrent même pas la piqûre du testicule, pendant l'opération de l'hydrocèle, comme une raison suffisante pour suspendre l'injection iodée.

Plus sérieuses sont les plaies par instrument tranchant, une partie ou la totalité du testicule pouvant être entraînée au dehors, par l'ouverture faite aux téguments. On devra donc bien se garder d'exercer des tractions sur la partie herniée de la glande; on s'efforcera, au contraire, de la réduire et de conserver ainsi l'organe intact au moins partiellement.

Cela suffit pour assurer la permanence de la fonction.

L'orchite traumatique est, en général, une affection sérieuse, par les douleurs parfois atroces qu'elle provoque et par sa tendance à la désorganisation consécutive de l'organe.

Nous ne reviendrons pas sur l'orchite, ou plutôt sur l'épididymite blennorrhagique, cette affection ayant été étudiée en détail, à propos des complications de la blennorrhagie ; nous ne ferons donc que signaler ici les différentes causes qui, en dehors de la chaudepisse, peuvent donner naissance à une épididymite ou à une orchite. En première ligne nous devons placer les affections des voies urinaires, les rétrécissements, la cystite et la prostatite chroniques. Ajoutons même qu'il n'est pas très rare de voir l'orchite ou plutôt l'épididymite succéder au simple passage d'une sonde dans la vessie, aux tentatives de dilatation d'un rétrécissement et aux manœuvres de lithotritie. Des traumatismes légers, et, dans quelques cas, un simple effort en ont été le point de départ; enfin elle survient encore, par métastase, à la suite d'oreillons et dans le cours ou la période de déclin des fièvres graves, particulièrement de la variole.

L'orchite consécutive aux oreillons est en général bénigne et disparaît promptement. L'orchite varioleuse est, au contraire, très intense ; sa tendance à la suppuration est grande et son apparition d'un fâcheux pronostic sur l'issue de la fièvre grave.

Dans la plupart des cas, le traitement de l'orchite sera analogue à celui que nous avons conseillé pour l'épididymite blennorrhagique, et le pansement ouaté en fera tous les frais ; une demi-diète, des bains, quelques laxatifs seront également les principaux facteurs du traitement général.

Toutefois, dans certaines circonstances particulièrement graves d'orchite traumatique, quelques sangsues au périnée ou sur le pli de l'aine, des applications continuelles de glace pourront enrayer la suppuration menaçante.

Le pus vient-il à se former; on devra, par une petite incision lui donner une libre issue ; c'est le seul moyen d'éviter la destruction complète de la glande. Plusieurs chirurgiens, Vidal entre autres, ont conseillé, comme traitement préventif de la suppuration du testicule, et pour atténuer les douleurs si vives de l'orchite, de débrider la tunique albuginée. Tout en ne blâmant pas cette opération, bien qu'elle puisse donner lieu à un fongus du testicule, le professeur Gosselin déclare cependant que, dans sa longue carrière chirurgicale, jamais il n'a eu besoin d'y avoir recours.

Névralgie du testicule. — Les lésions anciennes du testicule, telles que les indurations qui persistent si souvent à la suite des épididymites, les contusions qui remontent à une époque éloignée, les affections des voies urinaires et des reins, déterminent parfois une névralgie du testicule. Cette névralgie peut d'ailleurs naître spontanément, on l'a vue commencer ainsi à l'époque de la puberté ; la masturbation, les excès de coït ou, au contraire, une continence absolue en sont encore regardés comme des causes déterminantes.

Cette affection si pénible, si rebelle, se présente sous deux formes distinctes : le testicule douloureux irritable, et la névralgie véritable des nerfs spermatiques.

Dans la première forme, la sensibilité testiculaire est considérablement exagérée, parfois même le contact des vêtements est difficilement supporté. Mais lorsque le malade est au repos, et que le testicule est bien abrité dans un suspensoir ouaté, les douleurs disparaissent ou s'amendent au point de ne plus produire qu'une sensation de pesanteur et de gêne. Généralement le testicule douloureux est un peu pendant et les veines du cordon sont dilatées.

La névralgie du testicule survient par accès, et assez souvent d'une façon régulièrement intermittente. La douleur est alors des plus vives, elle s'irradie jusque dans les reins, en suivant le trajet du cordon, et le testicule est fortement rétracté vers l'anneau. L'intensité du paroxysme peut être telle que le malade se roule, ou tombe en syncope ; enfin il n'est pas rare au plus fort de l'accès de constater un léger gonflement de l'épididyme devenu très sensible à la pression.

Par l'examen des urines on distinguera très facilement la névralgie du testicule de la colique néphrétique : dans la névralgie, les urines restent claires ; dans l'affection rénale, elles sont rouges, muqueuses parfois sanguinolentes, et souvent l'on y découvre des sables et des graviers.

Le traitement de cette affection, souvent si rebelle à l'influence thérapeutique, doit néanmoins attirer toute notre attention; car si, en réalité, elle ne présente pas une gravité bien grande, au point de vue du fonctionnement général de l'économie, elle n'en constitue pas moins, pour le patient, une vie de misère, parfois même de véritable torture.

Chercher à reconnaître la cause vraie de la névralgie, telle est la première chose à faire; mais ce n'est certes pas la plus aisée. Celle-ci tient-elle à une cause d'ordre général, comme la goutte, la dyspepsie, le rhumatisme, etc.; vous dirigerez alors le traitement contre ces affections et souvent vous obtiendrez la guérison en prescrivant les alcalins à haute dose et l'usage répété de laxatifs salins. La névralgie présente-t-elle une forme intermittente régulière; vous prescrirez le sulfate de quinine avec succès. Le malade est-il anémique, d'une constitution médiocre, d'un tempérament lymphatique; c'est aux reconstituants, au fer, au quinquina, mais surtout aux préparations arsenicales que nous aurons recours.

Comme traitement local, le port du suspensoir ouaté recouvert de taffetas imperméable est presque toujours suffisant. S'il n'en était pas ainsi, on pourrait faire conjointement quelques injections sous-cutanées de morphine, ou appliquer de petites mouches ammoniacales qu'on saupoudrerait ensuite du même alcaloïde. L'application de pommades composées de belladone ou d'aconit peut encore engourdir la douleur; enfin Curling, ce qui nous semble assez contradictoire, conseille les affusions froides sur le scrotum.

Mais tous ces moyens peuvent échouer et le malheureux malade vient alors nous supplier de le débarrasser du testicule qui lui paraît être la cause de toutes ses souffrances. Dans quelques cas tout à fait exceptionnels, et seulement pour éviter un plus grand malheur, on peut se trouver obligé d'accéder à sa demande, mais voici dans quelles conditions :

Après avoir examiné minutieusement le malade, si l'on n'a rencontré aucune lésion tangible de l'épididyme ou du testicule, et qu'en conséquence la névralgie paraisse liée à un état général, on refusera absolument l'opération en se fondant : 1° sur la récidive à peu près certaine de la névralgie après la castration ; 2° sur la certitude d'une guérison spontanée qui finit toujours par survenir à une époque plus ou moins éloignée.

Si la névralgie est au contraire liée à une lésion déterminée de l'épididyme ou du testicule, on pourra, après avoir toutefois résisté le plus longtemps possible, pratiquer la castration, car la guérison complète en sera le résultat définitif.

Enfin lorsque la névralgie est sous la dépendance d'une irritation chronique du col de la vessie ou d'ulcérations prostatiques, la cautérisation superficielle de ces régions peut alors la faire disparaître.

SPERMATOCÈLE. — L'*hydrocèle enkystée* de l'épididyme, ou *spermatocèle*, est caractérisée par le développement, entre la tête de l'épididyme et le feuillet de la tunique vaginale qui la recouvre, de kystes plus ou moins volumineux et à parois extrêmement minces. Très rarement des kystes semblables se montrent sur le testicule proprement dit, au-dessous du feuillet viscéral de la tunique vaginale.

Fréquemment, en pratiquant des autopsies, on découvre de petites kystes pédiculés, transparents, de la grosseur d'un pois, adhérents à la tête de l'épididyme. Qu'un de ces kystes en miniature vienne à augmenter de volume, vous avez une hydrocèle enkystée. Les kystes pédiculés ont moins de tendance que les kystes sessiles à prendre de grandes proportions.

Les troubles fonctionnels de l'hydrocèle enkystée sont à peu près nuls, et le malade ne ressent jamais qu'un peu de pesanteur et de gêne, résultant de l'augmentation de volume de la glande. La tumeur fluctuante est située, en général, au-dessus du testicule qui se trouve ainsi refoulé en bas et en avant. C'est là un caractère qui distingue nettement la spermatocèle de l'hydrocèle simple de la tunique vaginale; mais, point plus important encore, il est rare, que dans l'hydrocèle enkystée on puisse obtenir la transparence. Si le liquide est clair, limpide, non albumineux dans les petits kystes, il devient opalescent dans les kystes un peu volumineux, et ce trouble est dû à la présence de spermatozoïdes dans le liquide. Il est très probable que les spermatozoïdes se répandent ainsi dans la cavité kystique par rupture d'un conduit épididymaire; Curling a même pu constater le fait directement, au moyen d'une injection au mercure. Enfin la quantité de liquide contenue dans ces kystes est en général bien moindre que celle de l'hydrocèle; elle ne dépasse guère cent grammes.

Tout à fait au début de l'hydrocèle enkystée,

lorsqu'elle n'apporte encore aucune gêne, qu'elle ne cause aucune douleur au malade, on se contentera de conseiller l'usage d'un suspensoir, car ces kystes peuvent s'arrêter dans leur développement et leur volume demeurer assez petit pour ne nécessiter aucun traitement. Mais le kyste devient-il volumineux ? On pratique alors la ponction suivie de l'injection iodée, en s'entourant de toutes les précautions déjà signalées à propos de l'opération de l'hydrocèle simple.

Maladie kystique. — La dégénérescence kystique du testicule est une affection très rare ; car le plus souvent elle doit être rattachée à une affection sarcomateuse ou cancéreuse.

Elle est caractérisée par la genèse, dans le tissu même du testicule, d'un certain nombre de kystes, dont la grosseur varie du volume d'un grain de mil à celui d'une petite noix. Leur liquide est citrin, visqueux, parfois coloré de sang. Chose remarquable, ces kystes ne renferment pas de spermatozoïdes ; ce fait implique nécessairement que ces cavités se forment, en dehors des tubes séminifères, dans le tissu cellulaire interstitiel et surtout vers cet épaississement de l'albuginée, connu sous le nom de corps d'Higmore.

La maladie kystique ne guérit pas spontanément, et les tubes séminifères s'atrophient, à mesure que les kystes se développent ; elle doit donc être regardée comme une affection extrêmement grave, d'autant plus qu'elle est très souvent de nature cancéreuse. La castration est ici le seul traitement rationnel.

On a encore rencontré dans le testicule des kystes hydatiques dus à la présence d'entozoaires, mais c'est là une simple curiosité pathologique qu'il suffit de signaler d'un mot.

II

AFFECTIONS DIATHÉSIQUES DU TESTICULE

Syphilis du testicule : 1° chez l'enfant; 2° pendant la période secondaire, épididymite syphilitique; 3° pendant la période tertiaire, sarcocèle syphilitique. — Traitement.

Tuberculose du testicule, forme lente, forme aiguë, traitement. — Orchite chronique. — Fongus bénin du testicule.

Tumeurs malignes du testicule, symptômes, marche, traitement; diagnostic avec les tumeurs bénignes. — Castration; manuel opératoire.

Affections du cordon. — Varicocèle; traitement.

On appelle maladies diathésiques du testicule celles qui sont sous la dépendance de la syphilis, de la tuberculose, du cancer. Nous allons les grouper dans la seconde partie de ce chapitre, nous réservant toutefois d'en rapprocher, à propos du diagnostic, certaines affections locales, omises à dessein dans la première partie, pour rendre plus évidentes les différences et les analogies que présentent entre elles ces lésions.

Syphilis du testicule. — La syphilis peut affecter le testicule à trois époques différentes ; chez l'enfant, dans la syphilis héréditaire; chez l'adulte, pendant la période secondaire, et plus tard, pendant la période tertiaire.

Le regretté professeur Parrot et son élève distingué, le Dr Hutinel, ont rencontré, chez des enfants affectés de syphilis héréditaire, des noyaux indurés de la tunique albuginée et un épaississement notable des tractus fibreux qui vont de cette membrane dans l'épaisseur du parenchyme testiculaire. D'après le professeur Gosselin, ces lésions suffiraient à amener, chez quelques-uns de ces enfants, l'atrophie du testicule. L'iodure de potassium est alors le meilleur médicament à prescrire.

Pendant la période secondaire de la syphilis, chez l'adulte, les épididymes sont quelquefois atteints (Dron). On constate, en pareil cas, sur la tête de l'épididyme, une induration de la grosseur d'un haricot ou d'une fève, indolente et dont le malade ne s'aperçoit que par hasard. Consécutivement des indurations peuvent se montrer sur le testicule même, mais cela est rare. Dans quelques cas, une légère douleur accompagne l'épididymite syphilitique, et il se produit un petit épanchement dans la tunique vaginale.

Je crois inutile de faire ressortir les différences profondes qui séparent la lésion syphilitique de l'épididymite blennorrhagique, où l'existence d'un écoulement uréthral, le début souvent très aigu, la douleur, la fièvre, le gonflement très marqué, la rougeur de la peau, la sensibilité exquise de l'épididyme, le siège des indurations à la queue de cet organe, sont des caractères suffisamment tranchés pour éviter toute confusion. Nous verrons plus loin qu'il n'en est pas de même avec l'épididymite d'origine tuberculeuse.

L'épididymite syphilitique n'amène pas de troubles fonctionnels, et l'examen du sperme y a révélé la présence de spermatozoïdes. L'induration est ici en effet extra-canaliculaire et a son siège dans le tissu cellulaire, de telle sorte que les éléments figurés du sperme peuvent passer par les canaux efférents non comprimés.

Cette affection n'est pas grave par elle-même ; elle disparaît après six semaines environ, sous l'influence d'un traitement mixte (association du mercure et de l'iodure de potassium) ; mais elle indique, en général, une intoxication grave de l'économie par le virus syphilitique. Aussi, dans la crainte d'accidents plus sérieux, l'attention devra-t-elle toujours être tenue en éveil, vis-à-vis de pareils malades.

Le *sarcocèle* ou *testicule syphilitique* est une des lésions du commencement de la période tertiaire. Il survient presque toujours entre la deuxième et la quatrième années qui suivent le début de la syphilis. On l'observe sous deux formes anatomiques différentes.

Dans une première variété, qui est la plus commune, on constate un épaississement considérable de la tunique albuginée et des trames fibreuses qui séparent en faisceaux les tubes séminifères, ainsi que l'hypertrophie du tissu cellulaire intercanaliculaire. Il en résulte une notable augmentation de volume du testicule, ne dépassant guère cependant le volume d'un gros citron.

Les tubes séminifères, comprimés par cette prolifération énorme de tissu fibreux, s'atrophient, et la glande devient définitivement impropre à remplir ses fonctions physiologiques. A la période d'hypertrophie, succède donc une période d'atrophie ; le testicule, par l'effet de la rétraction du tissu fibreux, revient à son volume primitif, souvent même il reste plus petit qu'à l'état normal ; mais il a perdu toute sensibilité à la pression, il est très dur au toucher et présente des inégalités à sa surface ; en un mot, ce n'est plus qu'une masse de tissu fibreux.

Au début, une légère hydrocèle accompagne l'infiltration syphilitique du testicule, elle disparaît ensuite spontanément.

Pendant la période tertiaire, c'est toujours le testicule qui commence par être pris ; l'épididyme resté sain s'étale à la surface de la tumeur, où il est souvent difficile de le distinguer, tant il est aminci ; dans quelques cas il est envahi secondairement. C'est là une différence capitale avec ce qui se passe pendant la période secondaire, où l'épididyme est toujours primitivement atteint. Le sarcocèle syphilitique est souvent bilatéral, mais les testicules ne sont pris que successivement.

En examinant un malade affecté de sarcocèle syphilitique, on constate une tumeur piriforme, ayant en général la grosseur d'un citron, très pesante par rapport à son volume, dure, à peu près complètement insensible au toucher, au moins par places, à surface inégale et non adhérente aux téguments qui restent parfaitement sains. Le développement du sarcocèle syphilitique est très lent, ne provoque aucune douleur, aussi peut-il passer pendant longtemps inaperçu pour le malade.

Si une partie seulement des tubes séminifères échappe à l'atrophie déterminée par la compression qu'exerce le tissu fibreux nouvellement formé, cela suffit pour assurer la permanence de la fonction; aussi a-t-on observé des personnes atteintes de sarcocèle syphilitique double, qui, non seulement n'avaient rien perdu de leurs facultés viriles, mais étaient encore aptes à se reproduire. On sait que cette seconde condition n'est pas la conséquence obligée de la première, et qu'il n'est pas rare de rencontrer des individus très adonnés aux plaisirs vénériens et cependant inféconds, leur sperme étant privé de spermatozoïdes.

Enfin, plus encore que l'épididymite, le sarcocèle syphilitique est l'indice d'une vérole généralement très grave. Souvent, en effet, on rencontre, en même temps que le testicule syphilitique, d'autres manifestations de la diathèse, et dernièrement j'observai un malade, dont la syphilis remontait à deux ans à peine, et qui était frappé simultanément d'un testicule syphilitique, d'une gomme au creux poplité et d'un commencement de paraplégie.

La seconde variété, plus rare, de sarcocèle syphilitique est la forme gommeuse; elle est très difficile, du reste, à distinguer, au moins au début, de la première variété par ses caractères extérieurs. Anatomiquement elle est constituée par le dépôt d'un épanchement plastique, du volume d'un pois à celui d'un petit abricot, dans un point du testicule. Les gommes, de petit volume, sont le plus souvent multiples. L'épididyme et le cordon peuvent être envahis secondairement, mais cela est rare. Quand on coupe transversalement une de ces petites tumeurs, on reconnaît que leur centre, de couleur jaunâtre, enveloppé par une coque fibreuse, dure, plus ou moins épaisse, est ramolli et de consistance caséeuse ; sur les grosses gommes, le ramollissement est tel, que le tissu central constitue un véritable bourbillon.

A un degré plus avancé, mais cela est exceptionnel, la gomme du testicule peut contracter des adhérences avec les téguments du scrotum, les perforer et donner lieu à un fongus du testicule. Il est vraisemblable qu'en pareil cas, on a affaire à une gomme du tissu cellulaire sous-cutané qui s'ouvre au dehors, après avoir, par sa marche envahissante, atteint la tunique albuginée.

Si le sarcocèle syphilitique, fibreux ou gommeux, est doublement pénible, par l'atrophie possible des testicules et par l'indice qu'il porte en lui d'une syphilis grave, il est, par contre, très heureux que le traitement spécifique, hardiment dirigé, soit ici plein de puissance.

C'est encore au traitement mixte que nous aurons recours, surtout lorsque le sarcocèle se montrera dans les deux ou trois premières années de la syphilis, mais en donnant une très grande prépondérance à l'iodure de potassium sur le mercure.

Nous prescrirons deux à trois centigrammes de sublimé par jour, en pilules ou sous la forme de liqueur de Van-Swieten modifiée, et conjointement deux grammes d'iodure de potassium. Suivant la tolérance du malade, cette dose journalière d'iodure devra être rapidement portée à cinq ou six grammes. Si l'estomac est rebelle à l'absorption des sels mercuriaux, on prescrira des frictions avec de l'onguent napolitain, car c'est là un moyen très puissant, on pourrait même souvent dire trop énergique, de faire pénétrer le mercure dans l'économie. Comme traitement local, le port du suspensoir ouaté nous semble, par sa simplicité, ce qu'il y a de préférable. Quelques médecins ont recommandé de comprimer le scrotum avec des bandelettes de sparadrap de Vigo ; ce pansement incommode ne doit être cependant qu'assez peu avantageux.

Ainsi attaqué, on verra le sarcocèle syphilitique disparaître comme par enchantement, et l'organe reprendre très vite, ses dimensions primitives. Il est bien évident que, si le traitement est institué trop tard, en pleine période atrophique, les résultats seront forcément incomplets, car la médecine n'a pas le pouvoir de faire renaître ce qui a été détruit.

Tuberculose du testicule. — Plus fréquemment encore que la syphilis, la tuberculose se développe dans le testicule, pour constituer ce qu'on appelle le *sarcocèle tuberculeux*. Ce sarcocèle présente deux variétés : 1° une forme chronique à évolution très lente ; 2° plus rarement une forme subaiguë à marche rapide.

Dans chacune de ces deux formes, l'épididyme et le testicule sont d'abord envahis par des granulations tuberculeuses grisâtres, isolées ou réunies par groupes; celles-ci détruisent ensuite les tissus périphériques en obstruant les vaisseaux capillaires; elles augmentent de volume, se ramollissent, et ainsi se forment des abcès tuberculeux qui ne tardent pas à s'ouvrir. Le trajet fistuleux par lequel le pus s'écoule au dehors communique avec une caverne tuberculeuse, résultat de la fonte des tissus du testicule, et dont les parois sécrètent le pus. Enfin, en examinant ce pus avec un très fort grossissement, et après certaines préparations délicates pour le colorer, on y découvre le signe fondamental de la tuberculose qui est un *bacille* extrêmement ténu, qu'on ne rencontre que dans les produits tuberculeux, et signalé, pour la première fois, par *Koch de Breslau*. Ces suppurations sont presque interminables; parfois cependant ces cavernes se cicatrisent, le trajet fistuleux s'oblitère et est remplacé par un cordon dur et fibreux, qu'on sent très bien à travers les téguments. Cette terminaison heureuse n'est pas la règle ordinaire; plus souvent, d'autres trajets fistuleux se forment successivement, et le testicule finit par être entièrement détruit. Enfin, l'orchite tuberculeuse est généralement accompagnée, au début, d'une légère hydrocèle.

Les tubercules du testicule ont une tendance marquée à se généraliser dans la sphère génitale. Souvent le canal déférent est envahi, et, en le faisant rouler sous le doigt, on y sent des bosselures et des irrégularités (*cordon moniliforme*). En pratiquant le toucher rectal on peut encore constater des parties indurées et des points saillants plus ou moins durs sur la prostate et les vésicules séminales.

Dans la forme chronique, le début est très lent, et presque sans réaction douloureuse. L'infiltration tuberculeuse apparaît daus la tête de l'épididyme, où l'on commence par sentir de petits noyaux très durs. Peu à peu ces nodosités augmentent de volume, se ramollissent, la peau rougit en un point, se perfore et donne passage à du pus tuberculeux. Le testicule n'est jamais pris que secondairement; comme l'épididyme, il subit alors la fonte tuberculeuse.

Dans la forme aiguë, le début a une grande ressemblance avec celui d'une épididymite blennorrhagique; mais on ne constate pas d'écoulement urèthral, bien que, dans quelques cas, une épididymite blennorrhagique puisse être le point de départ d'une affection tuberculeuse. Il est de règle, cependant, que les tubercules siègent dans la tête de l'épididyme et les lésions blennorrhagiques dans la queue; c'est là un caractère différentiel excellent. Cette forme de l'orchite tuberculeuse est plus particulière aux jeunes gens, elle donne très rapidement lieu à la formation d'abcès tuberculeux.

Avant la période de suppuration, la connaissance des antécédents personnels et familiaux du malade, le toucher rectal en faisant reconnaître la propagation des tubercules à la prostate et aux vésicules séminales la présence d'un cordon moniliforme, permettront presque toujours, en dehors des caractères objectifs propres au testicule, qui ont quelquefois une certaine ressemblance avec ceux du sarcocèle syphilitique et de l'orchite chronique simple, d'établir un diagnostic précis.

Le testicule tuberculeux peut constituer une manifestation isolée de la tuberculose, mais trop souvent, comme nous venons de le voir, l'affection se généralise à la sphère génitale, et même assez fréquemment les poumons sont infiltrés de tubercules.

Le pronostic du sarcocèle turberculeux est extrêmement grave ; d'abord, comme effet local, il entraîne la destruction totale ou partielle du testicule, ensuite il révèle la présence d'un parasite toujours bien menaçant, le tubercule.

Le traitement doit être à la fois général et local. Comme traitement général, on recommandera les toniques, les reconstituants sous toutes les formes, huile de foie de morue, fer, quinquina, arsenic administrés *largâ manu*. Le traitement local consistera simplement au début dans le port permanent du suspensoir ouaté. Mais lorsque l'abcès tuberculeux se sera ouvert, que des trajets fistuleux se seront établis, on les élargira soit au moyen de tiges de laminaria, soit plus efficacement avec le thermo-cautère, de façon à les rendre rectilignes et suffisamment larges, pour qu'on puisse facilement atteindre le fond de la caverne tuberculeuse, dans laquelle on enverra trois ou quatre fois par jour de l'eau iodée de plus en plus concentrée.

Si, malgré ces soins, la suppuration restait interminable, si les forces du malade commençaient à décliner et principalement si on ne constatait encore aucune généralisation tuberculeuse, le mieux serait de pratiquer la castration.

Orchite chronique. — A côté de l'orchite syphilitique et de l'orchite tuberculeuse, nous devons placer une troisième variété d'orchite, mais beaucoup moins commune, l'*orchite chronique simple*, laquelle possède d'ailleurs avec les deux autres, suivant les cas, une très grande ressemblance.

Constituée au début par un exsudat plastique, se formant au milieu du tissu du testicule ou de l'épididyme, l'orchite simple présente, tantôt par sa forme ovoïde à grosse extrémité dirigée en bas, sa dureté, son insensibilité, l'apparence d'une orchite syphilitique ; tantôt par ses indurations épididymaires primitives, celle d'un sarcocèle tuberculeux. Enfin le sperme conserve assez longtemps toutes ses qualités; on l'a vu dans quelques cas prendre une teinte rosée.

Après une période, parfois fort longue, cet exsudat dégénère. Il prend d'abord une consistance caséeuse puis, subissant un ramollissement complet, il devient purulent et un abcès se forme; le plus souvent, plusieurs abcès se succèdent ainsi jusqu'à ce que le testicule, en totalité ou en partie, soit détruit et qu'il ne reste plus d'aliment à la suppuration.

Le toucher rectal ne révèle rien de particulier et l'état général, malgré la durée de l'affection, reste satisfaisant, bien qu'à la longue cependant une suppuration persistante puisse miner les forces du malade.

Dans quelques cas rares, la marche de l'orchite peut être beaucoup plus rapide, subaiguë pour ainsi dire, et j'ai été témoin dernièrement d'un fait de ce genre. Un malade, n'ayant pas de blennorrhagie et d'une constitution très vigoureuse, a été atteint, sans autre cause appréciable qu'un petit effort, d'une orchite qui s'est terminée par suppuration; plusieurs abcès se sont formés et une fois entre autres, un gros bourbillon, du volume d'une noix, a été éliminé. Cette suppuration a duré quatre mois environ, et aujourd'hui cet homme, complètement rétabli, n'a plus à la place de testicule, qu'un petit noyau fibreux induré.

Parmi les causes pouvant déterminer l'inflammation chronique du testicule et de l'épididyme, on cite les uréthrites anciennes, les rétrécissements de l'urèthre, les prostatites chroniques, l'état permanent d'irritabilité du col de la vessie, les traumatismes même très légers, comme on vient de le voir, la compression du cordon par une grosse hernie, un tempérament débilité, etc. Ajoutons toutefois qu'on n'est pas encore très bien fixé sur la cause véritable de cette affection rare et curieuse du testicule, qu'il sera d'ailleurs possible aujourd'hui de distinguer très nettement du sarcocèle tuberculeux par l'absence du bacille caractéristique.

En résumé, nous retiendrons, comme signes pathognomoniques pouvant servir à différencier les orchites syphilitique, tuberculeuse et chronique les caractères suivants :

Orchite syphilitique. Maladie affectant d'abord le testicule, dureté, insensibilité, poids relatif considérable, antécédents syphilitiques facilement reconnaissables, effet rapide du traitement spécifique.

Orchite tuberculeuse. Affection primitivement épididymaire et le plus fréquemment unilatérale; les indurations occupent principalement la tête de l'épididyme, antécédents tuberculeux personnels ou familiaux (cette condition n'est nullement obligatoire), cordon moniliforme; plaques indurées de la prostate et des vésicules séminales; fonte purulente, formation d'abcès, de fistules, ce qui est chose tout à fait exceptionnelle dans l'orchite syphilitique.

Orchite chronique. Elle présente tantôt les caractères de l'orchite syphilitique, tantôt ceux de l'orchite tuberculeuse ; le traitement antisyphilitique est sans action; pas de cordon moniliforme ni de plaques indurées de la prostate et des vésicules séminales; pas d'antécédents tuberculeux ou syphilitiques personnels ou héréditaires; en observant minutieusement le malade, on constatera souvent une affection ancienne des voies urinaires.

Tels sont les caractères distinctifs des trois variétés d'orchite; mais de plus on se rappellera, pour porter un juste diagnostic, que, presque toujours, on aura affaire soit à une orchite syphilitique, soit à une orchite tuberculeuse, car l'orchite chronique simple est rare.

Le traitement que nous avons indiqué pour le sarcocèle tuberculeux convient parfaitement à l'orchite chronique; il est donc inutile d'y insister.

Fongus bénin du testicule. — Une conséquence possible, mais heureusement rare, de ces trois variétés d'orchite, est la formation d'un fongus du testicule. On voit, en pareille circonstance, à la suite de la perforation du scrotum, par un abcès chronique ou tuberculeux, et exceptionnellement par une gomme ramollie, le tissu testiculaire proprement dit, venir faire hernie par l'orifice cutané.

Ce fongus forme une tumeur assez consistante, avoïde ou aplatie en macaron. Il est très sensible à la pression, ce qui s'explique facilement, si l'on songe qu'il est constitué en grande partie par la substance même du testicule; enfin sa surface est inégale, mamelonnée, d'un rouge pâle, et il semble pédiculé par le collet étroit, non adhérent, que lui constitue l'ouverture des téguments.

A sa surface, le fongus est tapissé de bourgeons charnus qui recouvrent la substance propre du testicule. On a décrit, sous le nom de *fongus superficiel*, les bourgeons charnus qui se développent sur la tunique albuginée, lorsqu'à la suite d'une plaie des téguments, ou d'une perte de substance produite par une eschare, le testicule à été mis à nu. C'est là une dénomination malheureuse, car nous ne comprenons pas quelle assimilation on peut faire entre une production essentiellement réparatrice, destinée à former au testicule une nouvelle enveloppe et, au contraire, une affection destructive de cet organe telle que le fongus bénin. Dans les fongus, les parties herniées du testicule sont en effet condamnées à disparaître.

Le seul traitement rationnel du fongus, en est l'excision pratiquée avec le thermo-cautère pour éviter l'hémorrhagie. La ligature est extrêmement doulou reuse et, pour cette raison, doit être rejetée. Quelques chirurgiens voulant éviter la castration incomplète qui résulte de l'opération du fongus, telle que nous venons de l'indiquer, ont pensé à réintégrer dans le scrotum la portion herniée du testicule, soit en agrandissant le collet qui enserre le fongus, soit en recouvrant celui-ci d'un lambeau cutané détaché du scrotum. Cette opération est bien aléatoire, car on enferme ainsi un organe malade et recouvert d'une couche de bourgeons charnus sécrétant du pus; cependant elle aurait parfois réussi entre les mains de chirurgiens anglais.

TUMEURS MALIGNES DU TESTICULE. — Le cancer est l'affection la plus grave du testicule, sa marche est continuellement envahissante, et bientôt, dépassant les limites de la glande séminale, il s'étend au cordon, aux ganglions de la fosse iliaque ou à ceux de la région inguinale, rendant ainsi rapidement le malade inopérable.

Nous plaçant exclusivement sur le terrain de la clinique et de la thérapeutique, nous réunirons sous le nom de cancer ou de tumeur maligne, des tumeurs différentes quant à leur structure anatomique, mais similaires par leur issue fatale. Tels sont le cancer proprement dit et particulièrement le cancer encéphaloïde, le sarcôme kystique, l'enchondrôme malin, le plus souvent alors combiné au sarcôme, le myxo-sarcôme et l'épithélioma.

Le premier signe apparent d'une tumeur maligne, est une augmentation de volume du testicule qui devient légèrement douloureux. Lorsque le cancer envahit primitivement l'épididyme, il peut se former une hydrocèle assez abondante, pour masquer, pendant les premiers temps, la nature véritable de l'affection.

Cette augmentation de volume est plus ou moins rapide, suivant la structure de la tumeur maligne. Tantôt celle-ci reste indépendante de l'enveloppe scrotale, qui glisse alors librement sur elle, tantôt elle contracte des adhérences avec le feuillet pariétal de la tunique vaginale.

Quand on examine la tumeur testiculaire, on constate cà et là des parties indurées, offrant parfois la consistance du cartilage (*enchondrôme*) et tout à côté des points extrêmement fluctuants. Certaines tumeurs malignes présentent même sur la plus grande partie de leur étendue une fluctuation si manifeste, qu'on pense toujours avoir à opérer une tumeur liquide ; on y plonge un trocart et on est tout surpris de voir sortir seulement quelques gouttes de sang pur. Inversement d'autres tumeurs sont de la plus grande dureté.

La tumeur peut acquérir des dimensions considérables, surtout quand il s'agit d'un cancer encéphaloïde. La peau du scrotum est alors sillonnée d'un large réseau veineux; souvent elle devient adhérente au cancer, s'ulcère et donne passage à un gros champignon cancéreux (*fongus malin*) dont la surface sécrète un liquide sanieux d'une odeur extrêmement fétide. Le fongus malin est la source de fréquentes hémorrhagies qui, par leur abondance et leur répétition, épuisent rapidement les forces du malade.

A mesure que la tumeur grossit, on voit souvent se manifester des crises douloureuses de plus en plus vives; ces douleurs s'irradient dans les cuisses ou jusque dans les reins, en suivant le trajet du cordon.

Enfin, comme nous l'avons déjà dit plus haut, le cancer du testicule a une grande tendance à s'étendre sur le cordon et à gagner les ganglions inguinaux ou iliaques. Des masses cancéreuses considérables peuvent ainsi se développer dans l'abdomen.

La mort est le terme fatal du cancer du testicule, elle survient par épuisement ou par généralisation du cancer à d'autres organes.

Lorsque la lésion est assez avancée, le diagnostic du cancer, ou plutôt, en se servant d'une expression plus générale, de l'affection maligne du testicule, ne présente pas de grandes difficultés, car, en dehors des caractères physiques de la tumeur, les douleurs névralgiques qu'elle détermine, l'état général du malade, son amaigrissement, son émaciation rapide, le facies jaune paille cancéreux, sont autant de caractères généraux qui se groupent pour composer un ensemble suffisamment caractéristique.

Mais dans d'autres circonstances, où le cancer conserve pendant longtemps une marche lente, sans retentissement marqué sur l'économie, l'appréciation des caractères physiques de la tumeur, malheureusement communs à d'autres affections, et la notion des antécédents personnels ou familiaux sont les seuls éléments que le médecin puisse rassembler. Le diagnostic s'entoure alors de réelles difficultés, surmontables cependant, avec un peu d'attention, dans le plus grand nombre des cas.

S'agit-il d'un sarcocèle syphilitique ; on pourra retrouver sur le malade certaines traces de syphilis; on apprendra souvent que l'intoxication syphilitique ne remonte pas à plus de quatre années, ce qui n'est point cependant une règle absolue. Enfin, par l'administration quotidienne de fortes doses d'iodure de potassium, on obtiendra rapidement la diminution de la tumeur.

D'ailleurs redoutant toujours une erreur de diagnostic, même si invraisemblable qu'elle puisse paraître, il ne faut jamais, sauf dans quelques cas d'urgence, amputer un testicule sans avoir préalablement fait subir au malade, au moins pendant trois semaines ou un mois, le traitement antisyphilitique de la période tertiaire. La dose d'iodure de potassium doit alors être portée à quatre ou cinq grammes par jour.

A-t-on affaire à une vaginalite ancienne avec hématocèle; on apprendra que presque toujours, l'affection s'est montrée à la suite d'un traumatisme; c'est là, comme le fait justement remarquer M. Desprès [1], un renseignement de la plus haute importance. On saura de plus que la marche en aura été très lente et, tenant le malade en observation, on verra la tumeur rester le plus souvent stationnaire. Ajoutons que la ponction exploratrice, donnera issue à un liquide couleur chocolat.

Les différences sont trop tranchées entre l'orchite tuberculeuse et le cancer, pour qu'il soit nécessaire d'y insister; d'ailleurs, en cas de doute, la formation d'abcès tuberculeux, viendrait bientôt révéler la nature véritable de l'affection. Enfin le testicule tuberculeux s'observe principalement de quinze à quarante ans; le cancer ne se montre guère au contraire avant cette dernière date. Le sarcôme du testicule peut cependant se développer pendant l'enfance et la jeunesse, il progresse alors avec une rapidité effrayante. Nous rappellerons encore que l'affection décrite sous l'appellation de *maladie kystique du testicule* n'est, le plus souvent, qu'un sarcôme kystique, c'est-à-dire un néoplasme aussi dangereux que le cancer.

Un seul traitement est applicable au cancer du testicule, c'est la *castration*. La thérapeutique médicale est ici, en effet, absolument inefficace, elle est même nuisible par le temps qu'elle fait perdre. Cette opération doit être faite hâtivement pour devancer l'extension du cancer, au cordon et aux ganglions

[1] A. Després. — *Diagnostic des tumeurs.*

iliaques ou inguinaux, ce qui constitue une contre-indication formelle à l'intervention chirurgicale.

Tumeur bénignes du testicule. — Les tumeurs bénignes du testicule (le mot tumeur désignant ici un néoplasme et non une tuméfaction inflammatoire, une accumulation de sérosité ou de sang), sont infiniment moins communes que les tumeurs malignes. Nous signalerons seulement l'hypertrophie simple de la glande, qu'on n'observe que dans les pays chauds, l'enchondrôme simple, qui survient parfois à la suite d'une contusion et le fibrôme pur, dont un seul cas a été cité dans la science par Cruveilhier.

La castration doit néanmoins être appliquée aux tumeurs bénignes du testicule, car souvent on a vu des néoplasmes, ayant présenté pendant longtemps les caractères d'une affection bénigne, prendre tout à coup les allures et la marche envahissante des tumeurs malignes.

Castration. — Nous avons vu que la castration restait comme unique ressource dans un grand nombre d'affections du testicule ; quelques détails techniques sur cette opération forment donc le complément nécessaire de l'histoire pathologique et thérapeutique de cet organe.

L'opération comprend trois temps différents :

Premier temps. Le pubis ayant été en partie rasé, un aide fait saillir fortement la tumeur du testicule, sur laquelle la peau se trouve ainsi très tendue. Le chirurgien fait alors une longue incision sur la face antérieure du scrotum, et la prolonge jusqu'à la partie la plus déclive. Les téguments sont divisés couche par couche, les artérioles pincées à mesure, et le testicule, toujours poussé en avant, ne tarde pas à sortir par la plaie béante. Lorsque la tumeur est très volumineuse et qu'il paraît devoir rester trop de peau, on en retranche une partie par une incision elliptique.

Deuxième temps. Avec les doigts et par quelques coups de ciseaux ou de bistouri, on isole complètement la tumeur et le cordon.

Troisième temps. On applique deux ou trois pinces hémostatiques sur le cordon, et on le sectionne au-dessous. La plaie est ensuite réunie dans ses trois quarts supérieurs ; en bas, on laisse un large orifice pour le passage des pinces et l'écoulement des liquides. Les pinces ne doivent être retirées qu'après trente-six ou quarante-huit heures ; enfin on fait tous les jours un pansement et des injections phéniquées.

Nous préférons, suivant en cela l'exemple de notre maître le Dr Péan, l'application si simple, si facile de pinces hémostatiques à la ligature en masse du cordon. Toutefois, celle-ci faite, suivant la méthode de Le Fort, donne une grande sécurité ; mais le grand inconvénient de la ligature est le temps qu'elle met à tomber. Il reste alors dans les profondeurs de la plaie un corps étranger très propre à déterminer une inflammation vive ; rien de semblable avec les pinces, lorsqu'elles ne séjournent au maximum que quarante-huit heures.

Avec les procédés de pansement aujourd'hui en usage, la castration ne doit pas être considérée comme une opération dangereuse.

Varicocèle. — A côté des maladies du testicule viendrait se placer, en suivant l'ordre nosologique, l'étude des affections du cordon spermatique ; mais ces maladies ne sont, pour la plupart, que la répétition ou le résultat de l'extension des affections du testicule. Telles sont la *funiculite* ou inflammation du canal déférent qui accompagne assez souvent l'épididymite blennorrhagique, l'hydrocèle enkystée ou non du cordon, l'hématocèle, le cancer, etc. Parmi elles cependant nous distinguerons le *varicocèle*, eu égard à sa fréquence chez les jeunes gens, et aux nombreux procédés de traitement imaginés pour le faire disparaître.

On appelle *varicocèle*, la dilatation et l'allongement des veines spermatiques. Ces varices spéciales apparaissent au moment de la puberté et se développent pendant la jeunesse ; à partir de l'âge de quarante ans elles ont une certaine tendance à disparaître ou tout au moins à diminuer spontanément.

Le varicocèle ne constitue, en général, qu'une petite infirmité, se faisant seulement sentir pendant de longues marches ou après plusieurs heures passées debout. Un suspensoir bien appliqué est alors presque toujours suffisant pour faire disparaître le sentiment de gêne et de pesanteur occasionné par cette affection.

On s'aperçoit ordinairement de l'existence d'un varicocèle, à la suite d'un effort, d'un exercice violent comme la gymnastique, l'escrime, l'équitation, d'une chute etc. Une sensation pénible, presque de douleur dans la région éveille l'attention et, en y portant la main, on sent sous les doigts un gros paquet vermiculaire, en même temps qu'on constate un allongement très notable de ce côté du scrotum.

Le varicocèle est beaucoup plus fréquent à gauche. La compression exercée sur les veines spermatiques par l'S iliaque distendue par les fèces, l'embouchure à angle droit de la veine spermatique gauche dans la veine rénale, la longueur du cordon normalement, un peu plus grande à gauche qu'à droite en sont les raisons anatomiques.

Le diagnostic du varicocèle ne présente aucune difficulté ; l'allongement parfois considérable du scrotum du côté malade, sa teinte noirâtre, due à l'accumulation de sang dans les veines, la sensation d'un paquet de vers de terre que donnent, à travers les téguments, les veines du cordon, sont des signes suffisamment caractéristiques.

Une hernie inguinale épiploïque peut cependant simuler un varicocèle ; elle s'en distingue par ce fait qu'elle ne reparaît pas immédiatement après la réduction, si l'on a soin de comprimer le canal inguinal. Il n'en est pas de même du varicocèle.

Un varicocèle volumineux ou même indépendamment de son volume, détermine, dans quelques cas heureusement très rares, des troubles morbides graves. Il peut être le point de départ d'une névralgie plus ou moins vive, s'irradiant jusqu'aux reins. Cette douleur est parfois si forte, si tenace, que le malade vient nous supplier de l'en débarrasser à n'importe quel prix. Enfin les varicocèles volumineux amènent généralement un certain degré d'atrophie du testicule correspondant.

Le traitement palliatif du varicocèle est le seul auquel on doive presque exclusivement recourir. On prescrira donc simplement le port permanent d'un suspensoir bien ajusté, des affusions froides matin et soir, car le froid fait rétracter le scrotum, et l'usage répété de quelque laxatif, pour éviter la distension de l'S iliaque par des fèces durcies. Curling dit avoir obtenu la guérison complète et durable d'un certain nombre de varicocèles par l'application, prolongée pendant plusieurs mois, d'un bandage herniaire. Le succès par cette méthode nous paraît bien douteux. Dans certains cas, on se trouvera bien, suivant l'indication de Nélaton, de conseiller au malade de réduire le volume de son varicocèle, en enserrant dans une bague de caoutchouc, une portion de la peau du scrotum. Des malades atteints d'un varicocèle douloureux, ont pu ainsi diminuer notablement leurs souffrances et même faire de longues marches sans trop de fatigue locale.

Si un malade, tourmenté incessamment par des douleurs névralgiques du cordon, liées à l'existence d'un varicocèle, vient réclamer une opération libératrice, on tâchera de l'en dissuader, de lui faire prendre patience, en lui représentant que son varicocèle diminuera avec l'âge, et que les troubles qu'il détermine disparaîtront ainsi complètement, que les opérations peuvent ne donner que des résultats peu durables, enfin que l'intervention chirurgicale n'est pas sans dangers.

Mais si, malgré toutes ces raisons, le malade persiste dans sa résolution, on sera autorisé à tenter la cure du varicocèle par l'un des procédés suivants, que nous ne ferons d'ailleurs que signaler, leur description détaillée se trouvant dans tous les traités de médecine opératoire :

Pincement de Breschet.

Ligature simple sous-cutanée.

Pincement avec application simultanée de caustique de Vienne (Landouzy).

Ligature faite avec deux anses de fil (Ricord).

Enroulement (Vidal de Cassis).

Injections intra-veineuses de perchlorure de fer (Maisonneuve).

Excision d'une portion du scrotum (A. Cooper).

Ce dernier procédé opératoire, d'une exécution très simple, à peine dangereux, doit être préféré.

La seule difficulté de toutes ces opérations est de bien isoler le canal déférent, pour ne pas le comprendre dans le pincement, dans la ligature ou dans la cautérisation. Sa destruction entraînerait en effet l'infécondité du côté opéré, car il n'y aurait plus de passage pour les spermatozoïdes. Comme il est impossible de ménager l'artère et les nerfs spermatiqnes situés au milieu des veines variqueuses, l'atrophie du testicule est une des suites assez fréquentes de l'opération du varicocèle, sauf quand elle est exécutée d'après le procédé de A. Cooper.

CHAPITRE XVIII

IMPUISSANCE

I

Définition. — Variétés d'impuissance. — Physiologie de l'érection. — Division du sujet.

L'impuissance est caractérisée par le défaut complet ou incomplet d'érection du pénis. Nous éliminons donc immédiatement, du cadre de ce travail, toutes les causes anatomiques ou anomalies pouvant empêcher ou entraver les rapprochements sexuels. Ce serait en effet étendre singulièrement l'acception du mot impuissance que de l'appliquer à des vices de conformation, tels que l'absence ou la bifidité de la verge, les dimensions exubérantes de cet organe, l'épispadias ou l'hypospadias à un degré avancé, et, du côté de la femme, à la rigidité de l'hymen, à l'absence d'orifice vulvaire, au cloisonnement du vagin, au vaginisme etc.; car, en réalité, c'est une impossibilité d'accomplir le coït qui existe en pareil cas, et non une impuissance véritable. Que l'obstacle disparaisse, soit spontanément, soit par le secours de l'art, et la fonc-

22.

tion génitale, jusque-là comprimée, pourra désormais être librement satisfaite[1].

L'impuissance a des degrés, car si nous considérons comme impuissance absolue le défaut complet d'érection du pénis, ce qui est rare dans la période de la vie dite virile, nous rencontrons bien plus fréquemment d'autres variétés d'impuissance, qu'on pourrait justement appeler relatives. Chez les uns, et c'est peut-être le plus grand nombre, les érections se produisent facilement par la chaleur du lit, principalement dans le décubitus dorsal, ou encore sous l'influence de rêves, de la réplétion de la vessie, etc., mais font complètement défaut pour l'acte du coït; chez d'autres l'érection n'est pas tenace et souvent, au moment même ou au milieu du congrès, l'organe, jusque-là en bonne condition, perd tout à coup sa rigidité, soit sans cause appréciable, soit par l'effet d'un mouvement brusque, d'un simple déplacement etc., et laisse ensuite s'écouler lentement, du mucus prostatique parfois mélangé de sperme. On peut encore en citer qui, ayant des érections complètes et de longue durée, sont cependant incapables d'éjaculer et de ressentir le plaisir spasmodique qui marque le terme du coït. Par contre, on en voit d'autres qui, poursuivis par un tempérament nerveux trop excitable, éjaculent la semence avant même la pre-

[1] Si nous insistons sur cette différence entre l'impuissance véritable et l'impossibilité à satisfaire le coït, bien que tout d'abord elle paraisse évidente, c'est que cette confusion a été faite par la plupart des auteurs qui ont écrit sur ce sujet.

mière approche et deviennent ainsi impuissants à accomplir le coït, par l'excès même de leur surexcitation érotique.

Si les individus impuissants, je ne parle que des hommes, sont par cela même inféconds[1], la réciproque est loin d'être vraie et, grand est le nombre de personnes qui ont toutes les apparences de la virilité et dont le sperme, cependant, sous l'influence de causes que je n'ai pas à examiner ici[2], est dépourvu de l'élément mâle par excellence, le spermatozoïde.

Quel est le mécanisme de l'érection? Quels éléments entrent en jeu pour la produire? Telle est la première question qui doit nous occuper; car, de cette étude de physiologie normale ressortira plus clairement l'énumération des causes qui peuvent amener l'impuissance.

L'homme devient pubère vers l'âge de quinze à seize ans, c'est-à-dire, qu'en examinant alors son sperme, on y découvre des spermatozoïdes. Cette aptitude aux fonctions sexuelles s'accompagne de modifications bien connues de l'individu, telles que, développement musculaire, changement de la voix, poussée des poils, grossissement rapide des testicules. Les spermatozoïdes peuvent persister jusqu'à un âge très avancé, et on en a observé chez des sujets de quatre-vingts ans et plus.

L'érection a pour but de rendre possible l'intromis-

[1] Il s'agit ici, bien entendu, d'une impuissance complète.

[2] Voyez *Affections du testicule*,

sion du pénis dans le vagin et de permettre ainsi l'accomplissement du coït. En cet état, la direction de la verge est telle qu'elle peut s'adapter facilement à la courbure du vagin.

L'érection est un acte complexe, pour l'accomplissement duquel plusieurs forces entrent en jeu; c'est en même temps un acte réflexe, c'est-à-dire pouvant se manifester indépendamment de notre volonté, mais surtout faire défaut, malgré les désirs les plus vifs et même les sollicitations les plus pressantes [1].

En tant qu'acte réflexe, le point de départ de l'érection est une excitation objective ou subjective, suivant qu'elle vient d'un objet extérieur ou de notre imagination. Ainsi la société des femmes, la vue de certains tableaux, la lecture de livres licencieux, des excitations manuelles ou mécaniques, telles que la chaleur d'un coussin, la trépidation d'une voiture etc., déterminent l'érection, et il en est de même des images créées par l'imagination ou aperçues dans le rêve.

Le pénis est essentiellement constitué par un tissu érectile réparti en deux modes distincts : 1° les corps caverneux qui, au nombre de deux, forment la presque totalité de l'organe en arrière du gland, et dont les extrémités, en se séparant, vont s'accoler et se fixer,

[1] On a raison de remarquer l'indocile liberté de ce membre s'ingerant si importuneement lors que nous n'en avons que faire, et défaillant si importuneement lors que nous en avons le plus affaire, et contestant de l'auctorité si imperieusement avecques nostre volonté, refusant avecques tant de fierté et d'obstination nos sollicitations et mentales et manuelles. (Montaigne, *Essais*, liv. I, chap. xx.)

de chaque côté, aux branches ischio-pubiennes de l'os iliaque, où elles sont entourées et comprimées par un muscle spécial, *l'ischio-caverneux;* 2° le tissu spongieux, qui entoure d'une couche peu épaisse la portion pénienne du canal de l'urèthre et présente en arrière et en avant deux renflements très importants : le *bulbe* et le *gland.*

L'érection est déterminée mécaniquement par l'afflux du sang dans les vaisseaux et les lacunes du tissu érectile. Le sang arrive en plus grande quantité par les artères, et les artérioles, par suite du relachement des vaso-moteurs, se dilatent notablement pour lui livrer passage; puis il s'accumule dans les lacunes du tissu érectile et dans les veines, lesquelles se trouvent comprimées en arrière par les fibres musculaires lisses de l'aponévrose moyenne du périnée pour le corps spongieux, et, pour les corps caverneux, par les fibres musculaires des parois veineuses elles-mêmes ou plutôt par la contraction des muscles ischio-caverneux.

Ainsi, comme nous l'avons déjà indiqué, l'érection est tributaire de plusieurs systèmes organiques, à savoir : le système nerveux, le système vasculaire et le système musculaire. Les désordres pathologiques dont ces systèmes sont parfois le siège pourront donc, dans quelques cas, entraver ou abolir complètement cette fonction. Si l'on ajoute à ces affections les altérations locales de l'urèthre et de ses annexes, on aura réuni à peu près toutes les causes d'impuissance, celles d'ordre psychique pouvant être rapportées à un trouble cérébral.

En même temps que l'érection se produit, d'autres phénomènes s'accomplissent; la sécrétion spermatique devient très abondante et le sperme remonte par le canal déférent jusqu'au niveau des vésicules séminales où, d'après quelques physiologistes, il s'accumulerait. Cette opinion est peu soutenable, si l'on songe qu'un grand nombre d'animaux, le chien en particulier, sont dépourvus de ces vésicules. Il est donc plus vraisemblable de croire que ces vésicules servent simplement à sécréter un mucus assez clair qui se mêle au sperme et en diminue la consistance, ce qui favorise l'éjaculation. Continuant sa route, le sperme gagne les orifices des canaux éjaculateurs et arrive ainsi dans la portion prostatique du canal de l'urèthre où il se trouve momentanément emprisonné et fortement comprimé. En effet le verumontanum, petit tubercule érectile placé dans le col de la vessie, augmente de volume et ferme en arrière l'orifice de ce col, en même temps que la contraction du muscle de Wilson (sphincter uréthral) comprime l'urèthre en avant de la région prostatique. Le sperme se trouve donc ainsi cloîtré et soumis à une certaine tension. Mais au bout de peu de temps, le contact du sperme avec la muqueuse de la région prostatique donne naissance à un autre phénomène réflexe d'où résulte l'éjaculation. Alors la contraction du muscle de Wilson se relâche, et le sperme lancé violemment, est dardé sur l'orifice du col utérin; puis de nouveau le sphincter uréthral se contracte et se relâche plusieurs fois par une série de mouvements rythmiques, qui donnent à l'éjaculation une forme saccadée. Les contractions du muscle bulbo-caverneux contribuent encore puissamment à la projection du sperme.

« Ainsi la région prostatique du canal de l'urèthre, dit M. Mathias Duval[1], si importante déjà au point de vue de la miction, ne l'est pas moins relativement aux fonctions génitales ; c'est encore ici le contact du sperme avec cette muqueuse qui détermine cette sorte de tétanos intermittent du sphincter uréthral. Aussi les altérations de la muqueuse prostatique ont-elles une grande influence sur le fonctionnement de l'appareil génital, et l'on voit ses affections causer tour à tour et selon leur nature le satyriasis ou l'impuissance ou les pertes séminales. Depuis longtemps la chirurgie reconnaissant le rôle prépondérant de cette région, a trouvé dans les modifications de cette surface et particulièrement dans la cautérisation avec la sonde de Lallemand, (aujourd'hui remplacée par notre porte-topique uréthral, page 46), un des plus puissants moyens de réagir contre cette dernière affection. »

La connaissance exacte de la physiologie de l'érection nous permet maintenant de grouper en trois grandes classes les différentes causes qui peuvent déterminer l'impuissance à un degré quelconque, suivant qu'elles dépendent :

1° *De troubles ou lésions du système nerveux ;*

2° *De troubles de la nutrition en général ;*

3° *De lésions locales de l'appareil génito-urinaire.*

[1] Mathias Duval. — *Manuel de physiologie de Kuus.*

II

Impuissance par troubles psychologiques ou par cause morale ou imaginaire. — Ses deux variétés principales. — Observations.

L'impuissance, liée à un état spécial du système nerveux, reconnaît deux ordres de causes très différents, suivant qu'elle est déterminée par des désordres psychologiques ou pathologiques. La première variété, ou *impuissance par cause morale*, *impuissance imaginaire* étant de beaucoup la plus commune et la plus intéressante, nous occupera tout d'abord.

Les individus, et ils sont nombreux, qui deviennent impuissants par le seul fait de leur imagination doivent être répartis, au point de vue du traitement, en deux catégories bien distinctes. Les uns sont impuissants seulement parce qu'ils croient l'être, et ne rapportent leur triste état à aucune affection des organes sexuels ; les autres voient au contraire dans le plus petit suintement uréthral, dans quelques sensations à peine perceptibles, diffuses ou localisées, des organes génito-urinaires, une cause probable d'impuissance, et, poursuivis par cette idée fixe, finissent par devenir réellement impuissants.

Pour les malades de la première catégorie, une impression purement morale, telle que la crainte persistante d'une défaillance de l'organe au moment du coït, est la cause unique de l'impuissance. Le plus souvent, en effet, en toute autre circonstance, les érections se produisent facilement et parfois même, pendant le sommeil, à la fin d'un rêve, sont suivies d'éjaculation.

« L'homme dont les désirs, dit F. Roubaud[1] que nous aurons bien souvent l'occasion de citer, ont une fois trouvé, pour une cause quelconque, des organes rebelles, lâche généralement la bride à son imagination qui frappe le malheureux d'impuissance, selon l'expression de Virey, par la crainte même d'être impuissant. »

Les exemples d'anaphrodisie par cause morale sont nombreux ; nous en rapporterons quelques-uns.

Un jeune homme, grand et beau garçon de vingt-six ans, doué de toutes les apparences de la force et de la virilité, avait, après une cour assidue de plusieurs mois, obtenu d'une femme du monde, me dit-il, la promesse d'un rendez-vous à huis-clos. Mais, le moment venu, l'idée qu'il allait enfin posséder cette femme si longtemps désirée, le remplit d'un trouble et d'une émotion tels, qu'il fut pris immédiatement d'une syncope locale, dont rien ne put le tirer à temps... si bien que la dame en fut pour ses frais et dut s'en aller comme elle était venue, laissant le malheureux en proie à la honte et au plus poignant désespoir.

Ce fut en vain que, les jours suivants, il essaya de

[1] F. Roubaud. — *De l'impuissance et de la stérilité.*

se consoler dans des rencontres moins émouvantes, où il espérait retrouver son calme et sa virilité d'autrefois. Chaque tentative de ce genre devenait pour lui la cause d'une nouvelle déception et d'un surcroît de chagrin. Lorsqu'il était seul et qu'il s'abandonnait à des idées lascives, ses organes ne paraissaient avoir rien perdu de leur activité; mais, dès qu'il se trouvait en présence d'une femme, fut-ce même d'une de ces créatures vénales auprès desquelles il est si facile de se mettre à l'aise, le souvenir de sa mésaventure lui revenait fatalement à l'esprit, et aussitôt s'éteignait en lui tout désir ou, du moins, toute puissance d'y satisfaire.

Au bout de six mois, et malgré tout ce que j'avais pu faire pour chasser de son esprit cette énervante obsession, mon pauvre client donnait des signes d'aliénation mentale. Il avait pris en horreur toutes les femmes et ne parlait de rien moins que de se suicider. Heureusement pour lui la guerre venait d'éclater; il partit dans un bataillon de mobiles, où il se sera montré, j'aime à le croire, aussi ferme et courageux devant l'ennemi, qu'il était faible et timide devant le beau sexe. Je ne l'ai plus revu.

Je citerai encore le fait suivant que j'ai observé il y a quelques années, et qui a eu d'ailleurs une meilleure terminaison.

Un dimanche matin, un monsieur se présente chez moi et demande à me parler avec une telle insistance, que mon domestique, violant pour lui sa consigne, le reçoit et l'installe dans mon cabinet. Un instant après, je me trouvais en présence d'un homme d'une trentaine d'années, d'une tournure distinguée et paraissant fort ému.

— Docteur, me dit-il, voici ce qui m'amène chez vous, et me servira d'excuse pour être venu vous déranger à cette heure matinale. Je me suis marié hier; j'ai eu soin de ne pas me fatiguer à ma noce où j'ai observé la plus grande sobriété, tenant à éviter tout ce qui aurait pu me gêner dans l'accomplissement d'un devoir pour lequel je voulais me réserver tout entier. Et cependant, la nuit venue... impossible!.. Et jusqu'au lever du jour où je pus enfin quitter cet enfer, moi qui avais rêvé un paradis (*textuel*), je dus me résigner à ne donner à ma jeune femme, que j'aime tant, d'autre témoignage que celui d'un tendre respect! J'ai trente ans, ma santé est excellente, et jamais pareille chose ne m'était arrivée. Que faire, docteur, que faire? Comment sortir de cette situation qui ne pourrait, en se prolongeant, que me couvrir de honte et de ridicule?

— Monsieur, lui dis-je, il faut rentrer chez vous et vous dire indisposé.

— Oh! docteur, la chose est faite... Vous devez comprendre que, malgré la certitude morale que j'avais, — la seule, hélas! que je possède encore, — de l'inexpérience de ma femme, j'ai dû invoquer un prétexte.

— Eh bien! vous continuerez à être indisposé, et, pour mieux soutenir votre rôle, vous prendrez la potion que je vais vous prescrire, potion qui, d'ailleurs, possède une certaine vertu aphrodisiaque. (C'était un mélange insignifiant d'eau distillée et d'une teinture aromatique.) Mais, ajoutai-je convaincu, il importe, pour en assurer la réussite complète, que vous couchiez ce soir avec votre femme, en prenant la ferme résolution de résister à vos désirs, au moins jusqu'à la nuit suivante.

— Je vous le promets, docteur, mais je crains fort, hélas ! que mon obéissance à cette dernière recommandation ne me coûte pas une grosse dépense de volonté.

Le lendemain, mon client revenait tout rayonnant de joie. Il m'apprenait que ma potion avait si bien réussi, du premier coup, qu'il lui avait été impossible de tenir sa promesse... C'était bien là le résultat que j'attendais. En lui recommandant d'entrer dans le lit de sa femme avec la ferme volonté de résister à ses désirs, j'avais délivré son esprit de la crainte d'un nouvel insuccès, laquelle crainte n'eût pas manqué de reproduire chez lui l'état d'impuissance dans lequel l'avait jeté, la veille, une trop vive émotion. (Dr Ed. Langlebert [1].)

Ainsi, une émotion trop vive, mais surtout une timidité exagérée faisant naître la crainte de ne pas sortir à son honneur de ce genre de rencontre, deviennent, le plus souvent, la cause de cette impuissance momentanée, qui n'est rendue définitive que par les tableaux sinistres que nous trace l'imagination dévoyée, comme dans notre première observation.

[1] Dr Ed. Langlebert. — *La syphilis dans ses rapports avec le mariage.*

Cette défaillance est encore particulière aux nouveaux et jeunes mariés, ainsi que cela est décrit dans la seconde observation; cette remarque d'ailleurs ne date pas de nos jours. Montaigne, dans le passage suivant, plein de finesse gauloise et de sens pratique, a parfaitement résumé toute la thérapeutique de l'impuissance imaginaire à l'usage des gens mariés :

« Les mariez, le temps estant tout leur, ne doibvent ny presser ny taster leur entreprinse, s'ils ne sont prests : et vault mieulx faillir indecemment à estrener la couche nuptiale, pleine d'agitation et de fiébvre, attendant une et une aultre commodité plus privee et moins alarmee, que de tumber en une perpetuelle misere, pour s'estre estonné et desesperé du premier refus. Avant la possession prinse, le patient se doibt, à saillies et divers temps, legierement essayer et offrir, sans se picquer et opiniastrer à se convaincre definitivement soy mesme [2]. »

Les passions violentes, l'amour, la haine peuvent amener pareille défaillance. Rien d'étonnant pour les sentiments de répulsion et d'antipathie entre personnes (le cas n'est malheureusement pas très rare) forcées quand même de s'unir par les liens du mariage. La médecine est naturellement ici hors de cause, j'ajouterai même qu'il est de règle, en pareil cas, de voir cette impuissance, toute relative, disparaître immédiatement en dehors du lit conjugal. Mais l'amour, cet excès de passion qui nous fait convoiter ardemment une femme,

[1] Montaigne. — *Essais*. (*Ibid.*)

qui fait que son image vient chaque nuit hanter nos rêves et nous donner souvent l'idée exacte de la possession complète! Peut-on comprendre que, le moment venu où cette femme si désirée, si attendue s'abandonne, devienne, dans quelques cas, celui du plus cruel supplice, la fermeté de l'organe se trouvant en raison inverse de l'excès de la passion ! : « Si la morale et les devoirs du mariage, dit F. Roubaud, ne réprouvaient formellement un semblable expédient, je dirais avec Montaigne, qu'on ne peut trop se lasser de citer en pareille matière : « J'en sçay à qui il a servy d'y « apporter le corps mesme, demy rassasié d'ailleurs, « pour endormir l'ardeur de cette fureur, et qui par « l'aage se treuve moins impuissant de ce qu'il est « moins puissant [1] ».

On voit encore certains hommes d'un esprit délicat devenir totalement et définitivement impuissants vis-à-vis de leur propre femme, après avoir été injuriés ou blessés par elle dans leurs sentiments les plus chers. J'en sais un qui ne put jamais revoir sa femme, celle-ci, pour un fait des plus futiles, l'ayant traité de lâche.

Aut quód in ambiguo verbum jaculata reliquit,
Quod cupido adfixum cordi vivescit, ut ignis.
(Lucrèce, liv. IV, *De naturâ rerum.*)

(Soit qu'elle vous ait lancé à la face un mot équivoque que la passion nourrit attaché au cœur et qui brûle comme le feu.)

Un défaut de propreté, la vue des règles, une cause de répulsion quelle qu'elle soit, même momentanée,

[1] F. Roubaud. — (*Ibid.*)

peuvent agir de même chez certaines personnes à imagination vive.

Nous signalerons seulement les cas d'impuissance par sorcellerie : les noueurs d'aiguillette si célèbres au moyen âge, et même longtemps après, les *sagæ* de l'ancienne Rome, etc... Tout cela n'a plus qu'un intérêt historique, bien que je ne puisse affirmer cependant que pareille croyance ne se retrouverait pas encore au fond de quelques provinces.

Nous ajouterons enfin à toutes ces causes d'impuissance par cause morale, l'impuissance passagère ou permanente déterminée par une grande frayeur ou un immense chagrin. F. Roubaud rapporte dans son livre si remarquable le fait d'un père qui ne pût jamais exercer le coït après la mort de son fils, et celui d'un homme qui, échappé miraculeusement à l'accident du chemin de fer de Versailles, devint dès lors impuissant.

Quant à l'autre variété des malades, nous pourrions mieux dire de nosomanes, qui rattachent leur impuissance à une lésion des organes génito-urinaires, elle est de beaucoup la plus nombreuse.

Souvent ici l'impuissance, en réalité de cause purement imaginaire, aura succédé, comme dans le premier cas, à un échec au moment du coït, échec que le malade mettra naturellement sur le compte de son affection uréthrale ou prostatique, réelle ou supposée. De là à se persuader que désormais il est devenu définitivement impuissant, il n'y a qu'un pas, et le patient le franchit toujours, on pourrait presque dire d'une façon inévitable. En d'autres circonstances, il racontera que son impuissance est survenue progressivement; que depuis très longtemps, il n'a pas eu de rapports sexuels et qu'il se sent incapable d'en avoir, que sa prostate ou son urèthre sont le siège des ulcérations les plus graves; enfin, il vous peindra son existence, ses douleurs, son état misérable sous les couleurs les plus sombres, laissant même parfois percer l'idée du suicide.

III

Traitement de l'impuissance par cause morale. — Cantharides et phosphore, phosphure de zinc. — Formules. — Des rapports de l'impuissance temporaire chez les jeunes gens avec le mariage.

Le traitement de l'impuissance par cause morale, lorsque le malade croit son impuissance idiopathique, c'est-à-dire qu'il ne la rattache à aucune lésion des organes génito-urinaires ou d'autres organes ou régions éloignés, tels que le larynx, les oreilles, le sternum, (cela a été observé), est entouré des plus grosses difficultés. En pareil cas le médecin doit avoir deux objectifs distincts : 1° agir sur l'imagination, 2° relever momentanément l'aptitude aux fonctions sexuelles, par l'action de médicaments spéciaux, les cantharides et le phosphore en particulier.

Comment agir sur l'imagination? On y arrive de différentes manières : on peut chercher à annuler ses fâcheux effets par un détour habile. Dans ce but, on doit détacher l'esprit du malade, le moment venu, de l'objet unique de ses préoccupations, comme dans notre seconde observation. Le médecin peut encore tenter de produire une impression vive sur l'imagination par l'autorité et l'accent convaincu de ses paroles ; en un mot, il cherchera à rendre à son client la confiance perdue, en le persuadant par ses affirmations qu'il est certain du succès et que la guérison plus ou moins prochaine est assurée. Cette certitude, il devra même, jusqu'à un certain point, la partager, car c'est là, comme en toute chose, le seul moyen de convaincre. Si, par hasard, ce qui est de nos jours exceptionnel, l'impuissance semblait liée dans l'esprit du malade à quelque phénomène mystérieux, à quelque croyance superstitieuse, c'est en agissant dans le même sens sur l'imagination, c'est-à-dire par des pratiques superstitieuses, qu'on pourrait tenter d'en détruire le fâcheux effet. Montaigne[1] a rappelé le cas curieux d'un traitement de ce genre qu'il a appliqué lui-même à un comte « de très bon lieu, dont il estait fort privé et où le succès feut complet ». Il est vrai que les manœuvres de sorcellerie étaient plus en créance du temps de Montaigne qu'aujourd'hui.

Il est souvent difficile et même dangereux de s'adresser à l'intelligence, d'essayer de prouver par le raisonnement que l'impuissance n'a été que passagère et accidentelle, que c'est un phénomène qui ne se produira plus, si le malade se sent la force de se dérober à son obsession. Mieux vaut cent fois, comme

[1] Montaigne. — *Essais.* (*Ibid.*)

nous le conseillions plus haut, frapper immédiatement un coup énergique sur l'imagination même. Si vous cherchez à le convaincre, le malade vous écoutera, entrera même dans vos vues, approuvera fort la sagesse de vos déductions tendant à lui montrer que, s'il possède loin des femmes tous les attributs de la virilité, il est forcément capable de les conserver auprès d'elles. Tout cela sera superbe pour un instant; mais à peine vous aura-t-il quitté, que toute cette belle logique s'effondrera et que l'imagination impérieuse sera redevenue maîtresse.

En résumé, nous chercherons surtout, dans le traitement de l'impuissance par cause morale, à agir vigoureusement sur l'imagination, par des moyens directs ou détournés. Mais l'épreuve est périlleuse pour le patient et pour le médecin; aussi le moment doit-il être bien choisi, le malade bien préparé, pour qu'un échec, ici presque irrémédiable, ne vienne pas lui enlever toute confiance.

Le rôle du médecin se bornera donc, pendant les premières entrevues, à étudier le tempérament de son malade, à lui prescrire des toniques s'il est d'apparence lymphatique et débile, à le calmer, au contraire, par l'usage des antispasmodiques, s'il paraît très nerveux et impressionnable et, dans quelques cas beaucoup plus rares, à combattre les effets d'une pléthore sanguine.

Le malade est-il un artiste, un homme de lettres, un savant, car l'impuissance par cause morale n'est pas rare chez ces privilégiés de l'esprit? On devra tout d'abord exiger une trêve momentanée aux rudes travaux de l'intelligence, dont l'excès même est souvent, en pareil cas, la cause de l'impuissance. Le patient mène-t-il une vie retirée? On lui conseillera immédiatement le grand air, des distractions nombreuses, un voyage, particulièrement aux bords de la mer, dont il prendra des bains pendant la saison, en un mot un changement complet d'existence. Abuse-t-il des exercices physiques, du cheval, des armes, des voyages, des veilles, etc. ? C'est une vie plus régulière et surtout moins de fatigue musculaire qui seront recommandés.

Quand toutes les fonctions sont bien en équilibre, que le malade, dont la santé est redevenue meilleure, a repris confiance, et espère voir bientôt disparaître son état de faiblesse, le moment d'agir est venu. Certains réveils spontanés du sens génital, qui a été laissé au repos le plus absolu pendant toute cette période préparatoire de traitement, sont encore du meilleur augure. Il faut alors, une fois cette détermination prise, annoncer à votre client sa guérison complète ou sur le point de l'être, et rompre le charme, pour ainsi dire, en lui fournissant la preuve de votre affirmation, en lui permettant, en lui conseillant même de tenter un rapprochement sexuel.

Pour que l'épreuve soit rendue sinon plus probante, au moins plus certaine, il est bon d'aider les forces renaissantes du malade par le secours d'un breuvage dit aphrodisiaque. J'ai recours, dans ce but, à l'action irritante spéciale des cantharides sur les organes génitaux ; j'en prescris la teinture dans une potion stimulante. Ce médicament, administré en poudre, est en effet dangereux, car une petite fraction de cette poudre peut s'arrêter sur un point quelconque de la muqueuse du tube digestif et y déterminer une irritation vive.

La formule suivante est une de celles qui nous a fourni les meilleurs résultats :

Eau de menthe	60 gr.
Sirop simple ou d'oranges amères.	30
Teinture de vanille	4
Teinture de cantharides . . .	4 à 20 gout.

A prendre par cuillerées à dessert, chaque cuillerée à une heure ou une demi-heure d'intervalle.

Dans certains cas, où le système nerveux paraît très affaissé, il est utile d'associer l'action de la noix vomique à celle des cantharides.

Eau de menthe	60 gr.
Teinture de vanille ou de cannelle.	4
Sirop simple ou d'oranges amères.	30
Teinture de noix vomique. . }	4 à 10 gout.
Teinture de cantharides . . }	

A prendre comme la précédente.

Si l'action des cantharides était mal tolérée, on aurait recours au phosphore qui, ingéré dans l'organisme, jouit des mêmes propriétés stimulantes sur les organes sexuels.

Les préparations suivantes peuvent être recommandées :

Ether phosphoré	1 gr.	
Eau de menthe	100	
Sirop de gomme	50	(Soubeiran.)

Une cuillerée toutes les heures.

Les capsules de Mehu contenant chacune un milligramme de phosphore dissous dans l'huile.

Dose, de deux à dix capsules par jour.

Le procédé le plus commode, le moins dangereux et surtout le plus maniable, celui auquel nous avons toujours recours quand nous avons jugé utile de prescrire le phosphore, consiste dans l'ingestion journalière d'un certain nombre de granules de phosphure de zinc. Le phosphure de zinc, dit le regretté professeur Gubler, n'a pas d'autre action que celle du phosphore en nature, seulement il a l'avantage d'être moins irritant pour le tube digestif et de ne dégager le phosphore qu'en petite quantité à la fois. Le phosphure de zinc est en effet une préparation peu stable, qui se décompose rapidement et dégage du phosphore au contact du suc gastrique.

Le phosphore, à dose physiologique, agit comme un stimulant diffusible; il active la circulation du sang, élève la température, augmente les sécrétions et développe l'excitabilité nerveuse avec prédominance marquée sur la sensibilité génésique. Les cantharides, au contraire, déterminent une irritation locale du col de la vessie, et secondairement le priapisme et le satyriasis. D'une façon générale nous préférons donc le phosphore pour un usage régulier devant se prolonger un certain nombre de jours, et les cantharides pour obtenir un effet local énergique. L'irritation de la muqueuse des voies urinaires, au contact des principes âcres des cantharides éliminés par les reins, empêche, en effet, de prescrire ce médicament d'une façon suivie, à dose réellement active.

Pour lutter contre l'impuissance par cause purement morale, nous aurons recours de préférence à l'action plus prompte, plus spécifique des cantharides. C'est elle qui permettra à l'infortuné malade imaginaire de réagir, par la certitude de l'efficacité du remède, contre la torpeur où le condamne son imagination. Si, aidé de ce breuvage, il arrive à vaincre sa chimère, à faire acte de virilité, à partir de ce jour, sa confiance en lui-même reparaissant, il pourra être considéré comme guéri. Peut-être sera-t-il obligé de continuer quelque temps encore l'usage de l'aphrodisiaque; mais alors on prendra soin d'en diminuer singulièrement la dose, de le rendre inoffensif, *car la croyance du malade dans l'énergie de la potion suffira amplement pour en assurer l'effet.*

Le traitement de la seconde variété d'impuissants imaginaires, de ceux qui rattachent leur état de faiblesse locale à une affection des organes génito-urinaires, présentera en général moins de difficultés et plus de certitude. Le rôle du médecin, en pareil cas, est d'entrer dans les vues de son malade, d'examiner avec un soin minutieux les organes génitaux, et d'instituer le traitement de l'affection qui lui a été signalée et qu'il aura cherché à reconnaître. (Voyez le traitement de la blennorrhée, des affections de la prostate, des rétrécissements de l'urèthre, etc.)

Il n'est pas rare alors, si toutefois vous avez su convaincre votre client, de voir les fonctions génitales se rétablir peu à peu, à mesure que, par un traitement régulièrement suivi, le malade arrive à croire à sa guérison prochaine, et que son esprit se trouve ainsi en partie délivré de l'obsession incessante qui l'accablait. Dans le but de rétablir plus promptement et plus sûrement l'intégrité de la fonction, il sera bon, dans quelques cas seulement, et vers la fin du traitement, de faire encore un usage modéré des préparations aphrodisiaques.

Nous terminerons l'étude de l'impuissance temporaire, par cause morale, chez les jeunes gens, en citant l'opinion émise à ce sujet par le Dr Langlebert[1]. Le moyen de traitement qu'il propose peut paraître étrange au premier abord, mais rationnel en y réfléchissant : c'est le mariage. « De nombreux moyens, tant physiques que moraux, ont été proposés pour en conjurer les effets (de l'impuissance par sympathie morale), mais son meilleur et plus sûr remède est le mariage. Loin donc d'en détourner ceux qui sont atteints de ce genre d'impuissance, il faut, au contraire, les engager à renoncer aux aventures de la vie de garçon, qui ne pourraient être pour eux qu'une source perpétuelle de déceptions et d'ennuis. Je n'ai pas besoin d'ajouter que ce conseil ne devra être donné qu'après avoir acquis la preuve que l'impuissance en question dépend bien évidemment d'une cause morale, ce dont il sera toujours facile de s'assurer par l'examen des organes, et par un interrogatoire d'où résultera la

[1] Dr Ed. Langlebert. — *La syphilis dans ses rapports avec le mariage.*

certitude que les défaillances dont se plaint le malade n'ont lieu que dans certaines circonstances particulières, en dehors desquelles il retrouve tous les attributs de la virilité. »

Ici se termine l'histoire de l'impuissance par cause morale et de son traitement. Les longs développements pathologiques et thérapeutiques dans lesquels nous sommes entrés, la variété des procédés de traitement que nous avons exposés sont justifiés par la fréquence de cette nosomanie singulière, qui, malheureusement, frappe de préférence les personnes d'un esprit distingué, d'un caractère impressionnable, d'une imagination vive et ardente : « Je suis de ceulx, disait Montaigne [1], qui sentent très grand effort de l'imagination ; chascun en est heurté, mais aulcuns en sont renversez. Son impression me perce ; et mon art est de luy eschapper, par faulte de force à luy resister. » *Et mon art est de luy eschapper*, tout le traitement de l'impuissance par cause morale est compris dans cette phrase.

IV

Médicaments ou aliments réputés aphrodisiaques, tirés des trois règnes de la nature, végétal, animal et minéral. — Formules. — Moyens mécaniques de traitement, lotions froides. hydrothérapie, massage et frictions, flagellation, urtication, fumigations aromatiques, douches d'air chaud.

Parmi les médicaments réputés aphrodisiaques, nous n'avons cité que les cantharides ou le phos-

[1] Montaigne. — *Essais*. (*Ibid.*)

phore, car ce sont presque les seuls usités de nos jours, quand on veut obtenir un effet énergique sur la sensibilité génitale. Mais le nombre des agents aphrodisiaques internes ou externes est considérable, et nous allons, tant à titre de curiosité que dans un réel intérêt thérapeutique, en énumérer quelques-uns qui ont été fort en usage dans l'antiquité ; certains d'entre eux sont d'ailleurs encore employés de nos jours en Orient ou même dans nos climats. Nous emprunterons en grande partie cette nomenclature pleine d'intérêt, aux ouvrages des docteurs F. Roubaud, J. Rouyer et Bossu[1].

Les aphrodisiaques sont tirés des trois règnes de la nature : végétal, animal et minéral. Il faut y joindre encore, pour compléter la liste, les moyens mécaniques divers mis en usage pour solliciter l'érection.

Un grand nombre de plantes, par leurs différentes parties, tiges, feuilles, fleurs, fruits ou racines, jouissent de propriétés aphrodisiaques ; citons parmi les principales : la truffe, la sarriette, le poivre et les aromates divers ; la cannelle, le girofle, le thym, la roquette, le gingseng, la graine d'ortie, l'asperge, la carotte, le raifort, le poireau, l'ail, le cresson, le safran, l'aurone, l'armoise, la rue, la sabine, la garance, la myrrhe, l'alkékenge, le caprier, le fenouil doux, etc.

[1] F. Roubaud. —*Traité de l'impuissance et de la stérilité chez l'homme et chez la femme.*

J. Rouyer.— *Etudes médicales sur l'ancienne Rome.*

Bossu. — *Lois des fonctions de reproduction chez tous les êtres animés, principalement chez l'homme et chez la femme.*

La truffe, prise en certaine quantité, produit une excitation générale de l'organisme favorable au développement du sens génésique; l'usage peut en être recommandé sans inconvénient.

La sarriette (famille des labiées), la roquette (*eruca sativa*, famille des crucifères) sont des plantes stimulantes dont les propriétés aphrodisiaques étaient très en vogue dans l'antiquité.

Sed nihil crucæ faciunt, bulbique salaces,
Inproba nec prosunt jam satureia tibi.
(MARTIAL.)

(Mais les roquettes, les oignons aphrodisiaques et l'excitante sarriette ne te sont déjà plus d'aucune utilité.)

Excitat ad venerem tardos eruca maritos.
(MARTIAL.)

(La roquette excite aux plaisirs de l'amour les maris peu empressés.)

Leur emploi est aujourd'hui abandonné.

Nous ne dirons rien du poivre et des différents épices ou aromates ; leurs propriétés sont suffisamment connues. Ils peuvent être recommandés si l'estomac les supporte facilement.

L'*armoise* (*artemisia vulgaris*, famille des composées), est un stimulant général analogue à l'absinthe, qu'on prescrit surtout comme emménagogue, sous forme de teinture, en sirop (trente à soixante grammes) ou en infusion (cinq à dix grammes pour un litre d'eau).

La *rue* (*ruta grave olens*, famille des rutacées) d'une odeur désagréable ; elle agit à la fois comme irritant et comme stimulant général. Elle exerce une action spéciale sur la contraction des fibres utérines, d'où son emploi en thérapeutique comme emménagogue ; dose en infusion : deux à quatre grammes dans un litre d'eau ; peu employée.

La *sabine* (*juniperus sabina*), famille des conifères), action analogue à celle de la rue, dose : de un à deux grammes en poudre dans les vingt-quatre heures.

La *garance* (*rubia tinctorum*, famille des rubiacées) possède de légères propriétés diurétiques et stimulantes ; peu employée.

La *myrrhe* (*balsamodendron myrrha*, famille des térébinthacées), active les fonctions digestives et agit comme stimulant et emménagogue, dose : quatre à huit grammes de teinture dans une potion.

L'*alkékenge* (*physalis alkékengi*, famille des solanées), vulgairement le coqueret. Ses baies sucrées et acides sont servies comme comestibles en Angleterre et en Allemagne ; elles seraient légèrement aphrodisiaques.

Le *caprier* (*capparis spinosa*, famille des capparidées). Les jeunes boutons de fleurs confits dans le vinaigre servent de condiment ; légères propriétés excitantes.

Le *fenouil doux* (*fœniculum dulce*, famille des ombellifères). On emploie surtout la racine, dont on tire une huile essentielle qu'on prescrit à la dose de deux à vingt gouttes dans une tisane.

Le *ginseng* (*panax quinque folium*, famille des araliacées) plante de l'extrême-Orient, très vantée comme aphrodisiaque par les médecins chinois. On ne lui reconnaît pas les mêmes propriétés dans nos pays ; son nom chinois indique la ressemblance de la racine de la plante avec des cuisses d'homme.

L'infusion de *graines d'ortie* (*urtica dioïca*, famille des urticacées) serait un aphrodisiaque puissant. Elle semble agir plutôt comme diurétique ; dose : quinze grammes de semences pour cent grammes d'eau ; faites infuser pendant une heure, édulcorez avec sirop cent grammes (Bouchardat).

Sunt qui præcipiant herbas, satureia, nocentes
Sumere ; judiciis ista venena meis ;
Aut piper urticæ mordacis, semine miscent
Tritaque in annoso flava pyrethra mero.

(OVIDE, *Art d'aimer*, liv. II.)

(Il en est qui te conseilleraient de prendre des herbes nuisibles, la sarriette, car, d'après ma propre expérience, ce sont là des poisons ; ou le poivre mélangé à la graine de l'ortie brûlante et le pyrèthre fauve écrasé dans un vin vieux.)

Le *raifort* (*cochlearia armoracia*, famille des crucifères); les racines (radis noir) sont employées comme condiment ; elles entrent pour une grande partie dans la préparation du sirop antiscorbutique

Le *safran* (*crocus officinalis* famille des liliacées), est plutôt employé comme emménagogue ; dose : une pincée de safran (un gramme) pour une tasse d'eau bouillante.

L'*aurone mâle* ou *citronnelle* (*artemisia abrotanum*, famille des synanthérées), est un stimulant général; ses feuilles froissées entre les doigts exhalent une odeur agréable de citron. On la prend en infusion théiforme.

Dans le règne animal, on trouve comme possédant des propriétés aphrodisiaques, les poissons et particulièrement leur laitance, les moules et les huîtres, l'ambre gris, le musc, le castoreum et enfin les cantharides qui, sous ce rapport, sont, comme nous le savons déjà, de beaucoup les plus puissantes. L'ambre gris, le musc, le castoreum entrent dans un certain nombre de préparations aphrodisiaques.

Enfin le règne minéral fournit le phosphore sur lequel nous avons suffisamment insisté.

Voici quelques formules célèbres dans lesquelles entrent la plupart des substances qui viennent d'être citées.

Pastilles du sérail (Dorvault) :

Vanille	8 gr.
Musc.	4 décigr.
Cannelle	4 gr.
Safran.	12
Ambre gris.	4
Girofle	4
Cubèbe	30
Gingembre	12
Macis	23
Mucillage à l'eau de rose. . .	q. s.

Faites des pastilles de 0 gr. 15 qu'on peut dragéifier.

Diablotins (Virey) :

Mastic en larmes	12 gr.
Poudre de safran oriental . .	8
— de musc	4
— de gingembre . . .	2

Poudre d'ambre gris . . . . . 0,2 décigr.
— de girofle . . . . . . 4 gr.
Sucre en poudre 500
Infusion de Teucrium amarum. q. s.

Faites des tablettes de la dimension ordinaire des pastilles.

Baume de Giléad de Salomon :

Cardamone. . . . . 30 gr.
Cannelle. 30
Baume de la Mecque . . . 2
Teinture de cantharides. . . 1
Alcool à 21° 500
Sucre 250

Une cuillerée à café dans du vin généreux.

Tablettes de Gingseng :

Sucre en poudre. . . . . . 2,500 gr.
Vanille en poudre 610
Gingseng en poudre . . . 80

Mêlez et ajoutez :

Teinture de cantharides. . . 10 gr.
Huile essentielle de cannelle. . 25 gouttes.
Teinture d'ambre concentrée. 10 gouttes.

Mêlez de nouveau avec un mucilage de gomme adragante, et faites des tablettes de 1 gr. Cinq ou six par jour.

Pastilles aromatiques :

Protosulfate de fer. . . . . . 5 gr.
Teinture de cantharides . . . 1
Sucre en poudre 200
Mucilage à la cannelle . . . q. s.

Faites des tablettes de 1 gr. Cinq ou six par jour.

Poudre stimulante :

Sucre vanillé.	50 gr.
Cannelle	â â 10
Muscade	
Ambre gris	2

Divisez en seize paquets; en prendre deux ou trois par jour[1].

Vin aphrodisiaque :

Cannelle	30 gr.
Gingseng.	30
Rhubarbe.	30
Gousses de vanille	30
Vin de Malaga	1 litre.

Faites macérer pendant quinze jours ces substances dans le vin, en ayant soin d'agiter chaque jour. Filtrez et ajoutez quinze gouttes de teinture d'ambre.

Elixir aphrodisiaque :

Ambre gris	2 gr.
Aloès	6
Benjoin	12
Musc	0,02 centig.

Pilez le tout ensemble et versez dessus quantité suffisante d'alcool, de manière à noyer la masse; faites chauffer au bain de sable, filtrez et mettez en bouteille que vous boucherez hermétiquement; dose : quatre à six gouttes dans du bouillon.

Potion aphrodisiaque :

Myrte musqué	8 gr.
Citronnelle	4

[1] Toutes ces préparations sont extraites du formulaire magistral de Bouchardat.

Roquette.	4 gr.
Muscade.	2
Ecorce d'oranges amères . . .	2

Faites une potion qu'on aromatisera avec quelques gouttes d'alcoolat de mélisse[1].

Ether phosphoré.	4,50 centig.
Teinture de cantharides . . .	15 gouttes.
Teinture de vanille.	30
Teinture de coccinelle. . . .	50
Extrait de noix vomique. . .	0,15 centig.
Sirop simple	q. s.
Eau distillée	325 gr.

A prendre par cuillerées à bouche d'heure en heure, trois ou quatre heures avant le coït. (F. Roubaud.)

Teinture de myrrhe.	6 gr.
Teinture de cantharides. . . .	8
Ether phosphoré.	4
Huile volatile de sabine. . .	â â 4 gouttes.
— de rue . . .	
— de romarin . .	
Eau vulnéraire	30 gr.

Faire des frictions, une heure avant le coït, sur le périnée et la base de la verge. (F. Roubaud).

« Ces deux préparations, qui m'ont rendu de très grands services toutes les fois qu'il s'est agi de déterminer une érection passagère, peuvent et doivent être modifiées selon une foule de particularités individuelles qu'il est impossible de rapporter, et dont le médecin est seul juge. » (F. Roubaud[2]).

[1] Ces trois formules sont tirées du livre du Dr Bossu sur les fonctions de reproduction.

[2] Roubaud. — (*Ibid.*)

Ces préparations aphrodisiaques, surtout celles contenant des cantharides et du phosphore et qui sont de beaucoup les plus actives, devront être prescrites avec une grande prudence, car l'excès ou l'abus dans leur emploi peuvent provoquer de graves désordres, survenant soit immédiatement, soit après un certain laps de temps. Avec les cantharides on peut redouter des accidents parfois graves du côté du tube digestif, des reins et du col de la vessie. Les aphrodisiaques, d'une façon générale, ne devront donc être recommandés que temporairement, à titre d'aides, d'excitateurs momentanés et on les interdira dès que les forces du malade seront suffisamment améliorées pour qu'il soit certain de sa guérison prochaine.

La parure, certains détails de toilette ou de deshabillé, chez la femme, sont aussi un bien puissant aprodisiaque.

Sic potius nos uret amor quam fortibus herbis
Quas maga terribili subsecat arte manus.
Nec vos graminibus, nec mixto credite succo
Nec tentate nocens virus amantis equæ.

(Ovide, *les Cosmétiques*.)

(C'est ainsi que cette vue nous embrase plus sûrement des feux de l'amour que les herbes puissantes cueillies par la main des sorcières. Ne croyez pas aux vertus des plantes ni aux breuvages faits avec leurs sucs mélangés et n'essayez jamais la puissance de l'hippomane d'une cavale en chaleur.)

Mais insister davantage sur ce sujet serait peut-être trop extra-médical.

Les auteurs rapportent quelques observations d'accidents mortels survenus à la suite de l'absorption d'une dose trop élevée de cantharides. Nous en trouvons quelques exemples célèbres dans le livre du Dr Bossu :

« Le voluptueux Lucullus et le poète Lucrèce expirèrent au milieu de transports frénétiques pour avoir pris des breuvages hippomaniques.

« Ambroise Paré raconte qu'une courtisane ayant administré une potion cantharidée à son amant, pour le rendre plus amoureux, l'infortuné fut atteint de priapisme et mourut d'hémorrhagie uréthrale.

« L'acteur Molé dut la mort à une potion semblable.

« Un de nos bons compositeurs, l'auteur de *Joconde*, fut également victime d'un aphrodisiaque incendiaire.

« Un pauvre homme d'Orgon en Provence, dit le docteur Cabral, ayant par le conseil d'une vieille femme, pris une potion faite avec des semences d'ortie, des ciboules et deux drachmes de cantharides, devint d'une salicité si furieuse qu'il répéta l'acte vénérien trente fois en deux nuits, et qu'il en mourut. Evidemment cet homme éprouvait, dans ses transports maladifs et forcés, plus de douleur peut-être que de plaisir. Autre motif de ne pas rechercher des jouissances qui ne sont pas approuvées par la nature. »

Les moyens mécaniques destinés à combattre l'impuissance réelle ou imaginaire sont nombreux et ont, sur la plupart des précédents, l'avantage de n'agir que localement. L'application de quelques-uns d'entre eux est assez facile pour constituer de simples soins hygiéniques, et doivent toujours et dans tous les cas être recommandés. Ces derniers consistent en lotions froides faites matin et soir, avec une grosse éponge, sur le périnée, la verge, les bourses, en un mot sur les parties du corps inférieures à l'ombilic. La lotion doit durer une ou deux minutes et la température de l'eau varier entre dix et quinze degrés; d'ailleurs, plus l'eau est froide mieux cela vaut. Dès que l'ablution est terminée, le corps doit être frotté vigoureusement avec un linge de toile, ou mieux avec une flanelle chauffée, pour obtenir une réaction vigoureuse.

Si l'impuissant réel ou imaginaire doit tenter le coït, il est bon de lui recommander de ne faire son ablution que quelque temps seulement avant le congrès, de se servir d'eau froide additionnée d'une ou deux cuillerées d'alcool de menthe, la sensation de froid puis de chaleur et de picotement déterminée par l'action de la menthe étant des plus favorables pour atteindre le but proposé. L'eau simple peut être remplacée avantageusement par une décoction de quinquina ou de cascarille.

Il va sans dire que l'hydrothérapie, sous forme de douches périnéales, aura, par son action tonique et répercutante, une efficacité plus grande que celle des simples lotions froides, elle devra donc leur être préférée. Je ne parle ici que des douches locales, l'hydrotérapie générale devant être comprise dans le traitement tonique.

Le massage, les frictions sèches ou humides, l'acupuncture, l'électropuncture, ont été tour à tour vantés comme des moyens énergiques de combattre l'impuissance, puis délaissés bientôt. On les avait vite reconnus peu pratiques et en réalité peu efficaces. Une exception doit être faite cependant pour les frictions sèches ou médicamenteuses sur la colonne vertébrale, sur le périnée et la base de la verge. Les frictions ainsi pratiquées, avec une pommade excitante ou de l'huile cantharidée ont, dans un assez grand nombre de cas, rendu de réels services.

La flagellation opérée sur les lombes au moyen de verges, parfois trempées dans du vinaigre pour en rendre les blessures plus cuisantes, est un procédé par trop extra-thérapeutique pour que nous y insistions. Toutefois, le Dr F. Ronbaud, pensant avec raison que la médecine, comme Molière, avait le droit de prendre son bien partout où elle le rencontrait, songea à réhabiliter la fustigation et à en faire un instrument de thérapeutique et non de libertinage. Au lieu de verges de bouleau, il fit fabriquer une verge métallique formée de fils de différents métaux et, par conséquent, susceptibles de dégager par leur choc de l'électricité. Les malades étaient fustigés lentement et méthodiquement sur les lombes et les fesses jusqu'au moment où la peau commençait à rougir. Cette action rubéfiante, fréquemment répétée et continuée un certain temps, finit par modifier heureusement l'excitabilité de la peau et simultanément celle des organes génitaux.

Pour montrer la fureur jusqu'à laquelle certains débauchés peuvent pousser l'abus de la fustigation, nous emprunterons au Dr Roubaud la citation suivante tirée des œuvres de Pic de la Mirandole.

« Je connais et il existe encore un homme dont le tempérament amoureux et les excès n'ont peut-être jamais eu d'exemple : il ne peut caresser une femme malgré la violence de ses désirs, s'il n'est auparavant fustigé. En vain sa raison lui fait regarder comme un crime ce raffinement de volupté, sa fureur pour ce cruel plaisir est telle qu'il encourage lui-même et accuse de mollesse celle qui le fouette, lorsque la fatigue ou la pitié lui font ralentir ses efforts. Le patient n'est au comble de ses plaisirs qu'en voyant ruisseler le sang dont une grêle affreuse de coups a couvert les membres innocents du libertin le plus effréné. Ce malheureux réclame ordinairement pour ce service, avec les plus instantes supplications, la main de la femme avilie dont il veut jouir, lui donne lui-même les verges qu'il a fait tremper dès la veille dans le vinaigre, et lui demande à genoux la faveur insigne d'être ainsi déchiré. Plus elle frappe avec violence, plus elle acquiert de droit à son amour et à sa reconnaissance, en lui rendant des feux qu'il n'avait plus, jusqu'à ce que le dernier période de la souffrance et l'épuisement total de ses forces lui fassent goûter la plénitude de la volupté en égale proportion. Trouvez un seul homme pour qui le comble de la douleur et cette espèce de torture doivent être celui du plaisir, et si d'ailleurs il n'est pas entièrement corrompu, lorsque de sang-froid il connaîtra sa maladie, il rougira de ses excès et les détestera. »

L'urtication est une variété de flagellation où les verges sont remplacées par une poignée d'orties fraîches. L'éruption, la cuisson ardente déterminée par le suc de la grande ortie, produisent une excitation vive mais passagère des organes génitaux. Cette pratique est d'ailleurs, comme la précédente, plutôt du domaine du libertinage que de la thérapeutique.

La flagellation et l'urtication étaient paraît-il, très en honneur dans l'antiquité; citons comme exemple ce passage de Pétrone.

Nasturtii succum cum abrotono miscet, perfusisque inguinibus meis, viridis urticæ fascem comprehendit, omniaque infra umbilicum cœpit lenta manu cœdere, (Elle mêle à l'aurone le suc du cresson, et, après l'avoir répandu sur les régions inguinales, elle saisit une poignée d'orties vertes et commence à m'en frapper lentement sur les parties situées au-dessous de l'ombilic.)

Nous ne dirons qu'un mot des substances excitantes appliquées en suppositoire ; procédé dangereux et répugnant, contre lequel ne reculait cependant pas la lubricité antique.

Profert Enothea scorteum fascinum, quod, ut oleo et minuto pipere atque urticœ trito circumdedit semine, paulatim cœpit inserere ano meo. Hoc crudelissima anus spargit subinde humore femina mea (Pétrone).

Nous ne ferons également que signaler la ventouse de Mondat, au moyen de laquelle on faisait le vide autour du pénis pour attirer le sang dans les tissus érectiles. F. Roubaud l'a remplacée heureusement par l'application sur la verge d'un cataplasme sinapisé. Ce procédé qui lui a rendu, dit-il, quelques services, exige une grande surveillance. Le sinapisme doit être retiré dès que le patient commence à percevoir une légère sensation de brûlure, au bout de dix minutes environ.

Les fumigations aromatiques, les douches d'air chaud appliquées directement sur les organes génitaux jouent un rôle important dans la thérapeutique de l'anaphrodisie. Le procédé le plus simple pour faire ces fumigations est de placer un brasero sous une chaise cannée et d'y jeter de temps à autre les plantes (baies de genièvre, sommités de menthe, thym, lavande, romarin, citronnelle) qu'on veut brûler. Le malade s'assied alors, la moitié inférieure du tronc et les jambes enveloppées dans une couverture qui entoure également la chaise et est nouée à la ceinture. Les organes sexuels se trouvent ainsi directement exposés aux chaudes fumées aromatiques et, sous cette influence excitante, l'érection se produit. F. Roubaud déclare ces fumigations une excellente préparation au coït et, d'après cet auteur, un grand nombre de malades auraient pu l'accomplir, en s'y livrant immédiatement au sortir de la fumigation.

Les douches d'air chaud envoyées directement sur les organes génitaux ne constituent qu'une variété de fumigation, d'un emploi assez difficile, et sont certainement inférieures, comme effet thérapeutique, aux émanations aromatiques. On peut les pratiquer en aspirant de l'air avec une seringue en métal préalablement chauffée et en le refoulant ensuite avec force.

La faradisation, la cautérisation ignée, sous forme de pointes de feu, ont encore été fréquemment employées pour combattre l'impuissance, mais plus particulièrement dans le traitement des pertes séminales; aussi nous réservons-nous d'y revenir en détail dans le chapitre suivant.

V

Impuissance consécutive aux maladies et aux traumatismes des centres nerveux.

L'érection, bien qu'en partie indépendante de notre volonté, est, ainsi que nous venons de le voir, excitée ou neutralisée par les effets de l'imagination. Il est donc bien naturel de penser que les désordres pathologiques de l'organe même par lequel se manifeste la pensée, le cerveau, doivent retentir secondairement sur les fonctions génitales. Il en est de même des lésions de la moelle et des nerfs qui se rendent aux organes génitaux.

Le ramollissement, l'hémorrhagie cérébrale ainsi que certaines tumeurs du cerveau, produisent en effet l'anaphrodisie. Cependant il existe quelques observations d'hémorrhagie cérébelleuse où un phénomène contraire a été remarqué, au moins au début.

Le cervelet semble présider aux fonctions génitales et à la passion érotique (Gall); c'est d'ailleurs un fait digne de remarque que les hommes dont la protubérance occipitale est prononcée sont en général très enclins aux plaisirs de l'amour. On a encore vu certains individus devenir définitivement impuissants à la suite d'un choc violent ou d'une blessure reçus sur cette région. Ajoutons toutefois que la physiologie du cervelet est encore bien obscure et que, malgré quelques vraisemblances, il serait certainement téméraire de vouloir y localiser dès maintenant un centre génital.

Les maladies de la moelle et, en particulier, les affections groupées sous le nom de myélites chroniques s'accompagnent d'anaphrodisie à une période plus ou moins avancée de leur évolution: dans quelques cas même, cette déchéance spéciale pourrait être le prodrome de l'affection médullaire. Aussi F. Rouband recommande-t-il avec raison, dans les cas d'impuissance dont la cause nous échappe complètement, d'interroger soigneusement le malade sur les troubles dépendant du système nerveux, tels que tremblement léger, céphalée, fourmillements, anesthésie ou hyperesthésie, absence ou diminution des réflexes, qui peuvent déjà exister, mais à un degré assez faible pour ne pas avoir attiré son attention. C'est ainsi que dans certains cas d'impuissance réputés à tort idiopathiques, on a obtenu des résultats favorables en cherchant à agir sur les centres nerveux (le cervelet et la moelle) par des douches locales, ou par l'action de révulsifs violents tels que sinapismes, vésicatoires ou pointes de feu appliqués sur la nuque et les lombes.

Les vésanies, particulièrement celles à forme mélancolique, s'accompagnent parfois d'impuissance; mais ici il a n'y pas de règle générale, car la folie engendre souvent le délire érotique.

Les individus doués d'une intelligence médiocre et grossière possèdent fréquemment une puissance virile très marquée.

A ce jeu un muletier vaut trois rois.

Les crétins sont lascifs et très portés à l'onanisme; leurs organes génitaux ont toutefois assez rarement de fortes proportions.

Par contre, les travaux intellectuels, poussés à l'excès, en absorbant tout l'individu qui s'y livre, peuvent devenir une cause d'impuissance. Le meilleur traitement, en pareil, cas est un changement radical de la manière de vivre.

VI

IMPUISSANCE DÉPENDANT DE TROUBLES DE LA NUTRITION

Impuissance idiopathique. — Impuissance dépendant de la constitution et du tempérament. — Impuissance par obésité, par le diabète et par cachexie. — Impuissance consécutive à la gastrite, à la syphilis; influence du mercure.

La nutrition, série d'actes physiologiques nécessaires à l'entretien de la vie, peut être troublée et pervertie de bien des manières différentes. Dans quelques cas elle est incomplète ; un organe ou une fonction sont sacrifiés et ne reçoivent pas dans l'assimilation la part qui leur est due : telle peut se concevoir la variété d'impuissance dite idiopathique. La nutrition est encore altérée par des maladies aiguës, ou chroniques, générales ou localisées, par l'évolution des diathèses, par une alimentation exubérante ou insuffisante, par des intoxications lentes ou aiguës enfin par l'abus dans l'exercice d'une fonction ou, au contraire, par le défaut d'exercice de cette fonction. Tous ces troubles de la nutrition retentissent plus ou moins sur l'appareil génital ; aussi les causes d'impuissance que nous allons avoir à examiner sont-elles nombreuses.

Impuissance idiopathique. Cette variété d'impuissance, qu'on peut encore appeler essentielle, c'est-à-dire qui existe par elle-même, sans qu'on ne puisse lui attribuer une cause déterminante, est des plus rares. On pourrait même presque dire qu'elle n'existe pas, et qu'un médecin attentif saura toujours trouver, dans des désordres psychiques ou pathologiques, la raison de la défaillance génitale. Inutile donc d'y insister.

Impuissance dépendant de la constitution et du tempérament. Une constitution faible, un tempérament lymphatique sont des causes prédisposantes à l'impuissance, à la dégradation des organes génitaux avant l'âge physiologique. Il n'est pas rare de voir de semblables individus arrivés vers la trentième ou trente-cinquième année, venir se plaindre de la paresse de leurs organes. En les examinant, on observe une verge flasque, anémiée, presque sans pouls artériel; le gland petit et ridé a déjà l'aspect de la vieillesse. Les bourses sont pendantes et c'est à peine si le contact de l'eau froide amène quelque contraction du dartos. Les désirs sont en partie éteints; si le pénis commence parfois à entrer en érection, il ne tarde pas à retomber, laissant échapper quelques gouttes de mucus prostatique. A des intervalles éloignés ces malades peuvent avoir des pollutions nocturnes, sans aucune sensation de plaisir, et sans orgasme vénérien. Cet écoulement de mucus prostatique à la suite d'érections incomplètes, ces quelques rares pollutions sont facilement pris par les malades pour des pertes séminales. C'est là une erreur de diagnostic à laquelle le médecin ne se méprendra pas, mais qu'il aura le plus grand mal à redresser dans l'esprit de son client.

Le traitement tonique, les douches froides, le fer sous toutes ses formes conviennent particulièrement dans cette variété d'impuissance par lymphatisme. Les eaux minérales ferrugineuses de Spa et d'Orezza sont les meilleures préparations martiales à prescrire en pareil cas; on doit les prendre le matin coupées avec du lait. Roubaud cite plusieurs guérisons d'impuissance dues à ce seul traitement. Les voyages et surtout les bains de mer peuvent également coopérer à la guérison de la façon la plus heureuse.

Le tempérament nerveux ou bilioso-nerveux doit

être encore considéré, mais d'une manière indirecte, comme prédisposant à l'impuissance. L'état ordinaire de surexcitation de l'esprit, sous l'influence de la moindre cause, peut, en effet, faire craindre ici l'impuissance par cause morale.

Impuissance par fatigue et épuisement musculaire. La fatigue excessive des muscles, à la suite d'exercices violents longtemps prolongés, produit une impuissance momentanée, limitée par le temps de repos nécessaire pour réparer les forces. L'abus habituel du travail musculaire entraîne donc, à la longue, une certaine paresse des organes génitaux avec absence de désirs. Les exercices du corps ne peuvent, pour cette raison, qu'être très salutaires chez les jeunes gens, pendant les premières années qui suivent l'époque de la puberté ; ils devront, par contre, chez l'adulte, être limités dans une sage mesure. Notre rôle se borne donc ici à des recommandations hygiéniques.

Impuissance par altération du sang et des vaisseaux, anémie, chlorose. La chlorose étant chez l'homme une affection tout exceptionnelle, nous ne ferons que la signaler comme cause, à la rigueur possible, d'impuissance, renvoyant pour l'anémie, à ce que nous avons déjà dit à propos de la constitution et du tempérament.

Impuissance par obésité. Les hommes gros sont, en général, peu enclins aux plaisirs sexuels ; parfois comparables par leur impuissance aux eunuques et aux animaux castrés, ils en ont les formes rebondies de graisse, de telle sorte qu'on est en droit de se demander si, dans quelques cas d'embonpoint excessif, cette obésité, au lieu d'être la cause de l'impuissance, n'en serait pas le résultat. Cela est évidemment vrai quand l'obésité est congénitale. Les organes génitaux sont alors petits, le pénis très peu développé, et les testicules, au-dessous de leur volume normal, disparaissent presque complètement au milieu des bourrelets adipeux de la région inguino- crurale ; la voix peut même conserver une certaine gracilité.

Chez les personnes dont l'embonpoint ne s'est montré qu'à une période assez éloignée de l'âge de la puberté, les organes génitaux conservent leurs dimensions ordinaires et paraissent seulement plus petits, étant englobés au milieu de plis graisseux. Ces gens gras, avons-nous dit, sont peu portés aux plaisirs de l'amour; mais en revanche, ils ont un goût prononcé pour la bonne chère, et les excès de table, comme nous le verrons tout à l'heure, deviennent, lorsqu'ils sont trop souvent répétés, une cause d'impuissance.

L'embonpoint, sans être accompagné d'impuissance réelle, peut créer, lorsqu'il est considérable, un obstacle mécanique à l'accomplissement du coït. Cette gêne n'est cependant pas insurmontable, et le mari inventif saura tourner la difficulté (*quadrupedum ritû*); ce qui est encore, d'après une clinique écrite en latin et restée célèbre du Dr N. Guéneau de Mussy, à cause de raisons anatomiques que nous n'avons pas à développer, la meilleure manière, dans certains cas, pour avoir des enfants[1].

Le traitement de l'impuissance, chez les obèses, présente une réelle difficulté, qu'on peut vaincre cependant si le malade consent à s'astreindre pendant un temps, parfois très long, au régime sévère qui lui sera imposé. Ici l'indication thérapeutique est double ; il faut d'abord combattre la tendance à l'obésité et ranimer ensuite les forces viriles. Contre l'obésité c'est un régime diététique, les voyages, la marche, l'exercice musculaire sous toutes ses formes qui conviennent le mieux. Certaines eaux minérales, celles de Marienbad et mieux encore de Brides sont aujourd'hui très employées, et avec succès, contre l'obésité. On les prescrira à domicile pendant l'hiver et, la saison venue, on enverra le malade dans une de ces stations. Les eaux iodurées peuvent également servir pour lutter contre l'obésité ; mais si le traitement est en même temps dirigé contre l'impuissance, elles doivent être sévèrement exclues, les iodures, pris en excès, exerçant sur les organes génitaux une action débilitante.

Quant au traitement de l'impuissance proprement dite, on s'en rapportera aux divers moyens qui ont été proposés au sujet de l'impuissance par cause morale. Les douches périnéales et, à leur défaut, les lotions froides, simples ou additionnées d'al-

[1] *Indè si mobilioris uteri retroversio conceptioni obstet, consilium dabitur ut in sexuali commercio super virum mulier prona incumbat, seu quadrupedum ritû congressus instituatur.* — Clinique médicale du Dr Guéneau de Mussy, t. II, p. 418.

cool de menthe, seront particulièrement recommandées.

Les diabétiques deviennent souvent impuissants ; ce fait trouve, dans l'état dyscrasique général qui est un des caractères de cette affection, une explication suffisante. Comme assez fréquemment, au moins pendant une certaine période de leur maladie, les diabétiques prennent de l'embonpoint, nous avons cru devoir ranger cette variété d'impuissance à côté de celle par obésité, bien que, par sa nature même, elle en soit différente. Le traitement n'est autre, en pareil cas, que celui du diabète.

Impuissance par cachexie. L'impuissance est alors le résultat naturel de la déchéance organique (cachexie) amenée progressivement par les maladies chroniques. Certaines affections des centres nerveux, sur lesquelles nous avons déjà insisté, le cancer, la phthisie, l'intoxication paludéenne chronique, le diabète, etc., en sont les principales causes. Les phthisiques, cependant, conservent parfois très longtemps le sens génital, qui semble même exalté.

Impuissance dans le cours des maladies aiguës. Elle n'est que temporaire et cesse pendant la convalescence.

Impuissance consécutive à la gastrite. Les affections de l'estomac ont un retentissement général sur l'organisme, et particulièrement sur les organes génitaux. Les excès de table, l'abus de la bière et des liqueurs alcooliques sont les principales causes de l'irritation stomacale et de l'impuissance temporaire ou persistante qui peut lui être consécutive.

Le vieil adage, *sine Cerere et Baccho friget Venus*, n'est vrai qu'à la condition que le vin et les aliments n'aient pas été pris en excès; autrement il est rare que l'énergie du membre viril réponde à l'ardeur des désirs. Les excès de table, ainsi répétés pendant longtemps, peuvent donc amener l'impuissance ou, tout au moins, une certaine frigidité. Une transformation complète de la manière de vivre sera le seul remède en pareil cas; on pourra avoir recours, comme adjuvant local, aux différents moyens excitateurs dont nous avons déjà parlé. F. Roubaud insiste particulièrement sur la médication sinapisée.

Impuissance consécutive à la syphilis. L'intoxication par le virus syphilitique, en considérant seulement son effet général sur l'organisme et non les altérations locales qu'elle peut déterminer, comme le testicule syphilitique, paraît sans influence bien caractérisée sur le génésique. Une certaine langueur de l'appareil génital coïncide avec les phénomènes d'anémie qui accompagnent le début de la syphilis; mais une fois la déglobulisation arrêtée, c'est-à-dire au moment où, sous l'influence de faibles doses de mercure, les globules sanguins ont été régénérés et même augmentés de nombre (Vilbouchewitz), le malade retrouve rapidement sa vigueur habituelle.

En est-il de même quand le mercure est prescrit à doses élevées, massives, surabondantes, prolongées pendant longtemps, ainsi qu'une certaine école tend à le faire aujourd'hui? Nous ne le pensons pas. « J'ai interrogé, dit F. Roubaud, un grand nombre de syphilitiques soumis soit aux mercuriaux, soit aux préparations d'iode, et presque tous m'ont avoué un affaiblissement de leur organe sexuel après une durée plus ou moins longue de leur traitement..... C'est ainsi que certaines professions exposent ceux qui les exercent à perdre leur virilité, comme on peut s'en convaincre chez les ouvriers qui manient le mercure et ses préparations. J'ai examiné un certain nombre de miroitiers et de doreurs sur métaux, et, chez presque tous, j'ai constaté des testicules moins volumineux que chez les autres hommes. »

Lorsque certains accidents exceptionnellement graves de la période tertiaire produisent la cachexie syphilitique, l'impuissance devient alors, comme dans toutes les cachexies, le résultat de la détérioration générale de l'organisme. Les eaux salines de Kreusnach (Prusse Rhénane) et de Salins (Jura) jouissent d'une réputation légitime pour le traitement des cachexies syphilitiques.

VII

Impuissance dépendant de l'usage prolongé des substances dites anaphrodisiaques, tabac, camphre, opium, haschich, salpêtre, iodure de potassium. — Impuissance par excès de continence et par incontinence, onanisme. — Traitement par les eaux minérales.

Les substances anaphrodisiaques qui méritent d'être signalées sont le tabac, le camphre, l'opium, le haschich, le salpêtre et l'iodure de potassium, les autres ne jouissent, sous ce rapport, que de propriétés très faibles ou illusoires.

Tabac. Les grands fumeurs présentent, en général, une aptitude sexuelle peu développée, l'effet dépressif qui résulte de l'action modératrice du tabac sur le système nerveux central se faisant sentir sur la zone génitale. Un grand nombre de personnes qui se plaignaient d'impuissance ou seulement de torpeur de l'appareil génital ont vu cet état disparaître peu à peu et l'intégrité des forces revenir après la cessation complète de l'habitude de fumer. Les femmes, au moins le plus grand nombre, ont horreur du tabac ; peut-être ont-elles conscience que c'est à leur détriment que les hommes fument?... Ici, comme en toutes choses, l'excès seul est un défaut, et il n'entre nullement dans notre esprit de proscrire une ou deux cigarettes, voire même un bon cigare après les repas.

Camphre. C'est l'antidote des cantharides ; aussi est-il surtout indiqué contre le priapisme, le satyriasis et l'irritation vésicale qui peuvent résulter de l'absorption de ces dernières. Comme anaphrodisiaque, il n'agit qu'indirectement par son action sédative sur le col de la vessie.

Opium. L'opium exerce une action analogue à celle du tabac, mais beaucoup plus délétère encore. C'est surtout dans l'extrême Orient que l'usage de fumer l'opium amène cette dégradation prématurée, si funeste au développement intellectuel et physique de la race. Il n'est pas rare de rencontrer de jeunes Chinois, Annamites ou Indiens rendus totalement impuissants par la passion de l'opium. Souvent l'âge viril, dans ces régions, ne dépasse pas trente ans.

Haschich. Cette plante, contrairement à l'opinion générale, exercerait une action dépressive sur le sens génital. Les hallucinations qu'elle fait naître sont, paraît-il, purement idéales et ne se traduisent par aucune marque extérieure, au contraire.

Le Dr Roubaud a fait sur ce sujet des expériences personnelles, et comme leur détail ne manque pas de pittoresque, nous nous permettrons de les reproduire.

« Avant de commencer le récit de mes expériences, je proteste de nouveau contre toute pensée malhonnête que l'on voudrait me prêter ; je fais de la science et la science est comme l'art, chaste et pudique dans sa nudité ; je dis avec le poète :

Nuda recede Venus, non est tuus iste libellus,
Disce verecundo sanctius ore loqui.

« Mes premières expériences sur le haschich datent de 1848. L'action du *cannabis indica*, sur le sens vénérien me frappa dès ma première fantasia, et, comme elle se reproduisait exactemeut la même à chaque ivresse, je résolus de diriger spécialement mon observation sur ce point.

« A cet effet, je me haschichais avec une femme dont les mœurs faciles ne pouvaient apporter d'obstacles à l'expérience.

« Après la période d'hilarité, qui fut pour ma compagne une période de larmes et de terreurs, je m'étudiai à tourner mon esprit vers des idées lascives. L'imagination ne répondit point à ma volonté ; j'eus alors recours aux baisers, aux attouchements, en un mot, aux excitants physiques.

« Sollicité tour à tour par les visions tout idéales dues au haschich, et par la volonté de fer dont j'étais animé, j'étais dans un trouble extrême, et il me sembla enfin, après des efforts inouïs, que l'érection du membre viril s'était produite. Je voulus me livrer au coït.

« Mais au moment où je croyais atteindre le but, un obstacle infranchissable s'opposa à l'intromission de la verge, et mes forces s'usèrent à le vaincre ; brisé de fatigue et couvert de sueur, je dus renoncer à accomplir cette œuvre immense, l'organe copulateur participant lui-même à l'abattement de tout l'organisme.

« Je recommençai mes attaques un nombre infini de fois, et toujours je dus céder à l'obstacle dont je parlais tout à l'heure, et qui, selon toute probabilité, n'était autre chose que la flaccidité de la verge.

« Toutes ces tentatives infructueuses avaient réellement abattu mes forces. Je me mis au lit avec la compagne de mes tristes exploits. Dès ce moment, les souvenirs me font défaut, et il est pour moi certain que je m'endormis d'un sommeil presque léthargique.

« Le lendemain, au réveil, je me sentis brisé et étourdi comme si je m'étais livré toute la nuit à des excès exagérés de coït. J'interrogeai ma compagne, elle ne s'était même pas douté de mon voisinage. J'examinai les draps et je ne constatai aucune tache de sperme. D'où venait donc cet anéantissement qu'aucune perte n'expliquait?

« J'ai répété la même expérience deux fois et à des intervalles assez éloignés, et toujours j'ai noté l'absence des désirs vénériens, la flaccidité de la verge et la rétention du sperme.

« Cet état du sens génital ne se prolonge pas d'ordinaire au delà de l'ivresse amenée par le haschich; cependant une langueur se fait quelquefois sentir pendant un ou deux jours, mais elle se dissipe d'elle-même, à moins que l'on ne fasse un usage abusif de ce narcotique, auquel cas l'impuissance peut advenir. »

Salpêtre ou nitrate de potasse. « Le nitre, dit l'auteur anonyme des *anecdotes de médecine*, est un sel dont l'usage ne dispose pas à l'amour. C'est un puissant remède dans les cas où il faut s'opposer à une disposition inflammatoire du sang. Le chancelier Bacon avait conçu pour cette substance saline une sorte d'affection. Il fit tous ses efforts pour en accréditer l'usage; il engagea tous les médecins d'Angleterre à concourir à son dessein. Le nitre devint à la mode. Sur la parole d'un aussi grand homme, on le prodigua dans presque toutes les maladies. On le prenait même dans la meilleure santé, comme un préservatif; mais les femmes proscrivirent bientôt ce remède. Elles trouvèrent que leurs maris étaient moins portés à satisfaire leurs désirs depuis qu'ils en usaient. Elles s'en prirent au chancelier qui l'avait répandu. Quelques-unes, apparemment plus sensuelles que raisonnables, allèrent même jusqu'à crier à la sorcellerie, au maléfice [1], etc. »

Iodure de potassium. L'iode introduit dans l'organisme, soit par inhalation de ses vapeurs, soit en l'absorbant sous forme d'iodure de potassium, a une tendance marquée à atrophier les glandes, particulièrement les mamelles chez la femme, les testicules chez l'homme. Dans le cours d'un traitement par l'iode, le médecin devra donc, de temps à autre, interroger son malade sur l'intégrité des fonctions sexuelles et suspendre momentanément l'action médicamenteuse, dès que celles-ci paraîtront affaiblies. Nous signalerons encore, comme cause possible d'impuissance, l'intoxication par le plomb, l'antimoine et l'arsenic. Nous ferons toutefois des réserves pour ce dernier corps, excellent médicament antidéperditeur que nous prescrivons toujours dans le cours du traitement de la syphilis, et que nous n'avons jamais vu donner lieu à un semblable effet.

Ajoutons enfin à cette liste déjà nombreuse d'anaphrodisiaques, l'agnus castus, la laitue, le nénuphar, etc.

Impuissance par excès de continence ou *par abus des fonctions sexuelles*. Pour qu'un organe se trouve et se maintienne dans ses conditions physiologiques nor-

[1] *Anecdotes de médecine*, 2e partie. — Anecd. CXXXII, p. 28. (Extrait du livre de F. Roubaud).

males, il est nécessaire que la nutrition en soit parfaite, et elle ne peut l'être que par l'accomplissement régulier et légitime de la fonction à laquelle il préside.

Le laisse-t-on dans un repos absolu? Il s'atrophiera peu à peu et, après un temps variable, deviendra inhabile à la fonction qu'il doit remplir. Au contraire, en exige-t-on un service immodéré, l'abus aménera bientôt le même résultat. Cette réflexion générale est parfaitement applicable aux organes génitaux.

L'impuissance par continence exagérée est fort rare, car grande est la force de volonté nécessaire pour asservir complètement l'instinct de la chair. Je rappellerai, seulement pour mémoire, les exemples de saint Jérôme et de saint Antoine, l'histoire du curé de la Réole, racontée par Buffon, et un certain passage de la confession du vicaire savoyard.

Souvent l'excès de continence tient à un développement anormal du pénis, joint à une certaine timidité d'esprit et à un défaut d'imagination. Le jeune homme, peu entraîné d'ailleurs par des penchants sexuels, n'ose affronter le coït, à cause même de l'exiguité de son pénis. En pareil cas, les rapports sexuels répétés assez fréquemment constituent la meilleure hygiène; la seule difficulté est de rendre possibles les premiers rapprochements surtout lorsque l'âge du sujet est déjà relativement avancé. Une femme facile et complaisante, dans quelques cas, l'emploi de moyens excitateurs, suffisent toujours à assurer ce résultat. En quelque temps, sous l'influence de l'accomplissement répété du coït, le pénis, dont le plus souvent le volume était dérisoire, reprend assez vite ses dimensions et ses aptitudes normales, et le malade rentre dans les conditions régulières de la vie.

La continence prolongée, chez un individu régulièrement conformé, peut amener des effets diamétralement opposés. Chez l'un, elle diminue peu à peu les désirs et finit par les éteindre complètement, chez l'autre, au contraire, l'imagination exaltée crée des excitations charnelles incessantes qui ont été jusqu'à produire le priapisme et le délire érotique.

Lorsque la frigidité dépend d'une continence prolongée, l'hygiène presque seule nous fournira les armes du traitement; telles sont une nourriture abondante et azotée, un voyage aux bains de mer, l'hydrothérapie, etc. Comme traitement tonique, on conseillera les eaux ferrugineuses de Spa et d'Orezza pures ou coupées avec du lait, la décoction de quinquina, de quassia amara, etc. ; enfin dans quelques cas rebelles, certains des moyens excitateurs précédemment décrits pourront être mis en usage.

Si l'impuissance par continence excessive est chose rare, il n'en est pas de même de la frigidité complète ou incomplète succèdant à l'incontinence. Deux cas particuliers sont ici à examiner, suivant que l'impuissance est consécutive aux excès d'onanisme ou qu'elle résulte de l'abus des rapports sexuels.

L'impuissance causée par l'onanisme est la plus fréquente. Celui qui recherche les plaisirs solitaires peut, en effet, satisfaire sa passion librement et aussi souvent qu'il s'y sent entraîné ; de plus par ses propres caresses, par les images passionnées ou licencieuses que crée son imagination, il peut provoquer les désirs et les satisfaire presque à sa fantaisie. Ajoutons que les excès de masturbation commencent à se produire en général à un âge où les organes génitaux sont encore incomplètement développés; telle est la principale raison des désordres de l'appareil sexuel consécutifs à l'onanisme. Il ne faut pas en considérer comme cause une excitation particulière et exagérée de la moelle, car elle est certainement moins grande dans l'onanisme que dans le coït; on ne saurait invoquer non plus une lassitude plus complète ou une dépense plus grande d'énergie, mais seulement la répétition trop fréquente de l'acte, particulièrement dans les jeunes années, et, comme conséquence, le fonctionnement hâtif et désordonné d'un organe non encore achevé.

L'abus des rapports sexuels amène aussi à la longue la frigidité, surtout, et c'est l'usage, si les excès de vins et de liqueurs, sont les compagnons habituels de ceux de la chair. Toutefois, la répétition fréquente du coït, chez des hommes bien constitués et peu enclins aux plaisirs de la table, ne peut avoir de fâcheux résultats. Et en effet, pour remplir son rôle dans ce genre de congrès, il est difficile de dépasser ses propres forces, à moins d'avoir recours aux pratiques répugnantes reléguées dans les lieux de débauche. Un sommeil profond et réparateur succède à un ou plusieurs rapports aisément accomplis, et ne tarde pas à enlever toute trace d'une fatigue momentanée. Résumons notre pensée en disant que l'excès ne dépend pas seulement du nombre des rapports, mais encore de la facilité plus ou moins grande avec laquelle ils sont achevés, et surtout des moyens mis en œuvre pour y parvenir. Enfin les rapprochements sexuels ont sur l'organisme une influence nocive moins grande que celle de la masturbation, car, à part quelques exceptions, il ne sont pratiqués fréquemment qu'à un âge où les organes génitaux ont acquis leur complet développement.

Le traitement sera reconstituant et comprendra comme tel les différents moyens que nous avons déjà si souvent cités ; mais en outre, le malade se gardera bien, pendant toute cette période, de porter les yeux sur des objets licencieux ou d'en éveiller l'image dans son esprit. Il fuira la société des femmes et ce repos absolu imposé au sens génital ne devra cesser que de lui-même, c'est-à-dire lorsque la réapparition, sans provocation aucune, des signes extérieurs de la virilité indiquera la guérison prochaine.

Les anciens auteurs nous donnent la description de certaines pratiques curieuses, mises autrefois en usage pour le traitement des jeunes ou vieux débauchés devenus impuissants. On leur faisait boire du lait de femme, ou encore on leur conseillait de se coucher avec une jeune fille d'un tempérament sanguin et d'une santé luxuriante. Boerhave raconte qu'un vieux bourgmestre d'Amsterdam, étant tombé dans un épuisement profond coucha, d'après ses conseils, entre deux jeunes filles, belles et d'une bonne santé, et en retira un si grand avantage que, après quelque temps de ce traitement, la grossesse d'une des deux femmes l'avertit de suspendre la médication, afin de ne pas voir le remède devenir à son tour cause de maladie.

Ce procédé ingénieux de traitement, mais qui nous paraît devoir ressembler le plus souvent au supplice de Tantale, remonte à la plus haute antiquité, et tout le monde sait qu'il fut appliqué au roi David devenu vieux. « Qu'on cherche au roi, notre seigneur, lui dirent ses serviteurs, une jeune fille vierge, qui se tienne devant le roi et qui en ait soin, et qu'elle dorme en son sein, afin que le roi, notre seigneur, se réchauffe (℣ 2, Ier liv. des Rois ». Il est bon d'ajouter que le vieux roi en mourut.

Enfin, le Dr Constantin James, dans son remarquable guide aux eaux minérales, après avoir conseillé l'hydrothérapie et les bains de mer, recommande aux impuissants jeunes ou vieux, les eaux de La Malou, de Wildbad et de Gastein, ainsi que les bains d'acide carbonique. Les eaux sulfureuses thermales et les sources ferrugineuses de Spa et d'Orezza sont également excellentes comme moyens analeptiques.

VIII

IMPUISSANCE CONSÉCUTIVE AUX AFFECTIONS DES ORGANES GÉNITO-URINAIRES

Impuissance consécutive aux affections des reins, de la vessie, de l'urèthre. — Phimosis. — Troubles vasculaires locaux. — Affections du testicule. — Sarcocèles syphilitique et tuberculeux. — Anémie et atrophie du testicule. — Varicocèle. — Lésions du cordon spermatique. — Monorchidie et cryptorchidie. — Eunuques.

Nous allons aborder ici, après l'impuissance par cause morale, la partie la plus importante de notre sujet. Souvent, ainsi que nous l'avons déjà fait remarquer, l'imagination agit en même temps que la lésion uréthrale ou que tout autre désordre des organes génito-urinaires, et contribue, pour la plus grande part, à produire l'impuissance. Telles sont, dans quelques cas, les variétés d'impuissance consécutive à un suintement uréthral, à un prétendu varicocèle, à des varices très problématiques du col de la vessie, etc., etc. Mais il n'en est pas toujours ainsi, et certaines affections de ces organes peuvent, presque toujours après avoir amené une perturbation dans la sécrétion du sperme, conduire à une impuissance complète ou incomplète, dont le traitement réclame autant de prudence que de ménagement. Un échec survenant après une promesse de guérison peut, en effet, être suivi d'un résultat désastreux, l'état moral venant alors singulièrement aggraver les effets de la lésion matérielle.

Parmi les affections des organes génito-urinaires, les lésions du testicule et surtout celles des vésicules séminales et des conduits éjaculateurs produisent les troubles les plus graves. A ce dernier état se rattachent particulièrement les pertes séminales que nous étudierons en détail dans un autre chapitre, comme cause presque fatale d'impuissance. Nous allons donc passer successivement en revue toutes les maladies de l'appareil génito-urinaire pouvant déterminer l'impuissance complète ou incomplète.

a). *Affections des reins.* Nous n'avons rien de spécial à faire remarquer sur ces diverses et nombreuses maladies. Comme toutes les affections viscérales, elles peuvent produire l'impuissance par cachexie.

b). *Affections de la vessie.* On doit distinguer les affections du corps et celles du col de la vessie.

Les maladies du corps de la vessie ont peu de retentissement sur la sécrétion spermatique et encore, comme dans la pierre et le fongus, est-ce seulement lorsque le calcul ou les végétations fongueuses viennent toucher le col vésical, qu'on observe quelques phénomènes de ce côté. Les sensations déterminées par l'irritation de la muqueuse du col de la vessie se reportant vers l'extrémité de la verge, il en résulte que très souvent le malade est sollicité à exercer des tractions ou des frottements sur le pénis;

aussi les excès d'onanisme, particulièrement chez les sujets encore jeunes, ne sont-ils pas rares dans l'affection calculeuse. Ces manœuvres déterminent fréquemment une certaine hypertrophie du gland. Enfin l'exaltation, ainsi continuellement provoquée, de la sensibilité prostatique, peut devenir le point de départ de pertes séminales involontaires.

Les affections du col vésical ont, à notre point de vue spécial, une importance beaucoup plus considérable. Mais comme leur histoire pathologique se confond en grande partie, au moins pour ce qui concerne la sécrétion spermatique, avec celle des conduits éjaculateurs et des vésicules séminales, nous en reparlerons ultérieurement.

Affections de l'urèthre. La blennorrhée uréthrale, vulgairement goutte militaire, peut-elle devenir, avec le temps, une cause d'impuissance ? La réponse à cette question est assez délicate, et doit varier d'ailleurs suivant le point de l'urèthre où siège la lésion pathologique, cause de l'écoulement. Ce n'est pas qu'il soit rare de voir des malades se plaindre d'un affaiblissement de leur puissance virile, d'un commencement d'impuissance, de pollutions nocturnes fréquentes et de les entendre accuser de leur état le moindre écoulement uréthral. Nous avons déjà signalé cette variété fréquente d'impuissance par cause morale et indiqué le moyen d'y remédier. Mais l'impuissance en pareil cas est-elle toujours imaginaire, et doit-on, en règle générale, faire peu de cas des allégations du malade ? Tel n'est pas notre avis. La blennorrhée ou blennorrhagie chronique a deux lieux d'élection ou foyers presque invariables dans l'urèthre : le bulbe et la région prostatique. Si la blennorrhée, qui peut être très légère en pareil cas, et se réduire à un simple suintement de mucus transparent et collant comme du blanc d'œuf, occupe la région prostatique, il est de toute évidence que l'altération de cette partie de la muqueuse uréthrale peut déterminer des troubles de la sécrétion spermatique. Le diagnostic précis de cette variété de blennorrhée présente donc un réel intérêt. Souvent les symptômes subjectifs font complètement défaut, et le mal se borne à un écoulement qui se montre principalement le matin sous la forme d'une goutte opaline, de consistance peu épaisse, tachant le linge, ou encore simplement transparente et visqueuse, analogue à de la colle de poisson. Parfois cependant le malade ressent de la pesanteur vers l'anus, des tiraillements sur le trajet des canaux déférents et une certaine lourdeur qui peut devenir assez pénible dans les épididymes et les testicules.

Ces symptômes doivent immédiatement, surtout si le malade accuse un certain affaiblissement du génésique, ou est devenu sujet à des pollutions nocturnes plus fréquentes que de coutume, mettre l'esprit en éveil et faire songer à une blennorrhée d'origine prostatique. Deux moyens de diagnostic se présentent alors à nous : le toucher rectal, et le cathétérisme. Pour pratiquer le toucher rectal, dans ce cas particulier, le procédé le plus simple est de faire pencher le malade en avant, ses deux bras prenant un point d'appui sur le bord d'une table ou le manche d'un fauteuil. Après avoir enduit l'index de vaseline, on l'introduit lentement dans l'anus, et on va à la recherche de la prostate avec la pulpe du doigt dirigée en avant et en bas. Quand on a atteint cette glande qui, par la position même du sujet, devient alors légèrement en saillie, on en explore le contour et la surface pour constater s'il n'existe ni bosselures, ni indurations, ni sensibilité, puis, ce qui est le point capital, on exerce sur la glande une forte pression et on cherche ensuite s'il s'est ou non produit à l'extrémité du canal un léger écoulement. Si le suintement s'est montré, on est fixé, et la blennorrhée est sûrement d'origine prostatique ; dans le cas contraire, on doit le plus souvent rester dans l'incertitude, tant qu'on n'aura pas pratiqué le cathétérisme explorateur[1].

Nous rappellerons que le cathétérisme explorateur se fait avec une bougie à tige mince, à bout renflé en forme d'olive, dont le diamètre répond au n° 20 ou 22 de la filière française. Le malade étant couché ou debout, on introduit la bougie dans le canal. On éprouve souvent une certaine difficulté à lui faire franchir le collet du bulbe ; puis, cet obstacle surmonté, on la pousse dans la région prostatique. Si le mal occupe cette région, le passage de l'explorateur est très sensible, et la douleur qu'il éveille devient le signe caractéristique du siège de la lésion. Mais, au contraire, si la sensation douloureuse est perçue au niveau du

[1] Voir le chap. VI, *Prostatite*.

bulbe, c'est là que se trouve l'altération pathologique qui entretient l'écoulement. En pareil cas, aucun rapport ne pouvant exister entre la blennorrhée et les troubles de la sécrétion spermatique, l'impuissance doit être considérée comme purement imaginaire.

Nous étant longuement étendu dans un chapitre précédant sur la blennorrhée et son traitement par notre porte-topique urèthral, nous n'y reviendrons point ici, nous réservant de traiter de nouveau cette question, pour ce qui touche à la blennorrhée d'origine prostatique, à propos des altérations des vésicules séminales et des conduits éjaculateurs.

Les rétrécissements de l'urèthre peuvent encore, quoique rarement, devenir à la longue une cause d'impuissance. La muqueuse uréthrale est presque toujours le siège d'une inflammation chronique, en arrière du point rétréci, laquelle est entretenue par le contact irritant d'une petite quantité d'urine qui reste stagnante. Cette inflammation de l'urèthre peut ainsi gagner de proche en proche les orifices des canaux éjaculateurs et troubler la sécrétion spermatique. Nous avons vu, à propos de la physiologie de l'éjaculation, que le contact du sperme avec la muqueuse prostatique détermine le mouvement réflexe nécessaire à sa production ; or, sous l'influence de l'inflammation chronique, la sensibilité de cette portion de la muqueuse uréthrale peut s'émousser au point de rendre difficile ou même impossible ce mouvement réflexe. L'érection se manifeste encore plus ou moins bien, mais l'éjaculation ne plus peut avoir lieu.

Toutefois, il est assez rare qu'il en soit ainsi. Généralement l'acte sexuel est complet, mais le sperme ne sort pas immédiatement, ou même ne sort pas du tout. Dans le premier cas, il est retenu en arrière du rétrécissement, et ne peut s'écouler que lentement à travers l'obstacle, parfois même longtemps après le terme du coït ; dans le second cas, il rétrograde et tombe dans la vessie ; on le retrouve alors mélangé à l'urine.

En résumé, les rétrécissements sont plutôt une cause de stérilité que d'impuissance proprement dite. Le traitement de cette variété d'anaphrodisie n'est autre que celui du rétrécissement lui-même. Nous en avons précédemment indiqué les divers procédés.

Une inflammation vive du canal de l'urèthre peut s'étendre à l'enveloppe fibreuse des corps caverneux et aux travées qui circonscrivent les loges que renferment ces organes. Cette inflammation laisse à sa suite une induration plastique qui, parfois, peut ne pas se résorber complètement. Une partie des cellules des corps caverneux se trouve ainsi emprisonnée dans ce reliquat de tissu fibreux et ne reçoit plus l'afflux sanguin au moment de l'érection laquelle est alors nécessairement incomplète. Cette forme d'impuissance, consécutive aux violentes inflammations de l'urèthre, est heureusement très rare, car elle est incurable. Une fois le tissu fibreux de nouvelle formation organisé, nul moyen thérapeutique ne saurait le faire disparaître. Mais, hâtons-nous de le répéter, c'est là une éventualité tout à fait exceptionnelle, et on peut dire que toujours les dépôts plastiques inflammatoires périuréthraux qui envahissent les corps caverneux finissent par se résorber complètement ou, tout au moins, par se réduire en un si petit volume qu'ils ne sauraient entraver l'érection. Mais, par contre, ils ont une grande tendance, en s'amincissant, à enserrer, pour ainsi dire, la muqueuse uréthrale, à lui faire perdre son élasticité et à former ainsi des rétrécissements. Presque tous les rétrécissements de l'urèthre sont, en effet, comme nous l'avons vu, d'origine inflammatoire. Ces infiltrations plastiques peuvent encore occuper le canal de l'urèthre sur une assez grande longueur pour empêcher le redressement du pénis ou changer sa direction au moment de l'érection.

Les affections de la vessie et de l'urèthre, principalement l'affection calculeuse et les rétrécissements, peuvent, dans certaines circonstances, déterminer l'hypertrophie de la verge. On a vu cette augmentation de volume acquérir de telles dimensions qu'elle rendait le coït impossible.

Le phimosis n'est pas une cause d'impuissance; toutefois, à un degré prononcé, il peut apporter une entrave sérieuse aux rapports sexuels par la diminution notable de la sensation voluptueuse et, dans quelques cas, par la réelle douleur que provoque la compression du gland dans son fourreau trop étroit. Quand le phimosis est congénital et très serré, le gland présente un petit volume, il est comme atrophié dans sa prison. Vient-on à le délivrer; on le voit, au bout de quelques mois, augmenter de volume et prendre des dimensions normales.

Le Dr F. Roubaud, que nous avons eu déjà si souvent l'occasion de citer, pense que des troubles vasculaires du pénis sont souvent la cause de l'impuissance qui survient chez les débauchés et les masturbateurs, et il donne comme preuve de cette hypothèse l'action thérapeutique remarquable de l'eau froide en pareil cas et, en général, des astringents appliqués localement. Malheureusement, l'anatomie pathologique n'a encore fourni aucune preuve à l'appui de cette assertion.

La parésie et, à plus forte raison, la paralysie des muscles ischio et bulbo-caverneux, qu'elle soit primitive ou secondaire, détermine le défaut d'érection, le sang veineux n'étant plus retenu par leur contraction tonique. Cette variété d'impuissance s'observe surtout à la suite des affections nerveuses. Primitive ou idiopathique, elle est très rare. Nous en dirons autant de l'anesthésie partielle ou complète de la verge.

Maladies du testicule. Parmi les lésions du testicule qui peuvent, à des degrés variables, amener l'impuissance, nous signalerons les indurations de l'épididyme consécutives à l'épididymite blennorrhagique l'orchite tuberculeuse, le sarcocèle syphilitique, les dégénérescences cancéreuses ou sarcomateuses auxquelles on doit joindre certains vices de conformation et les effets produits par l'ablation de ces organes.

Toutefois, hâtons-nous de le dire, les affections

du testicule, considérées d'une manière générale, amènent plutôt la stérilité que l'impuissance. Il est de règle de voir les individus ayant été affectés d'une épididymite double ne pas avoir d'enfants, bien que, le plus souvent, leur puissance virile ne soit en rien diminuée; mais leur sperme est privé de son élément essentiel, le spermatozoïde. Cependant, lorsque leurs engorgements épididymaires, après un temps assez long, sont encore volumineux et très incomplètement résorbés, ces individus peuvent être atteints dans leur énergie virile qu'ils voient s'affaiblir progressivement. S'ils conservent toutes les apparences de la virilité pendant les premières années qui suivent l'épididymite double, ils finissent par devenir impuissants avant l'âge; l'organe entravé dans sa fonction devant, d'après la loi générale de l'organisme, avoir une tendance à s'atrophier prématurément. Il est donc de la plus grande importance, quand on traite un malade pour une épididymite blennorrhagique, surtout lorsque celle-ci est double, de mettre tout en œuvre pour faire disparaître au plus vite les engorgements de l'épididyme. Deux moyens sont à notre disposition pour obtenir ce résultat : 1° nous faisons porter au malade, ainsi que nous l'avons déjà indiqué [1], un suspensoir garni intérieurement de ouate qui est elle-même recouverte extérieurement d'une enveloppe de taffetas ciré imperméable. 2° on prescrit de l'iodure de potassium, à la dose de un à deux grammes par jour. Mais, dira-t-on, l'iodure de

[1] Voir chap. v.

potassium est signalé comme pouvant à la longue produire l'atrophie du testicule ; n'y a-t-il donc aucun inconvénient à l'administrer, surtout contre une affection de cet organe ? L'objection est plus spécieuse que sérieuse. L'iodure de potassium est un altérant, il favorise la désassimilation organique, mais en attaquant tout d'abord, si je puis emprunter une comparaison à la chimie, les produits les moins stables. Il commence donc par amener la résorption des exsudats inflammatoires avant celle des tissus normaux, la résorption des engorgements de l'épididyme avant l'atrophie des tubes séminifères. Ce dernier effet ne se produirait d'ailleurs qu'après un temps très long et à la suite de l'ingestion de doses considérables du médicament. L'usage de courants électriques continus appliqués sur le testicule peut favoriser encore la résorption des engorgements épididymaires. Enfin quelques médecins, dans l'espoir de conserver la perméabilité des conduits de l'épididyme, recommandent de pratiquer fréquemment le coït dès que toute trace d'inflammation a disparu. Ce conseil nous paraît illusoire et dangereux.

Testicule syphilitique. Le sarcocèle syphilitique, que nous avons étudié en détail dans un autre chapitre [1], peut devenir, quand il est double, une cause d'impuissance définitive. Les tubes séminifères sont en effet étranglés et détruits à la longue par la compression que leur fait subir l'épanchement plastique extra-

[1] Voir chap. XVII.

canaliculaire qui constitue le caractère anatomo-pathologique de cette maladie. Le traitement de cette variété d'impuissance se confond logiquement avec celui de la lésion syphilitique qui, heureusement, si elle est récente, n'est pas au-dessus des ressources de l'art. Le traitement mixte de la syphilis, c'est-à-dire composé d'un sel de mercure et d'iodure de potassium, à très haute dose, à dose massive, pour ainsi dire, donnera dans la plupart des cas d'excellents résultats; on pourra encore y joindre, avec avantage, l'action résorbante d'un courant électrique continu de faible intensité. Lorsque la lésion est ancienne et que déjà elle est entrée dans la période atrophique, le traitement sera impuissant à régénérer le testicule qui aura été détruit. Si, cependant, une partie de l'organe échappe à la destruction, la fonction pourra être conservée. Enfin, pour ce qui concerne la thérapeutique générale, le médecin ne devra pas oublier que le sarcocèle syphilitique est toujours l'indice d'une infection syphilitique grave.

Nous ferons, à propos du sarcocèle tuberculeux et, en général, de toutes les lésions, sarcômes ou cancers qui peuvent envahir le testicule, les mêmes remarques que précédemment. Tant que l'organe n'est pas complètement détruit, la fonction peut être conservée, ce qui s'observe surtout, d'une façon très nette, pour le testicule tuberculeux.

Le testicule peut être sujet à des troubles circulatoires ; c'est ainsi que le professeur Gosselin a décrit un état anémique du testicule consécutif, le plus souvent, aux altérations graves des enveloppes de cet organe. Il peut résulter naturellement de cet état vasculaire local une impuissance relative et correspondant au degré d'anémie des testicules. L'atrophie est le dernier terme de l'anémie testiculaire. L'application prudente et méthodique de courants continus est le seul traitement convenable en pareil cas.

Le varicocèle, lorsqu'il est double et très prononcé, peut, par l'entrave permanente apportée au cours de la circulation veineuse, déterminer l'atrophie des testicules ; c'est là une complication heureusement rare de cette infirmité. Toutefois, comme le varicocèle a une tendance marquée à diminuer et même à guérir avec l'âge et que la cure radicale de cette disposition vicieuse des veines du cordon n'est pas sans exposer le malade, trop souvent pour un avantage seulement temporaire, aux complications les plus sérieuses, on se contentera presque toujours d'un traitement palliatif et on réservera seulement l'intervention chirurgicale pour certains cas exceptionnels.

Les lésions du cordon spermatique, au point de vue spécial qui nous occupe, ne présentent que fort peu d'intérêt. Jamais en effet, par leur seule influence, elles ne peuvent déterminer l'impuissance, mais elles sont cependant une cause de stérilité ; l'obstruction du canal déférent empêchant le passage des spermatozoïdes.

Les testicules, dont la migration a été incomplète et qui sont retenus en arrière de l'anneau inguinal, sont frappés de stérilité et cependant la virilité apparente n'est pas atteinte. Un *monorchide* (un seul testicule retenu à l'anneau) peut donc être fécond, un *cryptorchide* (les deux testicules retenus à l'anneau) est puissant mais infécond.

Nous trouvons dans le remarquable article[1] du Dr Siredey sur l'impuissance, une page des plus curieuse à propos des eunuques. Nous ne saurions mieux faire que de la reproduire ici intégralement, car ce sujet, d'ailleurs plein d'intérêt, se rattache tout naturellement aux lésions du testicule dans leur rapport avec l'impuissance.

« On peut diviser les eunuques en quatre classes :

« 1° Les *spadones*, ou eunuques imparfaits, privés d'un seul testicule, peuvent non seulement se livrer au coït, mais encore engendrer, c'est à ceux-là que le mariage était permis à Rome.

« 2° Viennent ensuite le *thadiai* ou *thasiai*, dont on atrophiait les testicules en les froissant entre les doigts. Ce procédé, connu sous le nom de *bistournage*, est encore fort employé en médecine vétérinaire. Or, on comprend que des vaisseaux séminifères peuvent échapper à la distorsion ; alors la sécrétion spermatique peut encore se faire et la fécondation se pro-

[1] *Nouveau Dictionnaire de médecine et de chirurgie pratiques*, art. *Impuissance*, t. XVIII.

duire. Pithias, amie d'Aristote, était fille d'un eunuque de ce genre.

« 3° Les eunuques auxquels on a totalement enlevé les testicules en respectant le pénis, peuvent néanmoins entrer en érection et procurer aux femmes une certaine jouissance. (Cela s'observe fréquemment en médecine vétérinaire, particulièrement chez le bœuf et le mouton.) C'était à cette classe qu'appartenaient ceux dont parle Juvénal et qui étaient si recherchés des femmes romaines. »

> Sunt quas eunuchi imbelles ac mollia semper
> Oscula delectant, et desperatio barbæ,
> Et quod abortivo non opus est.
>
> (JUVÉNAL. Sat. VI.)

(Il en est qui chérissent les eunuques, leurs molles caresses, leur visage imberbe, car ainsi elles n'ont pas besoin de recourir aux manœuvres abortives.)

Martial rend la même idée, mais plus brutalement :

> Cur tantum eunuchos habeat tua Gellia quæris
> Pannice. — Vult futui Gellia, non parere.
>
> (MARTIAL. *Ad Pannicum de Gellia uxore.*)

(Tu demandes, Pannicus, pourquoi ta Gellia estime tant les eunuques? Elle veut l'amour sans la maternité.)

« Vis-à-vis d'eux-mêmes, ces eunuques sont bien réellement impuissants, et cependant pour la femme avec laquelle ils se livrent au coït, au point de vue de la sensation voluptueuse qu'ils procurent, ils ne diffèrent pas de l'homme qui a tous les attributs de la virilité. »

Pour obtenir cette variété si estimée d'eunuques, on ne pratiquait la castration que sur des sujets de choix, ayant déjà atteint l'époque de la puberté.

Illa voluptas
Summa tamen, quod jam calida matura juventa
Inguina traduntur medicis, jam pectine nigro.
(Juv. Sat. VI.)

(Pour que la volupté soit grande, on ne les livre aux médecins que lorsque leurs organes sont arrivés à maturité, bien développés et déjà ombragés d'un poil noir.)

Enfin, cette variété d'eunuques était, paraît-il, pour tous, un sujet d'admiration, peut-être d'envie.

Conspicuus longe cunctisque notabilis intrat.
Balnea.
(Juv. Sat. VI.)

(Dès qu'il entre aux bains, pendant longtemps il attire tous les regards.[1])

« 4° La quatrième classe comprend ceux qui sont privés non seulement des testicules, mais encore de la verge et de tous les organes extérieurs de la génération.

« Cette dernière catégorie, incapable même de simuler le coït, est la seule que l'on trouve aujourd'hui : eunuques, dans le sens grammatical du mot (ευνη lit, εχειν garder), c'est à eux seulement que l'on confie la surveillance des femmes et des harems.

[1] Ces citations et une partie des précédentes, sont extraites des études remarquables du Dr J. Rouyer sur l'ancienne Rome.

« Godard raconte comment, dans un but de lucre, on fait subir, à de jeunes enfants de huit à dix ans, la mutilation épouvantable qui doit produire ces êtres dégradés : on abaisse d'abord les testicules dans le scrotum, puis de la même main on saisit la verge, et on lie le tout ; on tire encore sur ces parties liées, et d'un coup de rasoir on enlève tout ce qui se trouve entre la ligature et la main qui exerce la traction. On verse ensuite de l'huile bouillante sur la plaie pour arrêter l'hémorrhagie, et on enterre jusqu'à la poitrine, pendant quelques heures, le malheureux enfant dans du sable fin. Cette horrible opération se pratique exclusivement dans la haute Égypte.

« Lorsque la cicatrisation est produite, il ne reste plus qu'une dépression au niveau du scrotum, et une petite saillie avec un orifice déprimé aux points correspondants aux sections de la verge et du canal de l'urèthre. Le Dr Fauvel qui, pendant son séjour à Constantinople, en raison de la haute position qu'il y occupait, a pu voir un grand nombre de harems et d'eunuques, m'a confirmé ce fait que les eunuques actuels sont absolument privés de tous les organes extérieurs de la génération et que, par conséquent, ils sont radicalement impuissants. »

Mon excellent ami R. Mathieu, fabricant bien connu d'instruments de chirurgie, m'a confirmé exactement ces détails, à propos des eunuques de Mohammed-el-Sadock, l'ancien bey de Tunis.

CHAPITRE XIX

PERTES SÉMINALES

I

Définition. — Pertes séminales fausses, pertes séminales vraies. — Les pertes séminales vraies sont rares. — Spermatozoïdes. — L'inflammation ou l'irritation chroniques de la région prostatique et des orifices des conduits éjaculateurs est la cause primordiale des pertes séminales. — Pertes par défaut de tonicité des parois et orifices des conduits éjaculateurs.

> Ut quasi transactis sœpe omnibus rebus, profundant
> Fluminis ingentes fluctus, vestemque cruentent.
>
> (LUCRÈCE, liv. IV.)

Telle est, exactement décrite, la pollution simple, normale, celle qui survient, à des intervalles variables, chez les jeunes gens, dans les premières années qui suivent l'époque de la puberté et chez les sujets plus âgés qui observent une longue continence. Les hommes qui, par profession ou par habitude, se livrent à la continence, voient parfois la semence, ou plutôt ce qu'ils croient le sperme, s'écouler quand ils font des efforts un peu violents de défécation ou, quand ils finissent d'uriner. Rien d'anormal jusque-là, lorsque tous ces phénomènes d'ordre physiologique ne sont pas trop rapprochés ; leur répétition fréquente est seule l'indice d'un état de maladie.

Ces données générales sont très importantes à bien saisir, car combien sont nombreux les clients qui viennent se plaindre d'avoir des pollutions et de perdre du sperme en allant à la garde-robe ou en finissant d'uriner! Souvent cet accident tout simple inspire au malade les plus grandes appréhensions et il est du devoir d'un médecin scrupuleux de les dissiper au plus vite.

D'autres malades sont simplement atteints d'un suintement muqueux, terminaison ordinaire de la blennorrhée ; ils perdent chaque jour quelques gouttes d'un mucus clair, filant, analogue à l'albumine de l'œuf, et s'imaginent que c'est leur sperme qui s'en va. Quelques-uns enfin, examinent chaque jour minitieusement leurs urines, y découvrent quelques filaments muqueux et croient aussitôt que cette apparence est due à un mélange de sperme et d'urine.

Telles sont ce qu'on peut appeler les fausses pertes séminales, et celles, en réalité, qu'on observe le plus souvent ; car les pertes séminales véritables constituent, malgré leur fréquence apparente, une maladie rare. Les fausses pertes séminales, celles qui ne renferment pas de spermatozoïdes, n'en réclament pas moins des soins attentifs, car elles entraînent le plus souvent un trouble profond de l'imagination, lequel peut devenir l'origine de désordres dyspeptiques et d'un sentiment réel de faiblesse organique, comme on l'observe dans les pertes séminales vraies. Nous avons d'ailleurs traité complètement cette question au chapitre de la blennorrhée.

Les pertes séminales vraies constituent, venons-nous de dire, une maladie heureusement rare. Elle est caractérisée par des pollutions nocturnes très fréquentes, survenant presque toujours sans rêve et sans plaisir, et souvent même par des pollutions diurnes qui se produisent indépendamment de la miction ou de la défécation.

Pour que la perte séminale soit jugée véritable, il faut qu'en examinant au microscope le liquide éjaculé, on y découvre l'élément primordial du sperme, le spermatozoïde.

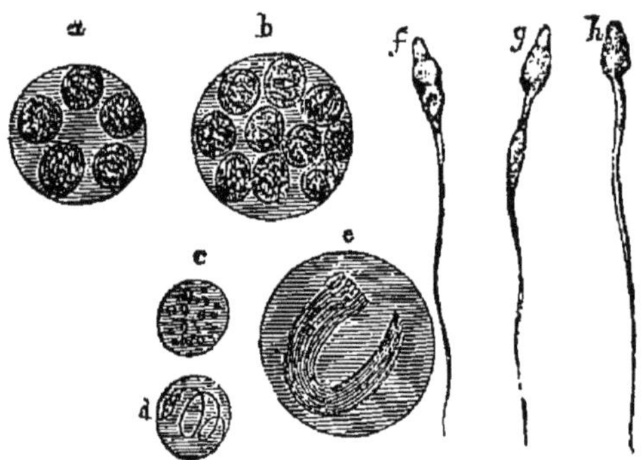

FIG. 18. — *a*, *b*, cellules spermatiques contenant des noyaux avec un spermatozoaire dans chacun; *c*, noyau; *d*, noyau avec un spermatozoaire; *e*, cellule avec des filaments spermatiques; *f*, *g*, *h*, spermatozoaires.

Le spermatozoïde, (FIG. 18) qu'on rencontre en quantité innombrable dans le sperme, a l'aspect d'un filament de 0 ^{mm}, 05 de longueur, extrêmement fin à une de ses extrémités et renflé à l'autre. La partie gonflée ou tête a la forme d'une poire aplatie, sa largeur est de 0^{mm}, 01 ; la queue est séparée de la tête par un petit collet, elle est d'abord très légèrement renflée, puis va en s'amincissant au point de devenir invisible au microscope. Les mouvements des spermatozoïdes sont relativement considérables, ils parcourent 0^{m}, 004 par minute, et peuvent vivre jusqu'à huit jours dans les organes génitaux de la femme. Un milieu alcalin favorise leur vitalité, un milieu acide les tue ; la stérilité, chez la femme, est souvent due à une sécrétion acide de la muqueuse utérine ou vaginale. Leur substance est très réfringente.

Les causes capables d'engendrer les pertes séminales sont nombreuses, elles sont pathologiques ou psychologiques.

Les causes anatomo-pathologiques se résument dans les lésions des vésicules séminales, des conduits éjaculateurs et de la région prostatique de l'urèthre. Quelques autopsies ont prouvé la réalité de ces lésions, que certains médecins, par trop sceptiques, avaient mises en doute. L'inflammation, la suppuration, l'ulcération, la dilatation et l'hyperthrophie des parois, la dégénérescence tuberculeuse ou cancéreuse des vésicules séminales, des conduits éjaculateurs et de leurs orifices sont des faits aujourd'hui démontrés ; Lallemand et Civiale en ont rapporté plusieurs observations.

Mais sous quelle influence ces divers états pathologiques peuvent-ils prendre naissance ? C'est là une question du plus haut intérêt et à laquelle nous allons répondre de la façon la plus nette et la plus précise. Si nous exceptons les dégénérescences tuberculeuse et cancéreuse, l'inflammation chronique de la région prostatique de l'urèthre, et consécutivement celle des orifices des canaux éjaculateurs qui y débouchent, est l'unique cause des pertes séminales, au moins au début. Avec le temps, toute trace d'inflammation peut disparaître et il persiste un état d'atonie des vésicules séminales et de leurs conduits, favorable encore à la production de la spermatorrhée. Roubaud insiste avec raison sur cette variété de flux séminal qui réclame un traitement spécial ; mais, selon nous, elle ne doit être considérée que comme secondaire, c'est-à-dire succédant à la période inflammatoire.

II

Causes pouvant déterminer l'irritation chronique de la région prostatique de l'urèthre. — Phimosis, balano-posthite, herpès, excoriations, dartres, végétations suintantes du prépuce et du gland. — Lésions du canal de l'urèthre, irritabilité, blennorrhée, rétrécissement, contracture. – Affections de la prostate. — Affections du rectum et de l'anus. — Altérations du système nerveux, tabac, café, thé. — Abus des organes génitaux, onanisme. — Abus de breuvages aphrodisiaques. — Diathèses, hérédité. — Causes psychologiques.

Cette irritation ou inflammation permanente de la région prostatique de l'urèthre est elle-même la conséquence d'un grand nombre d'affections assez souvent légères de l'appareil génito-urinaire ; elle peut encore, mais plus rarement, trouver sa cause originelle dans un état général diathésique ou naître, par action réflexe, comme effet de la lésion d'un organe voisin ou éloigné, mais indépendant de l'appareil génito-urinaire.

Parmi les affections de l'appareil génito-urinaire capables de produire l'irritation de la région prostatique et secondairement des troubles de la sécrétion spermatique, nous citerons le phimosis, par l'état d'irritation permanente dans lequel il entretient la muqueuse balano-préputiale; l'herpès præputialis lorsqu'il est confluent et trop souvent répété; les excoriations, les dartres qui se développent sur le prépuce et la muqueuse du gland; les végétations, surtout celles qui font naître dans leur voisinage une inflammation subaiguë; enfin la balano-posthite ou inflammation de la muqueuse qui tapisse le gland et la face interne du prépuce.

Les lésions du canal de l'urèthre constituent la principale cause de la spermatorrhée. Chez certains malades, on peut reconnaître une sensibilité exceptionnelle, exquise, pour ainsi dire, de ce canal (névralgie uréthrale); chez d'autres, il existe une blennorrhée ancienne et rebelle à toute espèce de traitement. Il n'est pas rare encore de rencontrer un rétrécissement déjà confirmé ou seulement à son début; dans quelques cas enfin, c'est seulement l'irritation de la muqueuse qui détermine une contracture spasmodique de l'urèthre.

Les affections de la prostate et celles du col de la vessie peuvent, par leur voisinage immédiat des vésicules séminales et de leurs conduits, provoquer la spermatorrhée.

Les maladies du rectum et de l'anus engendrent assez fréquemment des pertes séminales. L'irritation entretenue par les hémorroïdes et les démangeaisons vives, résultat d'ascarides vermiculaires, d'excoriations, d'érythèmes ou de dartres eczemateuses de cette région, retentissent en effet, d'une façon très accentuée sur les vésicules séminales et la région prostatique de l'urèthre.

Parmi les organes éloignés dont les altérations morbides peuvent être l'origine de la spermatorrhée, on ne signale que le cerveau, la moelle allongée et la moelle. C'est surtout à la suite d'un ébranlement produit par un choc violent, ou d'une surexcitation cérébrale longtemps entretenue par l'abus du café, du thé et du tabac, que les pollutions ont été observées.

L'abus des organes génitaux, soit par excès de coït, soit surtout par excès de masturbation, est une des causes les plus fréquentes de la spermatorrhée. L'irritation continuelle du canal de l'urèthre, due à ces manœuvres répétées, indique clairement l'origine des pollutions. L'usage des cantharides longtemps continué peut, pour des raisons analogues, amener le même résultat.

Les diathèses ou dispositions générales de l'organisme à contracter certaines maladies jouent encore un rôle dans la production de la spermatorrhée. L'anémie et le lymphatisme y prédisposent; mais c'est surtout la diathèse arthritique, par les réactions fréquentes qu'elle exerce sur l'appareil génito-urinaire, qui doit être mise en cause. Nous ne ferons que signaler l'hérédité, les avis des auteurs étant très partagés sur l'influence qu'elle peut avoir dans ce cas particulier.

Nous avons parlé plus haut de causes psychologiques; celles-ci ne sont pas les moins importantes. Les excès de masturbation tiennent souvent, en effet, à un état de perversion de l'esprit, procurant sans cesse à l'individu des rêves, des images ou des pensées lascives, qui l'invitent presque irrésistiblement à satisfaire sa passion.

Mais en dehors de l'onanisme, nous sommes convaincu que la crainte persistante que manifestent certains malades d'être atteints de pertes séminales, doit jouer le plus grand rôle dans la genèse de celles-ci. Il n'est pas rare en effet de rencontrer des hommes qui, pour le moindre suintement, s'imaginent devoir être frappés de spermatorrhée, et qui finissent, en réalité, par avoir des pollutions assez fréquentes, à force même de les redouter. Rassurer ces personnes par tous les moyens possibles, est ici le seul mode de traitement; mais qu'on ne pense pas que ce soit là chose facile.

III

Signes du début de la spermatorrhée; pesanteur au périnée, rapidité de l'éjaculation, lassitude extrême après le coït. — Pollutions nocturnes. — Pollutions diurnes. — Forme atonique de la spermatorrhée. — Impuissance consécutive. — Influence de la spermatorrhée sur les fonctions cérébrale et digestive. — Troubles visuels. — Troubles cardiaques et pulmonaires. — Etat de misère physiologique.

Nous diviserons les symptômes de la spermatorrhée en deux périodes très importantes à distinguer pour le traitement : les symptômes du début et ceux de la période d'état.

La spermatorrhée ne se produit pas d'emblée, au moins cela est assez rare et ne se voit que chez les jeunes gens. Elle survient progressivement, et les signes qui l'annoncent sont assez précis.

Le malade remarque d'abord une certaine précipitation de l'éjaculation; il s'en réjouit, croyant voir dans cette hâte, peu goûtée de sa compagne, un accroissement de ses forces viriles, quand ce n'est en réalité que le premier signe de l'irritation des vésicules séminales et de leurs conduits. Souvent au début de l'éjaculation, le malade perçoit une sensation de chaleur désagréable, ou même de cuisson. Cette sensation de chaleur, de pesanteur au périnée et vers la marge de l'anus peut persister après le coït, et indique alors clairement l'état de congestion de la muqueuse prostatique et de la prostate elle-même.

Puis, peu à peu, la précipitation de l'éjaculation devient telle que l'intromission du pénis est à peine possible; l'acte vénérien est aussitôt terminé que commencé. Enfin à une période encore plus avancée, l'éjaculation a lieu sans plaisir, avant que le membre viril soit en état complet d'érection, et le sperme, non projeté, s'écoule lentement des lèvres du méat. Par ce fait même, tout rapprochement sexuel complet devient impossible.

Un autre prodrôme significatif de la spermatorrhée est la fatigue considérable, je dirai même l'accablement qui suit le coït. Quand les rapports sexuels se pratiquent dans des conditions normales, c'est-à-dire sans excès et sans trop longue abstinence, le terme du coït est suivi d'une sensation de chaleur et de bien-être qui procure, pendant quelques instants, un repos agréable. Ici, au contraire, au lieu de cet abandon d'un moment, c'est un sentiment de fatigue immense, d'abattement complet; on dirait que l'effort accompli a enlevé toutes les forces.

A mesure que ces signes précurseurs de la spermatorrhée, chaleur et tension périnéales, rapidité de l'éjaculation, fatigue immense après le coït s'accentuent de plus en plus, on voit apparaître progressivement les pertes séminales, qui vont devenir bientôt le symptôme dominant de l'affection qui nous occupe.

Les pertes séminales, particulièrement chez les jeunes gens, peuvent survenir d'emblée sans période prodromique. Presque toujours cependant, par un interrogatoire et un examen minutieux, on pourra reconnaître qu'il a existé ou qu'il existe un état congestif de la région prostatique.

Les pertes séminales commencent toujours par se montrer la nuit; au début, elles marquent le terme d'un rêve et sont accompagnées d'une sensation de plaisir. Peu à peu elles se reproduisent plus fréquemment, le songe érotique finit par s'évanouir, le spasme vénérien disparaît lui-même, et le malade se réveille mouillé et accablé de fatigue sans avoir la conscience exacte de ce qui s'est passé. Ces pertes peuvent ainsi se renouveler deux ou trois fois par semaine, toutes les nuits, et même se répéter dans la même nuit.

Mais bientôt la période nocturne ne suffit plus, et le malade voit son linge souillé même pendant le jour. On observe alors de véritables pollutions diurnes, lesquelles surviennent indépendamment de toute cause mécanique. Nous ferons ici, en effet, une réserve à propos des écoulements qui se montrent pendant les efforts mécaniques nécessaires pour la défécation ou pour expulser les dernières gouttes d'urine. Presque toujours, c'est du mucus prostatique et non du sperme qui est expulsé en pareil cas.

L'irritation de la muqueuse prostatique, avons-nous dit, est, au moins au début, l'unique cause des pertes séminales. Cette irritation amène secondairement une hypersécrétion des glandules prostatiques, et il en résulte que lorsque la glande prostate est comprimée par la contraction des fibres musculaires qui l'entourent de toutes parts, son contenu muqueux se trouve exprimé dans le canal de l'urèthre et de là au dehors, comme le serait le liquide contenu dans une éponge qu'on serrerait entre les doigts.

Les vésicules séminales peuvent, au moment de la défécation, être remplies du liquide qu'elles secrètent normalement et se vider sous l'influence de la pression déterminée par le passage du bol fécal. Il n'y a pas là encore une perte séminale véritable, puisque l'élément fondamental du sperme, le spermazoïde, ne figure pas dans le produit expulsé. Et même y rencontrerait-on quelques spermazoaires épars qu'on ne serait pas encore en droit de conclure à une sperma torrhée, ces animalcules, lorsqu'ils sont en petit nombre, pouvant provenir d'une éjaculation antérieure. Ils sont restés et ont vécu dans les parties profondes du canal, puis se sont mêlés au liquide prostatique expulsé; telle est, le plus souvent, leur véritable origine.

A partir du moment où les pollutions nocturnes et diurnes deviennent fréquentes, sans érection, sans rêve, sans plaisir, on peut dire que la période d'état de la spermatorrhée est confirmée.

Les symptômes qui marquaient la période inflammatoire du début, tels que chaleur, cuisson ou douleur véritable provoquée par l'éjaculation, sensation de pesanteur parfois très pénible au périnée et à l'anus, etc., vont en s'atténuant et disparaissent même complètement. Les pertes séminales, avec les troubles organiques profonds et l'impuissance qu'elles entraînent, restent alors les seules manifestations de la spermatorrhée.

A l'irritation a succédé un état d'atonie des voies séminales tel, que leur contenu ne peut être conservé et a toujours de la tendance à s'écouler au dehors sous l'influence de la moindre cause.

Le sperme finit aussi par se modifier, sa consistance diminue notablement; d'épais et blanchâtre qu'il est à l'état normal, il devient fluide et à peine opalin, les spermatozoïdes y vivent en bien plus petit nombre. Enfin l'odeur caractéristique du sperme, justement comparée à celle qu'exhale un os qu'on scie, est affaiblie et, dans les cas les plus graves, l'écoulement spermatique ressemble à de la lymphe.

La marche de l'affection des voies séminales ne présente pas toujours la régularité qui ressort de notre description; souvent les cas sont plus complexes et le diagnostic plus difficile à poser. Il existe, en effet, des variétés assez nombreuses, telles que la spermatorrhée sans pollutions, dans laquelle le sperme, au lieu d'être éjaculé au dehors, tombe dans la vessie pour se mêler à l'urine, et encore les quelques cas assez rares où les pollutions sont remplacées par un écoulement presque continu. Nous signalerons enfin la spermatorrhée caractérisée seulement par de petites pertes séminales très peu abondantes, mais très fréquemment renouvelées, se produisant sans aucune sensation de plaisir, et passant ainsi presque inaperçues pour le malade. Ce dernier genre de spermatorrhée, sur lequel a justement insisté Civiale, amène rapidement l'inaptitude génitale, l'impuissance et les autres désordres plus ou moins graves propres aux pertes séminales en général.

La spermatorrhée reste peu de temps à l'état de maladie isolée; elle ne tarde pas à réagir sur l'économie tout entière, autant par l'affaiblissement qu'elle détermine que par l'inquiétude morale considérable qu'elle fait naître, La spermatorrhée, en effet, exerce particulièrement son action nocive sur les fonctions cérébrale et digestive.

Les troubles déjà signalés antérieurement de l'hypochondrie uréthrale se reproduisent ici avec un caractère plus accentué encore. L'anxiété du malade s'accroît de jour en jour, à mesure qu'il voit décliner ses forces et sa virilité; une mélancolie continuelle s'empare de lui, et souvent des idées de suicide viennent hanter son esprit. Bientôt les facultés essentielles de l'homme, l'intelligence et la mémoire, sont atteintes, tout l'être humain est dominé par une idée fixe, la crainte de l'impuissance considérée comme une dégradation. Le sommeil est inquiet et le malade peut être pris de vertiges qui rendent parfois sa démarche incertaine et chancelante. Ces vertiges naissent sous l'influence d'une perturbation du grand sympathique produisant une congestion encéphalique passagère, qui donne lieu à la dilatation des pupilles.

Il n'est pas très rare également de constater des troubles singuliers de la vue portant sur les couleurs ou le champ visuel. Certains malades vous accusent nettement qu'ils ne perçoivent plus telle couleur, ou encore qu'ils confondent les teintes. Le plus souvent, en pareil cas, au lieu de la couleur qu'on leur montre, ils désignent la couleur complémentaire de celle-ci; vous leur montrez du rouge, ils le voient vert, du jaune ils le voient violet, et *vice versa;* ce trouble visuel momentané ne s'appliquant qu'à une seule couleur. Chez d'autres, on constate une diminution notable du champ visuel. J'ai vu un cas d'hémiopie chez un spermatorrhéique tuberculeux : on a noté encore des phosphènes, des mouches volantes, le scotôme scintillant, parfois même un abaissement très sensible de l'acuité visuelle.

Les désordres dyspeptiques complètent le cortège habituel des symptômes de la spermatorrhée. Une grande inappétence, un dégoût insurmontable pour certains aliments, les viandes en particulier, marquent en général le début des phénomènes gastriques; puis apparaissent les signes évidents d'une dyspepsie confirmée. La dyspepsie acide, accompagnée de crampes, de points douloureux épigastrique ou rachidien est alors la forme la plus commune.

Quelques auteurs ont encore signalé, à propos de la spermatorrhée, certains troubles cardiaque et pulmonaire. Ils auraient observé des palpitations, une irrégularité rythmique du cœur, parfois un bruit de souffle à la base, de la dyspnée et quelques sibilances bronchiques. Ces différents symptômes se rattachent plus directement à l'état de faiblesse générale qu'à la spermatorrhée elle-même.

Les manifestations cérébrales et dyspeptiques propres à la spermatorrhée jettent tout l'organisme, après un temps variable, dans un état de misère physiologique qui s'aggrave de jour en jour. L'amaigrissement apparaît considérable, les forces se perdent de plus en plus, les yeux sont enfoncés et cerclés de bistre, les pommettes deviennent saillantes, et l'expression du visage est continuellement triste et inquiete. Honteux de lui-même, le malheureux malade traîne ainsi plus ou moins longtemps sa triste existence, attendant la mort comme une délivrance.

La spermatorrhée véritable n'entraîne pas fatalement à sa suite les déplorables conséquences que nous venons de signaler. Elle peut demeurer, et il en est souvent ainsi, une affection locale ou n'être seulement que le point de départ de perturbations légères de l'organisme. Mais même dans les cas, en apparence, simples, c'est toujours une maladie sérieuse, car elle a une tendance fatale à priver l'homme de sa virilité. On ne saurait donc trop se hâter de la guérir.

IV

Traitement de l'état général. — Toniques. — Hydrothérapie. — Soufre sous toutes ses formes, sulfurine.

Traitement local. — Maintenir la chaleur locale. — Emploi de notre porte-topique uréthral. — Traitement de la période atonique de la spermatorrhée. — Ergot de seigle, noix vomique, strychnine, injections hypodermiques de strychnine. — Electricité. — Cautérisation de la région prostatique de l'urèthre; application directe de pommades stimulantes. — Hygiène. — Résumé.

Traitement. — Le traitement de la spermatorrhée est arrivé aujourd'hui, grâce au perfectionnement continuel des méthodes et des procédés thérapeutiques, à un degré de certitude et de précision qui permet, dans tous les cas, d'espérer une guérison complète ou tout au moins une amélioration très notable.

Ce traitement comporte deux parties distinctes : 1° Le traitement de l'état général, par lequel on cherche à relever les forces organiques ; 2° le traitement de l'état local. Ce dernier, de beaucoup le plus important, est plutôt du domaine de la chirurgie que de celui de la médecine ; il emprunte cependant à cette branche de l'art de guérir des agents précieux, tels que l'électricité et l'action presque spécifique de la strychnine et de l'ergot de seigle. Nous allons passer successivement en revue chacun de ces moyens de traitement.

Traitement de l'état général. Les reconstituants de toute espèce, le quinquina, le fer, le quassia, la gentiane, la poudre de viande chez les dyspeptiques, etc., trouveront ici leur place tout indiquée ; mais nous insisterons plus particulièrement sur deux agents thérapeutiques : l'hydrothérapie et le soufre *intùs* et *extrà*.

L'hydrothérapie doit être locale et générale. Les douches périnéales, ou à leur défaut, des lotions froides faites largement matin et soir avec une grosse éponge, donnent le plus souvent d'excellents résultats. C'est un moyen de traitement très commode et sur lequel nous avons d'ailleurs insisté antérieurement.

Les douches totales seront surtout révulsives, c'est-à-dire qu'elles devront impressionner très vivement le corps pour provoquer ensuite une grande et prompte réaction. On obtient ce résultat en combinant la douche en jet avec la douche en pluie. Le jet doit être principalement dirigé sur la région lombaire, les fesses, la partie supérieur des cuisses et les aines. La douche aura une durée moyenne de une minute et demie à deux minutes, puis le malade, après avoir été frotté vigoureusement dans un peignoir de flanelle chaud et s'être rhabillé, se livrera à quelque exercice du corps, tel qu'une marche rapide, pour faciliter la période de réaction.

Le soufre, sous toutes ses formes, doit entrer pour une grande part dans le traitement de la spermathorrhée, particulièrement chez les arthritiques. Les douches sulfureuses au périnée, un verre d'eau sulfureuse tous les matins, les pastilles de soufre, les bains sulfureux, un séjour plus ou moins prolongé dans une station thermale sulfureuse, sont les moyens variés auxquels on a généralement recours.

Ayant très souvent l'occasion de prescrire des bains sulfureux, nous avons entendu maintes et maintes fois nos malades se plaindre de l'impossibilité presque absolue de pouvoir prendre chez eux ces sortes de bains, de leur odeur fétide et de l'obligation de se mettre dans des baignoires spéciales ayant servi à des personnes atteintes de maladies de peau; puis pour ces raisons, fort justes d'ailleurs, ils nous priaient de leur indiquer un autre genre de bain. Ces différentes considérations nous ont suggéré la pensée de chercher à désinfecter le bain sulfureux ordinaire, sans toutefois altérer en rien ses qualités thérapeutiques. Après de longues recherches de laboratoire, nous sommes parvenu à tirer du Barèges ordinaire, ou polysulfure de potassium, un produit spécial que nous avons désigné sous le nom de SULFURINE, lequel donne, par sa dissolution dans l'eau d'un bain simple, un bain sulfureux n'attaquant pas le métal des baignoires et exempt de toute mauvaise odeur[1].

Traitement local. Quand la spermatorrhée est encore à sa première période, que les signes d'une phlogose subaiguë de la muqueuse prostatique sont bien évidents, on aura recours au traitement antiphlogistique. Un des moyens qui réussissent le mieux, consiste à entretenir d'une façon permanente dans la région périnéale une température assez élevée. On y parvient très facilement en appliquant sur les bourses et le périnée de larges cataplasmes chauds qu'on renouvelle assez souvent, ou plus commodément encore, en maintenant sur ces parties une feuille d'ouate pliée en double et recouverte de taffetas imperméable. Il en résulte une moiteur continuelle très favorable à la résolution de l'état inflammatoire de la muqueuse prostatique et des vésicules séminales. On a conseillé, chez les sujets pléthoriques, de poser quelques sangsues au périnée et à la marge de l'anus, mais nous pensons qu'on devra être très réservé sur l'emploi de cette saignée, dans la crainte de trop spolier les forces du malades. Les bains de siège chauds, les fomentations sur le périnée et la partie interne des

[1] Voir à la fin du volume l'article spécial sur la *Sulfurine*.

cuisses avec des pommades ou des huiles émollientes, feront partie de ce traitement.

On devra également, et c'est même là le point capital du traitement, chercher à faire pénétrer des modificateurs jusque sur la muqueuse prostatique. Notre *porte-topique* uréthral, déjà décrit à propos de la blennorrhée a été imaginé pour atteindre ce but.

Dans le cas de sensibilité exagérée du canal de l'urèthre, hypéresthésie qu'il n'est pas rare de rencontrer en pareille circonstance, on commencera, pendant les deux ou trois premières séances, à familiariser, pour ainsi dire, le canal avec le passage des instruments mous en gomme. Pour que cette première partie du traitement ne soit pas pénible, une grande légèreté de main est nécessaire; l'habitude seule donne cette qualité.

Quand on juge le moment venu d'appliquer les modificateurs sur la muqueuse prostatique, on enduit la bobine de notre instrument d'une pommade ou d'une solution déterminée, et, suivant le manuel opératoire indiqué[1], on la porte et la dépose à l'endroit voulu. Les pommades belladonées, et celles au soufre, au calomel, à l'oxyde de zinc, avec la vaseline pour excipient, nous ont donné de bons résultats.

En examinant le malade, on aura grand soin de porter son interrogatoire sur les fonctions rectales et même, bien souvent, on devra inspecter l'anus et le rectum. On se souvient, en effet, que les lésions

[1] Voyez page 47.

de l'anus et du rectum ont un retentissement très marqué sur les parties profondes de l'urèthre. Un jeune chirurgien lyonnais, D. Mollière, a longuement insisté, et avec raison, dans son remarquable traité des maladies du rectum, sur cette sympathie morbide, C'est donc simplement dans quelques cas, en combattant une constipation opiniâtre, en faisant disparaître des démangeaisons vives de la marge de l'anus, en traitant une fissure, des hémorroïdes etc., qu'on arrêtera les pertes séminales.

Lorsque la période inflammatoire est passée, et que la spermatorrhée bien confirmée est entretenue par l'atonie des conduits éjaculateurs, lesquels ne peuvent plus s'opposer à la sortie du liquide contenu dans les vésicules séminales, le traitement devra être modifié. On peut juger ainsi combien il est important d'établir un diagnostic précis de la période actuelle de la spermatorrhée; car ici, en effet, c'est uniquement aux stimulants, que nous aurons recours.

Matin et soir, le malade fera une abondante lotion froide périnéale, l'eau devra même être aiguisée d'alcool de menthe ou de vinaigre. Les douches sulfureuses, dont nous avons déjà parlé, conviendront particulièrement en pareil cas. On frictionnera le périnée avec des pommades ou des liniments excitants à l'iodure de potassium, à la noix vomique, aux cantharides, etc.; enfin, comme précédemment, mais c'est là le seul point de ressemblance, on conservera la chaleur locale du périnée, au moyen de notre appareil ouaté imperméable.

On a encore vanté, avec le plus grand sérieux du monde, le massage périnéal; nous avouons ne pas trop comprendre le mode d'action de ce massage pratiqué dans des conditions médicales, autrement nous n'avons rien à en dire.

Quelques chirurgiens ont l'habitude, pour tenter de suspendre la spermatorrhée, de pratiquer sur le périnée une multitude de pointes de feu. Ce procédé facile et commode, quand on n'a pas autre chose à faire, me semble d'une efficacité très douteuse. La chaleur, les frictions, les fomentations, les lotions agissent en stimulant les fonctions de la peau ; en multipliant les pointes de feu, on les entrave au-contraire. Quant à la prétendue dérivation inflammatoire déterminée par l'irritation, et même par la suppuration de la peau du périnée, la distance de la prostate, la résistance et l'épaisseur de l'aponévrose moyenne du périnée, la circulation différente, sont autant de raisons anatomiques pour qu'elle n'ait jamais existé que dans l'imagination des igni-poncteurs.

Selon les circonstances, on recommandera, pour l'usage interne, l'emploi de la noix vomique, du seigle ergoté, ou encore de ces deux médicaments excitateurs réunis.

Voici les formules les plus recommandées :

Poudre d'ergot de seigle. . . .	1 gr.
Conserve de rose	q. s.

Faites dix pilules, une matin et soir; en augmenter le nombre jusqu'à cinq par jour.

Assez généralement je seconde l'action de ces pilules par une infusion de sommités d'absinthe, que je fais prendre en guise de tisane, à la dose de deux ou trois verres par jour (F. Roubaud).

Extrait alcoolique de noix vomique. 5 gr.

Diviser en cent pilules et prescrire : pendant cinq jours, une pilule tous les soirs ; les cinq jours suivants, une pilule le matin et deux le soir ; pendant cinq jours encore, deux le matin, trois le soir, et ainsi de suite jusqu'à ce que le malade en prenne huit par jour : quatre à la fois le matin et quatre le soir. (Dr Duclos de Tours).

Poudre de noix vomique. . .	0,25 centigr.
Conserve de rose	9 gr.

Faites dix pilules; de une à six par jour, progressivement.

Sirop de Strychnine.

Une demi-cuillerée à bouche pour commencer, ou prendre un granule d'un milligramme.

Enfin le procédé le plus actif, mais qui demande dans son emploi la plus grande prudence, est d'injecter sous la peau quelques gouttes d'une solution d'un sel de strychnine.

Injection hypodermique de strychnine.

Sulfate de strychnine	0,10 centigr.
Eau distillée.	20 gr.

Chaque gramme contient ainsi cinq milligrammes et une goutte un quart de milligramme. Commencer l'injection par deux gouttes ; on peut aller progressivement jusqu'à vingt gouttes.

Comme traitement exclusivement spécial à la période atonique de la spermatorrhée, on aura le choix entre deux moyens thérapeutiques excellents, l'électricité et la cautérisation légère et plusieurs fois répétée de la portion prostatique de l'urèthre.

Electricité. — L'électricité pourra être employée seule ou comme moyen adjuvant de la cautérisation ; elle conviendra dans le cas de pertes séminales fréquentes. Voici ce que dit à ce sujet le regretté Dr Duchenne (de Boulogne). un maître comme électricien, physiologiste expert et clinicien :

« J'avais commencé avec Lallemand des expériences que j'ai poursuivies et dont voici sommairement le résultat.

« L'impuissance est souvent due à des pertes séminales suite d'abus vénériens. Eh bien ! l'excitation de la sensibilité cutanée et la faradisation directe des vésicules séminales, par l'excitation rectale, augmente encore ces pertes en général.

« Lallemand pensait que dans ces cas, il pourrait être utile d'exciter l'orifice des canaux éjaculateurs, afin d'en produire le resserrement, en augmentant leur force tonique. Voici, dit-il, comment j'ai agi dans ces circonstances : « J'ai introduit jusqu'au verumontanum un rhéophore olivaire uréthral, libre seulement à son extrémité, et isolé dans le reste de son étendue, et j'ai placé sur le périnée un second rhéophore humide ;

puis j'ai fait passer un courant à intermittences rares et peu intense. L'orifice uréthral des canaux éjaculateurs m'a paru se resserrer après cette opération, car, dans un bon nombre de cas du moins, les pertes ont diminué ou bien ont disparu.

« Assez fréquemment, dans des cas de pertes séminales datant d'un temps plus ou moins long, j'ai expérimenté cette méthode de traitement qui a obtenu souvent la guérison, entre autres chez trois médecins qui m'ont laissé la relation de leur maladie et le résultat de leur traitement. L'un de ces derniers, praticien distingué de Pologne, m'a engagé à publier son observation. Ses pertes séminales dataient de dix-neuf ans; elles avaient résisté à tous les traitements dirigés cependant par des praticiens renommés, par le professeur Pirogoof entre autres. Elles l'avaient fait tomber dans cet état physique et moral si bien décrit par Lallemand [1]. Après une trentaine de séances pratiquées dans l'espace de trois mois, sa guérison était complète. Cinq mois plus tard cette guérison s'était parfaitement maintenue.

« Lorsqu'on a vu les pertes diminuer et qu'il est indiqué d'agir contre l'impuissance, on excite les testicules en plaçant sur ces organes des rhéophores humides. Il faut mettre beaucoup de prudence dans la pratique de cette opération, qui est douloureuse et ne faire passer qu'un courant modéré et à rares intermittences. Il m'est arrivé deux fois, m'étant écarté de cette manière d'agir, de développer une

[1] Lallemand. — *Des pertes séminales involontaires.*

névralgie des testicules qui persista plusieurs semaines. Cette névralgie était caractérisée par une douleur du cordon, qui remontait dans l'hypogastre, dans les lombes et n'apparaissait que par intervalles.

« J'attribuai à l'anesthésie l'impuissance de M. L..., dont il a été question plus haut, et je pus exciter énergiquement la sensibilité des vésicules, des testicules, de la peau du pénis, du scrotum et du canal de l'urèthre. C'est certainement ce que je n'aurais pu faire impunément chez ce malade s'il avait eu des pertes séminales.

« Ainsi doit-on considérer comme une règle générale de traitement d'électriser directement, au moyen d'appareils spéciaux, les orifices des conduits éjaculateurs dans le cas de pertes séminales, et d'exciter au contraire la sensibilité périphérique et celle des testicules et des vésicules séminales par le rectum quand il y a impuissance sans pertes séminales. »

Cautérisation. La cautérisation de la muqueuse prostatique de l'urèthre, du verumontanum et de l'orifice des conduits éjaculateurs, faite pour arrêter la spermatorrhée, a été surtout vantée et introduite dans la pratique chirurgicale par Lallemand. L'honneur d'avoir institué cette méthode lui revient tout entier. Lallemand se servait d'un instrument métallique, coudé à angle obtus vers son quart postérieur; un mandrin, glissant dans la cavité de l'instrument, permettait de faire saillir une petite cuvette métallique, de forme oblongue, dans laquelle on avait préalablement coulé du nitrate d'argent fondu à la flamme d'une lampe à alcool. Le porte-caustique étant conduit et arrêté dans la région prostatique, on faisait saillir le caustique et, pendant deux ou trois secondes, on imprimait au mandrin des mouvements de rotation pour mettre en contact avec le nitrate d'argent toute la surface de la muqueuse. On rentrait ensuite le nitrate dans la sonde, et l'on retirait l'instrument.

Ainsi pratiquée, la cautérisation des parties profondes du canal de l'urèthre est une opération délicate et non exempte de dangers. Le manuel opératoire en est assez minutieux et, malgré toutes les précautions prises, l'introduction de l'instrument métallique est toujours douloureuse; enfin dans certaines circonstances, il est vrai assez rares, ont surgi de sérieuses complications. La douleur toujours vive peut, chez certains sujets, devenir excessive, au point de produire des désordres nerveux. Une dysurie momentanée est la suite ordinaire de la cautérisation uréthrale; on a même observé plusieurs cas de rétention d'urine complète. Enfin la cystite du col, la suppuration de la prostate, l'inflammation de l'épididyme, des accès de fièvre uréthrale ont encore été signalés. Nous ajouterons qu'une seule cautérisation est rarement suffisante, qu'il est presque toujours nécessaire d'y revenir et souvent à plusieurs reprises.

Si la méthode de Lallemand est excellente, on peut se rendre facilement compte que le moyen d'exécution en est assez défectueux; notre *porte-topique uréthral* nous permet d'obtenir facilement le même résultat, en supprimant tous ces inconvénients.

Pour la cautérisation de l'urèthre profond, nous nous servons de solutions de nitrate d'argent un peu plus caustiques que celles indiquées pour toucher la région du bulbe dans la blennorrhée. Nous employons ici une solution de nitrate d'argent au dixième ou au quinzième, et nous avons ainsi la certitude de n'agir que très superficiellement sur la muqueuse; nous n'avons d'ailleurs jamais observé la moindre complication. La douleur, presque nulle, est remplacée par une sensation de chaleur plus ou moins forte dans le fond du canal; la première miction qui suit la cautérisation est parfois un peu cuisante, puis tout rentre dans l'ordre normal.

Cette opération très légère et nullement pénible, peut donc se renouveler fréquemment, deux ou trois fois dans la semaine, par exemple, et cela sans que le malade soit obligé d'interrompre ses occupations quotidiennes. On continue ainsi à cautériser l'urèthre jusqu'à la cessation complète de la spermatorrhée; il est rare d'ailleurs que le traitement demande plus de six semaines à deux mois.

Assez souvent, vers la fin du traitement, nous portons dans la région prostatique, quelques pommades légèrement stimulantes au soufre, au tannin, au camphre [1], etc. ; cette manière de faire nous a toujours été favorable.

[1] Le camphre déposé localement est un excitant; son action de présence est directement inverse de celle qu'il exerce lorsqu'il a été ingéré, puis éliminé par les urines.

L'hygiène est également ici d'une grande importance. Le malade devra éviter tout exercice violent, les marches prolongées, fatigantes, le cheval, l'escrime et la danse. Il ne cherchera pas à essayer ses forces avant l'heure, pour juger de l'effet produit par le traitement, alors que celui-ci est encore loin d'être achevé; il restera, au contraire, dans un repos génital complet, fuyant la société de certaines femmes, ainsi que les lectures licencieuses, la vue des images lascives, etc. Il fera même bien, en se créant une occupation très absorbante de l'esprit, d'éloigner complètement de lui ces pensées. Il est d'ailleurs inutile d'insister davantage sur ce point, car cette partie du traitement a été longuement exposée à propos de l'impuissance survenue en dehors de l'état de pertes séminales.

Tous ces moyens thérapeutiques réunis, ou employés séparément, permettront le plus souvent, d'obtenir une guérison complète; les insuccès sont l'exception, sauf dans le cas de dégénérescence organique cancéreuse ou tuberculeuse des vésicules séminales.

Nous nous élevons donc avec force contre la tendance de la plupart des auteurs qui ont écrit sur ce sujet, à assombrir démesurément le tableau qu'ils ont tracé de cette maladie et à troubler ainsi, comme à plaisir, l'esprit de leurs malades, toujours si prompt à s'alarmer. C'est le contraire qui est vrai, pouvons-nous affirmer d'une manière générale. Pour mieux fixer notre pensée, nous allons, comme conclusion de ce chapitre, en résumer les points principaux sous forme aphoristique :

1° Les pertes séminales vraies sont rares; celles que nous avons appelées fausses sont, au contraire, très fréquentes.

2° Les pertes séminales vraies sont caractérisées par la présence d'une très grande quantité de spermatozoïdes dans le liquide écoulé ou éjaculé, au moins au début.

3° Dans les pertes séminales fausses on ne rencontre pas de spermatozoïdes; on peut cependant, dans quelques cas, en apercevoir un petit nombre. Ces spermatozoïdes, qui proviennent d'une éjaculation antérieure, ont alors séjourné dans les parties profondes du canal de l'urèthre et se mêlent au liquide prostatique lorsqu'il est expulsé au dehors.

4° Les pertes séminales fausses tiennent à une sécrétion exagérée, à un véritable catarrhe de la prostate, des vésicules séminales et des glandules profondes de l'urèthre.

5° Les pertes séminales fausses sont surtout caractérisées par un suintement uréthral et par l'émission d'un liquide visqueux et transparent (humeur prostatique) pendant la défécation ou à la fin dela miction. Les pollutions nocturnes puis diurnes fréquemment répétées sont la caractéristique des pertes séminales vraies.

6° Les pertes séminales vraies sont seules réellement redoutables. Les cautérisations légères et répétées de la région prostatique, l'application directe, au moyen du porte-topique uréthral, de pommades calmantes ou excitantes suivant les cas, l'électricité, la strychnine, l'ergot de seigle sont les meilleurs agents de traitement.

7° Les pertes séminales fausses ne peuvent avoir de conséquences graves, telles que l'impuissance, les désordres nerveux, etc., que par les troubles de l'imagination et l'impression morale qu'elles déterminent Leur traitement est celui du catarrhe prostatique.

CHAPITRE XX

BLENNORRHAGIE CHEZ LA FEMME

Vulvite; causes symptômes. — Diagnostic de la vulvite avec l'eczéma, l'herpès, les chancres de la vulve. — Traitement.

Hypersécrétion, phlegmon et abcès de la glande vulvo-vaginale. — Kystes de la grande lèvre. — Fistules. — Prurit. — Vaginisme. — Végétations. — Hypertrophie des petites lèvres.

Viol et attentat à la pudeur.

Uréthrite; elle est presque toujours d'origine contagieuse. — Traitement. — Polypes muqueux du canal de l'urèthre.

Vaginite; signes, diagnostic. — Vaginite granuleuse. — De la vaginite au point de vue médico-légal.

Métrite blennorrhagique; ses conséquences, pelvipéritonite blennorrhagique, traitement.

« La plus jolie fille du monde, dit le proverbe, ne peut donner que ce qu'elle a. » Erreur ! car elle donne, quoique rarement, la chaudepisse sans l'avoir; nous avons discuté ce fait à propos de la blennorrhagie chez l'homme. Telle n'est point, en effet, la règle commune, et cependant que de malades viennent trouver leur médecin et lui disent : « Docteur, c'est inconcevable, voyez, je coule à flots, j'ai des douleurs cuisantes en urinant, etc., et pourtant je suis sûr que ma maîtresse n'a rien; c'est la fille la plus propre, la plus sage du monde. » C'est ainsi que les choses se passent, en apparence, mais le médecin moins crédule invite son client à lui amener la femme en question, l'examine et souvent reconnaît les traces d'une blennorrhagie récente ou chronique.

La constatation de la blennorrhagie chez la femme devient parfois assez délicate, suivant le siège qu'occupe la lésion. Quatre régions distinctes de la zone sexuelle, la vulve, l'urèthre, le vagin, l'utérus, peuvent être frappées simultanément ou séparément; d'où les noms de *vulvite*, d'*uréthrite*, de *vaginite*, de *métrite* blennorrhagiques. Pour plus de clarté, nous décrirons séparément chacune de ces affections.

VULVITE. — La vulvite est l'analogue de la balano-posthite chez l'homme et, dans les cas simples, les lésions sont en tout point similaires. La muqueuse qui tapisse les grandes et les petites lèvres (FIG. 19) devient très rouge, tuméfiée et d'une grande sensibilité. Par le fait de leur augmentation de volume, les grandes lèvres sont accolées et, en les écartant, on constate sur la muqueuse des érosions très superficielles, à contour irrégulier, comme dans la balano-posthite.

Au début, la femme ressent un prurit, une chaleur qui bientôt se transforme en un véritable sentiment de brûlure; parfois ces sensations sont encore accompagnées de douleurs pendant la miction, puis, après une durée qu'on peut fixer à quinze jours en moyenne, ces symptômes s'amendent peu à peu et disparaissent.

Une hypersécrétion des follicules mucipares et des

glandes sébacées de la région est le corollaire de l'inflammation de la vulve. Cette sécrétion devient même assez souvent purulente; les poils de la région sont

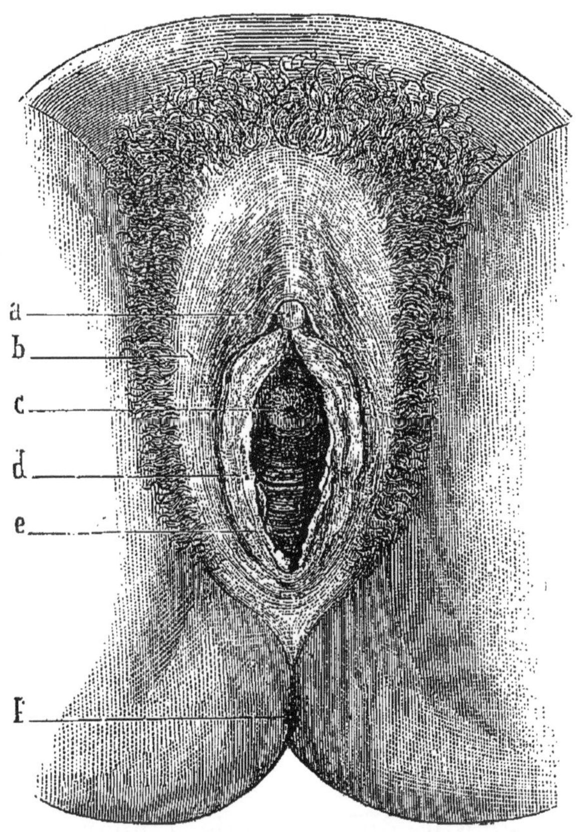

FIG. 19. — Organes génitaux externes de la femme. (D'après le Dr L. de Sinéty.)

a, clitoris; — *b*, grandes lèvres; — *c*, méat urinaire; — *d*, orifice excréteur de la glande vulvo-viginale; — *e*, petites lèvres; — *f*, anus.

alors fortement agglutinés et le linge est maculé de larges taches verdâtres; cet écoulement est tellement âcre qu'il irrite et excorie la surface interne des cuisses.

La vulvite peut présenter quelques variétés : tantôt les glandes sébacées, vivement enflammées, viennent former sur les téguments des saillies acuminées et, de leur sommet blanchâtre, s'échappe, spontanément ou par la pression, de la matière sébacée; tantôt les follicules mucipares des petites lèvres et du voisinage du méat urinaire sécrètent du mucus en abondance qui, d'abord clair, devient bientôt purulent. Cette forme muqueuse accompagne souvent l'uréthrite et est toujours alors produite par contagion.

Les causes de la vulvite sont extrêmement nombreuses; en première ligne, surtout lorsque celle-ci s'accompagne d'uréthrite, nous mettrons la contagion; puis, par ordre de fréquence, les excès de coït, la masturbation, les violences, le défaut de soins corporels, la grossesse, l'application de pommades irritantes et, chez les enfants, la présence d'oxyures vermiculaires et la dentition. Dans ce dernier cas, la vulvite n'est, le plus souvent, que secondaire et survient consécutivement à l'inflammation du vagin.

Le diagnostic différentiel de l'inflammation vulvaire ne présente en général aucune difficulté; cependant l'herpès, l'eczéma, le chancre simple et le chancre infectant de la région peuvent offrir avec la vulvite une certaine analogie.

On distingue l'eczéma aux atroces démangeaisons qu'il provoque, à son extension aux parties cutanées qui avoisinent la vulve, aux croûtes melliformes ou brunâtres qui tapissent les lèvres, aux vésicules isolées ou confluentes, gonflées d'un liquide citrin qui, au début, y sont comme semées.

L'herpès, fréquent dans cette région, se reconnaît au contour festonné des ulcérations qui résultent de la rupture de vésicules agglomérées remplies d'un liquide opalin; souvent même, on peut distinguer quelques-unes de ces vésicules intactes, ayant pour support une plaque rougeâtre; enfin il n'est pas rare de rencontrer simultanément d'autres plaques d'herpès sur des régions voisines ou éloignées et, en particulier, dans le pli génito-crural.

Le chancre simple présente une excavation à bords irréguliers, taillés à pic, dont le fond vermoulu est tapissé d'une membrane grisâtre; il siège le plus souvent au voisinage de la fourchette, se reproduit sur plusieurs points voisins par auto-inoculation et s'accompagne, dans quelques cas, d'une adénite inguinale qui a grande tendance à suppurer; sa période d'incubation est nulle.

Le chancre infectant se distingue par une ulcération non auto-inoculable, rougeâtre, souvent superficielle, reposant sur une plaque indurée ou donnant, entre les doigts, la sensation d'une feuille de parchemin; les ganglions inguinaux sont tuméfiés, mais non douloureux; ajoutons encore que son incubation est longue. Il est bon toutefois de rappeler qu'assez souvent le chancre infectant ne s'indure pas chez la femme.

Traitement de la vulvite. — Le traitement de la vulvite, quelle que soit son origine, est, en général, des plus simples. Au début, si l'inflammation est très vive, si le moindre contact avec les parties enflammées est très douloureux, nous aurons recours aux moyens antiphlogistiques ordinaires, les sangsues exceptées, car on a vu leurs piqûres, dans ces régions, devenir le point de départ de phlegmons diffus extrêmement graves.

On se contentera donc d'appliquer, en permanence, sur la vulve des cataplasmes d'amidon ; des lotions fréquentes seront faites avec de l'eau de sureau ou de guimauve, mais, mieux encore, avec une solution alcaline ou savonneuse, pouvant dissoudre la matière sébacée. Enfin, on prescrira simultanément une alimentation légère, un ou deux laxatifs et des grands bains. Une compresse de fine toile, imbibée d'eau de sureau ou de guimauve, sera en outre maintenue entre les lèvres, de façon à éviter leur contact réciproque. On se rappelle, en effet, que l'adossement de deux feuillets muqueux est la plus grande cause de la persistance des inflammations.

Dès que l'inflammation sera devenue moins vive, immédiatement même si la vulvite présente d'emblée le caractère subaigu, on usera des astringents et des cautérisations superficielles. Les érosions seront touchées très légèrement avec le crayon de nitrate d'argent, ou mieux, avec une solution suffisamment concentrée d'azotate d'argent (1 gr. pour 5 gr. d'eau distillée), puis on laissera entre les lèvres un linge imbibé d'une dilution au centième de ce même sel. La guérison complète s'obtient alors très rapidement dans l'espace de quelques jours.

Lorsque, chez les jeunes filles, la vulvite est liée à la masturbation clitoridienne, une surveillance des plus attentives doit être exercée pour empêcher le retour à ces funestes habitudes, qui ne tardent pas d'ailleurs, à imprimer leur marque sur le visage fatigué de ces enfants. Elles ont de bonne heure une apparence sérieuse et souvent délaissent les jeux de leur âge et la société de leurs compagnes, préfèrant s'isoler pour s'abandonner, plus à l'aise, à leurs pensées lascives, en attendant l'heure d'assouvir leurs désirs. Le visage est pâle, son expression est toujours celle de la fatigue et les yeux enfoncés dans leurs orbites sont encadrés d'un large cercle de bistre. Le caractère est en général sombre ou variable et l'excitabilité nerveuse très exaltée, les digestions deviennent lentes et difficiles; la respiration est parfois gênée et irrégulière. Chez quelques-unes, insatiables de ce vice, l'éréthisme nerveux arrive à un tel dégré d'exaltation, que de violentes crises d'hystérie ou des attaques épileptiformes en sont la conséquence.

L'inflammation de la vulve peut devenir l'origine prochaine ou tardive de certaines affections vulvaires que, pour cette raison, nous allons sommairement décrire, bien qu'elles n'aient, en général, avec la blennorrhagie que des rapports assez éloignés.

Hypersécrétion, inflammation et abcès de la glande vulvo-vaginale. — L'hypersécrétion et l'inflammation de la glande vulvo-vaginale peuvent être la conséquence d'une vulvite, mais, le plus souvent, elles surviennent soit spontanément, soit à la suite d'excès de coït, d'attouchements, etc., sans phlogose préalable des téguments vulvaires.

L'hypersécrétion est caractérisée par l'émission fréquente d'une quantité variable de mucus par le canal excréteur de la glande de Bartholin, de telle sorte que les femmes se sentent presque continuellement mouillées. Cette émission de liquide, on pourrait même dire cette éjaculation, se produit alors sous l'influence de la moindre cause : une pensée lascive, un rêve, quelquefois même sans motif appréciable. Le seul traitement applicable serait ici de diminuer l'excitabilité vulvaire par des cautérisations légères et fréquemment renouvelées, pratiquées avec une solution assez concentrée de nitrate d'argent, au dixième ou au quinzième par exemple.

Dans quelques cas, il se produit une obstruction complète ou incomplète du conduit excréteur de la glande, et le mucus, ne trouvant plus d'issue au dehors, s'accumule dans l'intérieur des culs-de-sac glandulaires dont il distend les parois. On doit alors simplement comprimer la tumeur liquide entre les doigts et en exprimer ainsi le contenu.

Le conduit excréteur est-il définitivement obstrué; on a affaire à un *kyste de la grande lèvre* qui devra être traité, soit par le drainage avec injection iodée, soit, mieux encore, par l'excision radicale.

Sous l'influence des causes diverses que nous énumérions tout à l'heure, la glande vulvo-vaginale est sujette à s'enflammer : des douleurs intenses, un gonflement considérable de la grande lèvre (FIG. 20), une grande sensibilité au toucher jointe à la rougeur des parties, une fièvre légère et parfois un éréthisme

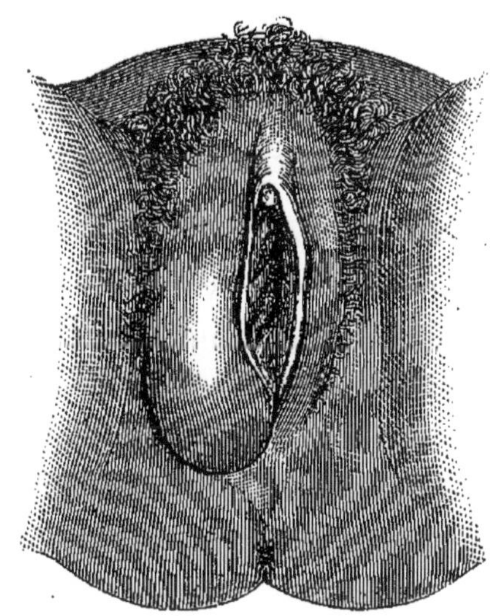

FIG. 20. — Abcès de la glande vulvo-vaginale. (D'après Huguier.)

nerveux très prononcé sont les principaux symptômes de *ce phlegmon*. L'inflammation phlegmoneuse de la grande lèvre a presque toujours, en effet, pour point de départ celle de la glande vulvo-vaginale.

Au début, on a recours aux moyens antiphlogistiques accoutumés, cataplasmes en permanence, lotions émollientes, grands bains, etc. Dès que la fluctuation est devenue manifeste, on ponctionne la tumeur avec un bistouri. On voit alors s'écouler une assez grande quantité de pus, de consistance sirupeuse; cette suppuration va ensuite en diminuant, persiste ainsi pendant quelques jours, puis, dans les cas heureux, disparaît complètement.

Malheureusement, il n'en est pas toujours ainsi: nous pouvons même ajouter que cette guérison complète, radicale, n'est pas la terminaison la plus commune. Souvent une fistule s'établit et son orifice donne passage à un écoulement muco-purulent; parfois même, le trajet et l'orifice de la fistule sont constitués par le canal excréteur de la glande redevenu perméable. Palpant alors la région, on sent, à travers les téguments, un noyau induré formé par la glande chroniquement enflammée et, en le pressant modérément, on fait sourdre du pus par le canal excrêteur.

Dans d'autres cas, la guérison est complète en apparence: il n'existe pas de trajet fistuleux, mais, en explorant la grande lèvre, on rencontre, sous le doigt, le nodule induré que nous venons de signaler. La moindre cause devient alors suffisante pour raviver l'inflammation dans ce foyer mal éteint. Aussi la récidive des abcès de la grande lèvre est-elle très commune et tous les ans, même tous les six mois, certaines malades voient revenir ces phlegmons. L'excision de la glande est, en pareil cas, le seul moyen de traitement pouvant amener une guérison durable. Cette opération est assez délicate et exige une dissection minutieuse. Quant aux hémorrhagies, elle ne sont nullement à redouter avec l'emploi des pinces hémostatiques.

Prurit vulvaire. — Certaines des affections vulvaires que nous venons de décrire, particulièrement l'eczéma et l'herpès, puis la grossesse, un écoulement leucorrhéique, l'âge critique, etc., peuvent déterminer un prurit vulvaire, qui, par sa persistance, l'insomnie et l'éréthisme nerveux dont il est cause, devient un véritable supplice.

Le prurit vulvaire est une affection commune; on peut le rencontrer chez de très jeunes filles, principalement à l'époque de la seconde dentition, et souvent il devient ainsi le point de départ d'habitudes vicieuses, difficiles à réprimer dans la suite. Lorsque les démangeaisons sont très vives et persistantes, avec exacerbations nocturnes, la santé générale ne tarde pas à s'en ressentir.

L'examen minutieux des parties malades révélera la cause de ces démangeaisons, que ce soit un lichen, de l'eczéma, de l'herpès, une vulvite, des oxyures, une leucorrhée, la grossesse etc., et un traitement approprié les fera en général promptement disparaître. Dans quelques cas, cependant, un prurit très intense peut exister sans aucune lésion apparente et on constate seulement sur les grandes lèvres des traces de coups d'ongle.

Très souvent nous avons guéri, ou tout au moins très notablement soulagé des malades atteintes de prurit vulvaire, en leur faisant faire fréquemment sur la zône génitale des lotions avec de l'eau très chaude et en leur recommandant d'appliquer ensuite, entre les lèvres, une compresse imbibée d'une solution faible de nitrate d'argent ou de sublimé.

VAGINISME. Une autre conséquence possible des affections vulvaires est le spasme du muscle constricteur de la vulve; cet état particulier est désigné sous le nom de *vaginisme*. Le vaginisme peut être intermittent ou permanent, s'opposer tout à fait aux rapprochements sexuels, ou tout au moins les rendre très pénibles. On le voit survenir à tous les âges, principalement à l'époque des premières tentatives de coït, mais aussi chez des femmes ayant eu déjà plusieurs enfants.

Les fissures de la vulve constituent la plus grande cause de cette hypéresthésie locale; les symptômes en sont d'ailleurs tout à fait équivalents à ceux de la fissure à l'anus. Le spasme peut cependant se produire sans lésion vulvaire appréciable, qu'il soit primitif et dépende d'une simple hyperesthésie, ou qu'il soit secondaire, c'est-à-dire la conséquence d'une affection de l'urèthre, de la vessie ou du rectum.

Le seul traitement applicable au vaginisme est la dilatation forcée jusqu'à déchirure du sphincter. Cette opération se pratique pendant le sommeil chloroformique poussé jusqu'à l'anesthésie absolue et la résolution musculaire complète. On dilate alors la vulve en y introduisant successivement des spéculums de plus en plus volumineux. S'il existe une fissure, Courty recommande de l'inciser, en entamant toute l'épaisseur de la muqueuse; il est présumable cependant, que la large déchirure produite par la dilatation extrême doit-être préférable à l'incision.

Nous passerons sous silence le traitement médical du vaginisme, car, le plus souvent, son efficacité est nulle ou incomplète; les préparations de belladone appliquées localement, les antispasmodiques tels que le bromure de potassium, la valériane, le camphre, l'hydrothérapie, sont les moyens thérapeutiques habituellement en usage.

Dans ces derniers temps, la métallothérapie a été très en vogue, surtout pour le traitement des affections du système nerveux, et un médecin a imaginé avec succès, paraît-il, de recourir à cette méthode pour le traitement du vaginisme. Ayant donc affaire à une jeune malade atteinte de spasmes du constricteur de la vulve, il rechercha d'abord à quel métal cette personne était sensible; il trouva tout naturellement que c'était à l'or. Après cette heureuse découverte, à laquelle cependant on aurait pu songer tout d'abord, il fit couler un cylindre d'or de volume et de dimensions convenables, et l'introduisit dans l'anneau vulvaire, qui, sous l'influence du précieux métal, s'entrouvrit de lui-même, sans la moindre résistance.

Végétations. — Les végétations, dont nous avons parlé dans un chapitre antérieur, sont souvent une conséquence de l'inflammation ou de l'irritation vulvaire. Nous n'avons ici rien à ajouter de particulier à la description qui en a été faite.

Hypertrophie des petites lèvres. — A la suite d'une inflammation chronique de la vulve, il n'est pas très rare de constater l'allongement d'une seule ou des deux petites lèvres. Certaines femmes éprouvent une gêne réelle de cette hypertrophie et viennent solliciter le chirurgien de les débarrasser de ces membranes incommodes ; d'autres font de même, simplement par coquetterie, ne pouvant supporter cette imperfection de leur personne.

L'excision de la partie des petites lèvres qui déborde les grandes, est l'opération en usage en pareil cas. Pour éviter l'hémorrhagie, on enserre la petite lèvre, près de sa racine, dans les mors d'une longue pince, puis on coupe tout ce qui est au-dessous. On termine en affrontant, par une suture, les deux surfaces muqueuses.

Viol et attentat a la pudeur. — Les attentats à la pudeur, les tentatives de viol et le viol sont, chez les enfants, des causes extrêmement importantes à connaître d'écoulement vulvaire. Le rôle du médecin expert est souvent, en pareille circonstance, entouré de très nombreuses difficultés. C'est chose difficile, en effet, que de discerner si un écoulement vulvaire est ou n'est pas le résultat d'une tentative criminelle; cependant un examen attentif du sujet permettra, dans un assez grand nombre de cas, de répondre d'une façon précise aux questions du tribunal ou de la défense.

On recherchera donc, en examinant la prétendue victime, s'il existe ou non sur le corps des ecchymoses ; on précisera leur siège et, autant que possible, à quelle date elles remontent. Y a-t-il eu tentative criminelle; ces ecchymoses siégeront à la partie interne des cuisses, près des genoux, aux poignets, sur les bras, les seins, le cou et la bouche sur laquelle une main aura été violemment appliquée pour étouffer les cris de l'enfant. On recherchera encore, avec le plus grand soin, si ces ecchymoses sont profondes ou superficielles, c'est à dire, si elles sont l'indice réel d'une lutte, ou, au contraire, le fait d'indignes parents désireux de tirer profit d'une infâme tentative de chantage; car la spéculation sur de prétendus viols ou attentats à la pudeur n'est pas aussi rare qu'on pourrait le croire. Ajoutons que chez les petites filles, le défaut d'écartement de l'arcade pubienne empêche l'intromission du membre viril, de telle sorte que les parties génitales, se trouvant violemment repoussées contre un plan osseux, sont alors extrêmement contuses.

Jusqu'à l'âge de onze à treize ans, à cause de cette disposition de l'arcade pubienne, le viol consommé est extrêmement rare; on sait, en effet, que c'est l'acte d'intromission du membre viril qui distingue le viol de l'attentat à la pudeur. Le signe caractéristique de la perpétration du crime sur les vierges est la déchirure de la membrane hymen. Pour rechercher cette déchirure, il faut se rappeler que l'hymen, chez l'enfant, est profondément situé, et qu'il est nécessaire, pour l'apercevoir, d'écarter fortement les grandes lèvres. L'aspect infundibuliforme de la vulve révèle que les attentats ont été fréquemment répétés.

On voit que jusqu'ici, dans cet aperçu médico-légal, l'écoulement vulvaire n'a été appelé à jouer aucun rôle important; c'est qu'en effet la vulvite pouvant être amenée par plusieurs autres causes chez les petites filles (dentition, oxyures, lymphatisme, mauvaises habitudes), cet écoulement n'est nullement caractéristique.

Cependant la vulvite d'origine blennorrhagique présente, en général, deux caractères spéciaux importants : 1° la coexistence d'une uréthrite; 2° la distension variqueuse des veines des grandes lèvres (Tardieu). La présence de ces deux signes permettra, le plus souvent, de conclure à une vulvite communiquée par contagion, l'inculpé devant alors être atteint de blennorrhagie, ou tout au moins l'avoir été au moment de la perpétration de l'attentat.

La présence d'un chancre simple ou celle d'un chancre induré indique nettement une origine contagieuse. L'inculpé est alors atteint d'une affection similaire, ou, dans le cas de syphilis, de plaques muqueuses qui d'ailleurs, au moment de l'examen, peuvent avoir disparu sans laisser de traces.

En résumé, le médecin expert, se rappelant que la vulvite peut, chez l'enfant, reconnaître un grand nombre d'autres causes que des violences; que cette affection peut avoir été créée artificiellement, dans un but de chantage, devra apporter la plus extrême réserve dans ses réponses. Cependant, les déformations et les déchirures de la vulve, les ecchymoses et surtout l'existence simultanée d'une même maladie contagieuse chez la victime et sur l'inculpé, sont des conditions qui, réunies, impliquent la certitude.

Uréthrite. — L'uréthrite peut exister seule chez les femmes, c'est-à-dire indépendamment de la phlogose des régions voisines, mais presque toujours elle accompagne la vaginite ou la vulvite; elle est d'ailleurs incomparablement moins fréquente que ces dernières, et la disposition anatomique des parties rend suffisamment compte de cette rareté relative. Le méat urinaire se trouve, en effet, situé au-dessus de la zone de contact pendant le coït, il est donc moins sujet à être contaminé.

Les symptômes de l'uréthrite sont, en général, assez anodins; un peu de chaleur ou de démangeaison au méat, des envies plus fréquentes d'uriner, une sensation de cuisson légère pendant la miction sont presque toujours les seuls troubles fonctionnels observés. Parfois cependant, dans l'uréthrite suraiguë, de violents spasmes uréthraux peuvent rendre la miction difficile et extrêmement douloureuse.

L'examen des parties sexuelles doit être fait avec une scrupuleuse attention, pour qu'il permette de conclure à l'existence d'une uréthrite; autrement on pourrait méconnaître l'inflammation du canal de l'urèthre, ou inversement croire à une uréthrite, qui en réalité, n'existerait pas Cette constatation est en effet, dans certaines circonstances, du plus haut intérêt, et l'on se rappelle quelle importance les médecins légistes attachent à l'existence de l'uréthrite comme preuve, on pourrait presque dire évidente, que l'affection du sujet soumis à leur examen a été déterminée par contagion.

La femme étant couchée sur le bord d'un lit ou d'un fauteuil, les cuisses maintenues bien écartées comme pour l'examen au spéculum, on commence, après avoir séparé les grandes lèvres, par absterger toutes les surfaces muqueuses et particulièrement le méat urinaire et son pourtour. On introduit ensuite l'index dans le vagin à une profondeur de cinq à six centimètres, puis on le ramène lentement d'arrière en avant, la pulpe tournée en haut pour comprimer fortement le canal de l'urèthre. Aperçoit-on alors une ou plusieurs gouttes de muco-pus sourdre du méat urinaire; c'est que la femme est atteinte d'uréthrite et que la vulvite ou la vaginite ont une origine contagieuse.

Dans quelques cas, où certaines filles ont un grand intérêt à dissimuler leur affection, surtout lorsque, sous l'influence d'excès de boisson ou de coït, l'uréthrite a passé à l'état chronique et est devenue l'analogue de la goutte militaire chez l'homme, les signes matériels de la blennorrhagie uréthrale peuvent être extrêmement difficiles à découvrir. Il suffit en effet que la femme ait uriné peu de temps avant l'examen, pour que l'urèthre se trouve lavé de toute souillure et qu'il soit impossible, par la compression digitale, d'obtenir la moindre goutte de muco-pus. Bon nombre de filles, bien qu'elles soient reconnues saines, communiquent ainsi la blennorrhagie.

La durée de l'uréthrite chez la femme est en moyenne de deux à trois septenaires. Comme on vient de le voir elle peut passer à l'état chronique, mais cela est cependant assez rare, à cause de la brièveté du canal.

Contrairement à ce que nous avons conseillé, à propos de la blennorrhagie aiguë chez l'homme, le meilleur traitement consiste ici à introduire dans le canal de l'urèthre un long crayon de nitrate d'argent qu'on retire rapidement, après avoir cautérisé légèrement toute la surface de la muqueuse. Le seul inconvénient de ce procédé est d'être un peu douloureux, aussi plusieurs femmes s'y refusent-elles ; il est vrai que généralement on néglige de les prévenir et qu'elles ne protestent qu'après coup. Le crayon peut d'ailleurs être remplacé par des solutions plus ou moins concentrées de nitrate d'argent, portées dans le canal au moyen de notre *bobine uréthrale.* Trois ou quatre cautérisations, faites avec le crayon ou avec notre porte-topique sont en général suffisantes pour amener une guérison complète.

On peut adjoindre au traitement quelques préparations de cubèbe ou de copahu, lesquelles prises à l'intérieur et s'éliminant par les urines, viennent modifier avantageusement la muqueuse uréthrale. Ajoutons, toutefois, que l'efficacité absolue du traitement par les cautérisations rend le plus souvent inutile l'usage des antiblennorrhagiques.

L'uréthrite chronique, chez la femme, est entretenue par la persistance de l'inflammation dans les cryptes et glandules du canal de l'urèthre. Les solutions concentrées de nitrate d'argent conviennent donc mieux ici que le crayon, car le liquide peut se répandre dans toutes les anfractuosités du canal, ce qu'on ne saurait obtenir avec le caustique solide. Les injections caustiques seront faites, bien entendu, avec la seringue à jet récurrent pour que le liquide ne tombe pas dans la vessie, ou mieux encore portées sur la *bobine uréthrale*.

Une des conséquences les plus fâcheuses de l'uréthrite est la formation de petites végétations ou polypes dans le canal de l'urèthre. Souvent ces polypes muqueux sont le point de départ de phénomènes de dysurie assez graves et non en rapport avec leur volume; mais, de plus, ils entretiennent un état d'irritation, d'hyperesthésie permanente de la région, pouvant amener une surexcitation exagérée du système nerveux.

L'exérèse de ces petits polypes, dont la grosseur varie de celle d'une lentille au volume d'un œuf de pigeon, est le seul mode de traitement qui leur soit applicable. On y procède par excision, cautérisation, ligature ou arrachement.

VAGINITE. — Nous arrivons maintenant, en allant des régions superficielles vers les parties plus profondes, à la forme de beaucoup la plus commune de la blennorrhagie chez la femme, *la vaginite*. La muqueuse vaginale est, en effet, pendant l'acte du coït, la partie la plus exposée au contact du pus blennorrhagique, elle doit donc être, et est en réalité, presque toujours le point de départ de l'inflammation. Une sensation de chaleur, de gêne, de pesanteur, de réplétion et, dans les cas plus graves, de cuisson vive; souvent encore quelques douleurs en urinant, sont les principaux troubles fonctionnels occasionnés par la vaginite.

En examinant l'état local, on constate une rougeur inaccoutumée de la muqueuse vaginale ; cette coloration, suivant l'intensité du mal, varie du rose foncé au rouge vif et, chez les femmes grasses, la teinte peut même en apparaître violacée. La sensibilité de la muqueuse est assez vive pour rendre très pénible la pénétration d'un spéculum, même de petit calibre.

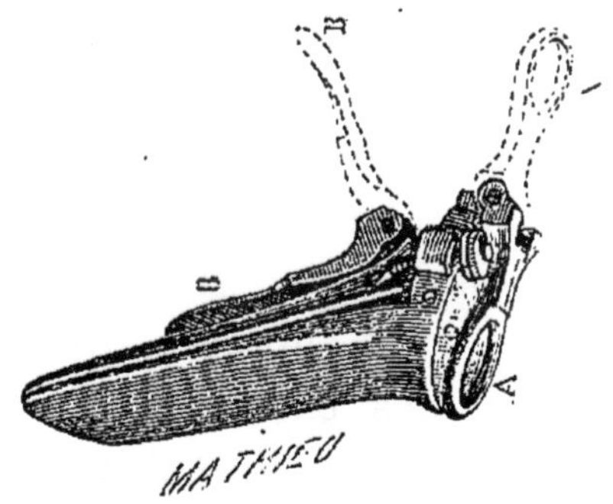

Fig. 21. — Spéculum de Cusco.

L'inflammation présente en général son maximum d'acuité dans le cul-de-sac vaginal postérieur, c'est là également qu'elle a le plus de tendance à se localiser pour passer à l'état chronique. Si on se sert pour l'exploration du spéculum de Cusco (fig. 21), qui est un des mieux tolérés, on voit, en abaissant sa valve inférieure, pour pénétrer dans le cul-de-sac, un flot de matière purulente faire irruption sur cette valve, qu'on est obligé d'absterger pour continuer l'examen. C'est, en effet, un point de pratique très important que de bien découvrir ce cul-de-sac postérieur, pour y porter directement les remèdes topiques, car, faute de ce soin, on ne guérit que partiellement la blennorrhagie de la muqueuse vaginale, on la laisse passer à l'état chronique.

La muqueuse qui tapisse le col de l'utérus présente en général une coloration rouge assez prononcée, et souvent un mucus épais, très visqueux, de couleur grisâtre ou jaune verdâtre, sort de son orifice. Cette *morve utérine* est l'indice de la participation de la muqueuse du col de la matrice à l'inflammation blennorrhagique.

L'écoulement vaginal, muco-purulent, de couleur jaune verdâtre au début, plus tard laiteux, est extrêmement âcre ; aussi quand il est très abondant et qu'il souille les parties cutanées, peut-il y produire des érythèmes et des excoriations. Mis en contact avec d'autres muqueuses, il peut y faire naître une inflammation similaire. C'est pour cette raison, comme nous l'avons déjà fait remarquer, que la blennorrhagie anale est beaucoup plus commune chez la femme que chez l'homme.

Dans quelques cas, particulièrement chez les femmes enceintes, on constate un développement exagéré des papilles, qui donne à la muqueuse un aspect granuleux, framboisé (*vaginite granuleuse*). En dehors de l'état de grossesse, cette forme curieuse de vaginite paraît se rattacher à l'herpétisme.

Il n'est pas très rare, dans les vaginites aiguës, de rencontrer une certaine tuméfaction des ganglions inguinaux; si les parties profondes du vagin sont envahies, les ganglions pelviens et surtout le ganglion rétro-utérin, qu'on peut alors sentir avec le doigt, s'hypertrophient. Ces adénites, causées par l'inflammation blennorrhagique, ne suppurent jamais, à moins que, chez quelques sujets prédisposés, elles ne prennent la forme strumeuse ; mais cette transformation est tout à fait exceptionnelle.

Nous ajouterons encore que dans la sécrétion purulente de la vaginite, le microscope permet de découvrir des proto-organismes, le *trichomonas vaginalis* de Donné et le *ciliaris bicaudalis* de Salisbury. Mais ces protozoaires ne sont pas spéciaux à la vaginite, et on les rencontre très souvent, surtout chez les femmes grosses, dans toutes les sécrétions vaginales.

Les causes de la vaginite sont nombreuses, et ce serait une grave erreur de n'en vouloir admettre qu'une seule, la contagion. La seconde dentition, la présence d'oxyures vermiculaires dans le rectum, la masturbation, peuvent, chez les petites filles, provoquer la vaginite. Nous ne saurions trop rappeler, à ce propos, combien cette notion étiologique doit être présente à l'esprit du médecin chargé d'un examen médico-légal, et combien elle lui commande la plus grande réserve dans ses appréciations. « Les médecins, disent Boys de Loury et Costilhes (*Gazette méd.*, 1847, p. 577), sont souvent appelés à examiner des petites filles atteintes de vaginite, et que l'on suppose avoir été violées. Ce sont des enfants de six à sept ans à peine, presque toujours de constitution lymphatique ou scrofuleuse, mal nourries, malproprement tenues, contractant de bonne heure de mauvaises habitudes, que révèle le cynisme de leur langage. Sur un très grand nombre de petites filles que l'un de nous a été appelé à examiner, comme ayant été victimes d'attentats à la pudeur, il en est très peu qui l'aient été réellement. Nous pourrions à peine supposer que la spéculation se soit emparée de ce moyen dans la basse classe et que des mères aient appris à des enfants de moins de dix ans, à jouer le rôle de victimes qu'elles soutiennent devant les magistrats, si nous n'en avions été fréquemment les témoins [1]. »

Chez les adultes, nous trouvons également, en dehors de la contagion, des causes nombreuses de vaginite ; tels sont la dysménorrhée, le lymphatisme ou la scrofule, l'herpétisme, la fatigue, le froid humide, la grossesse, les excès de coït, les manœuvres abortives et, d'une façon générale, tous les traumatismes du vagin, etc. On voit donc qu'ici encore, il faut se garder de conclure trop hâtivement à une origine contagieuse du mal, surtout eu égard aux

[1] Citation extraite du *Traité des maladies vénériennes* du Dr L. Jullien.

conséquences parfois désastreuses que pourrait avoir cette fausse interprétation.

Traitement. — Le traitement de la vaginite doit varier, suivant que l'inflammation de la muqueuse est plus ou moins intense.

Dans les cas très aigus, où les douleurs sont tellement vives, que l'introduction même du plus petit spéculum est impossible, on aura recours aux moyens antiphlogistiques habituels, bains de son, compresses émollientes, pommades belladonées, tisanes délayantes, etc. Si l'éréthisme nerveux était par trop exalté, on ajouterait trois à quatre grammes de bromure de potassium, à prendre chaque jour dans une potion. Mais, dès que ces premiers symptômes se seront calmés, que l'introduction d'un spéculum sera devenue possible, on devra mettre immédiatement en usage le traitement local par les astringents ou les caustiques légers, car c'est le seul sur lequel on puisse réellement compter.

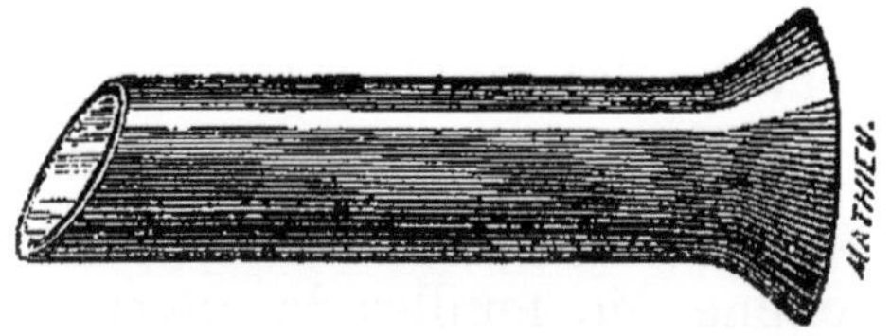

Fig. 22. — Spéculum de Fergusson.

Introduisant d'abord un spéculum de Cusco, on badigeonne complètement le cul-de-sac postérieur avec une solution de nitrate d'argent au quinzième ou au vingtième. Ce premier temps du pansement minutieusement exécuté, (nous avons vu plus haut quelle était son importance), on retire le spéculum de Cusco qu'on remplace par celui de Fergusson (FIG. 22). On pousse dans le vagin ce miroir cylindrique, jusqu'à ce que le col de la matrice devienne bien en évidence, et on badigeonne également sa muqueuse, lorsqu'elle est enflammée, avec le nitrate d'argent. Retirant ensuite peu à peu le spéculum, on touche successivement toutes les parties du vagin à mesure qu'elles viennent faire hernie dans l'orifice du miroir. Enfin, après chaque cautérisation, il est bon de laisser à demeure dans le vagin, pendant quelques heures, un gros tampon de ouate, bien enduit de vaseline, pour empêcher le contact mutuel des surfaces muqueuses.

Cette cautérisation très superficielle de toute la surface muqueuse du vagin n'est nullement douloureuse, et c'est à peine si la femme perçoit une assez forte sensation de chaleur. On doit renouveler ce pansement tous les quatre ou cinq jours; il est rare qu'après la cinquième séance, la guérison ne soit pas complète.

Dans l'intervalle des cautérisations, on prescrit à la malade des injections avec des liquides astringents, tels que des infusions de roses de Provins, d'écorce de chêne, de feuilles de noyer, auxquelles on ajoute encore, pour en augmenter l'action, une certaine quantité de tannin. Le Dr Baldi a obtenu également de bons résultats avec des injections d'eau oxygénée; enfin nous nous sommes encore bien trouvé de l'emploi du coaltar saponiné et des injections pratiquées avec une dissolution de sulfurine.

Le traitement par les cautérisations superficielles, avec les solutions fortes de nitrate d'argent, est encore le meilleur qu'on puisse employer contre la vaginite chronique. Nous avons aussi obtenu d'excellents résultats avec les injections de coaltar, et par l'application fréquemment répétée de tampons enduits d'une pommade au tannin, ayant la vaseline pour excipient.

Les bains de sulfurine, surtout lorsque la vaginite est liée à une diathèse herpétique manifeste, sont, comme les bains sulfureux ordinaires, appelés à rendre de grands services; la femme doit alors, tout en prenant son bain, faire des injections lentes et nombreuses. L'action thérapeutique du soufre à l'état moléculaire, doit être ici analogue à celle que nous avons indiquée, d'après la théorie de Gubler, pour le canal de l'urèthre.

Dans les cas invétérés, les bains de mer et les eaux salines peuvent également être recommandés; ils ont amené assez souvent, par leur seule action révulsive et tonique, la guérison de vaginites jusque-là incurables.

Si nous n'avons parlé, jusqu'à présent, d'aucun médicament interne, copahu, cubèbe ou santal, dans le traitement de la vaginite, c'est qu'ils ne donnent, en pareil cas, aucun résultat. On doit se rappeler, en effet, que l'action de ces médicaments est locale, c'est-à-dire qu'ils n'agissent qu'en s'éliminant mêlés à l'urine. Ils ne sauraient donc être ici d'aucun secours, puisqu'ils n'entreraient pas en contact avec la muqueuse vaginale. Des injections vaginales faites avec les urines des malades préalablement rendues copahifères, avec de l'eau distillée de copahu, avec une émulsion de cette oléo-résine, n'ont donné d'ailleurs que de médiocres résultats.

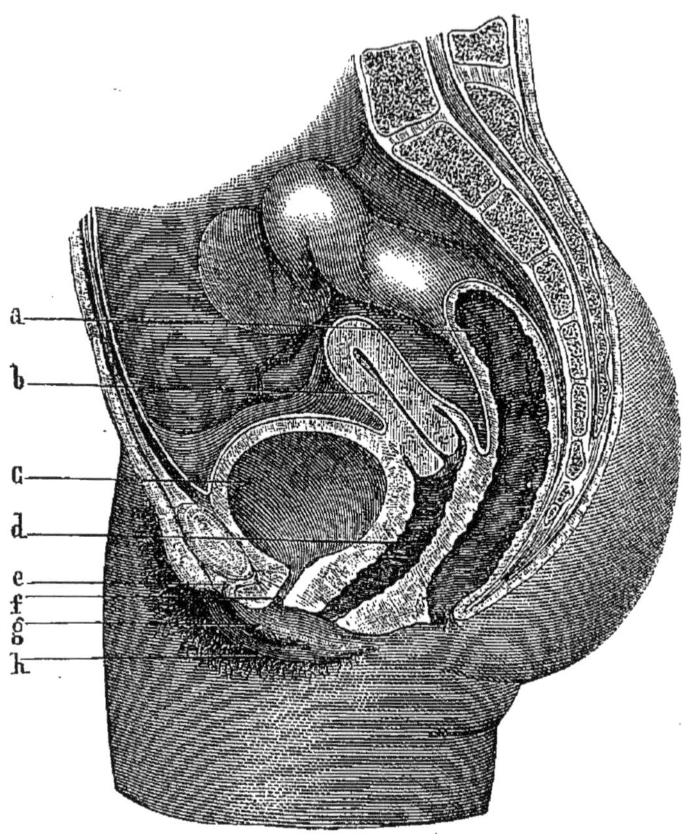

Fig. 23. — Coupe verticale du bassin. (D'après le Dr L. de Sinéty.)

a, Rectum ; — *b*, Utérus ; — *c*, Vessie ; — *d*, Vagin ; — *e*, Clitoris ; — *f*, Urèthre ; — *g*, Petites lèvres ; — *h*, Grandes lèvres.

Métrite blennorrhagique. — La blennorrhagie peut encore se localiser plus profondément, elle peut atteindre la moitié inférieure du col de l'utérus (FIG. 23), où la disposition des éléments anatomiques présente un terrain favorable à son développement. L'examen direct de l'organe dévoile alors les lésions suivantes :

1° Une rougeur plus ou moins vive de la muqueuse qui tapisse le col ;

2° Une sécrétion grisâtre ou verdâtre, extrêmement visqueuse et très justement désignée sous le nom de *morve utérine* ;

3° Une ulcération, en général très superficielle, entourant l'orifice du col, mais surtout prononcée sur sa lèvre postérieure ; parfois même la surface dénudée se prolonge dans la cavité du col. Lorsque l'ulcération est plus étendue et plus profonde, son fond très rouge devient granuleux ;

4° Un certain degré d'hypertrophie de la portion intra-vaginale du col de l'utérus, appréciable surtout dans les cas déjà anciens.

La blennorrhagie de la cavité du col de l'utérus a une grande tendance à passer à l'état chronique ; elle devient alors la source d'une leucorrhée interminable ou récidivant pour la moindre cause.

La stérilité peut être une conséqnence de la blennorrhagie utérine ; l'atrésie de l'orifice, l'hypertrophie de la muqueuse cervicale, l'obturation de la cavité du col par la sécrétion permanente d'un mucus visqueux et épais en sont les causes déterminantes.

Bien que souvent liée à la vaginite, la blennorrhagie du col peut exister seule, l'utérus étant directement contaminé.

Lorsque la période inflammatoire du début est très intense, avec fièvre, douleurs dans le bas-ventre, s'irradiant jusque dans les reins; que la surexcitabilité nerveuse est considérable, on doit recourir au traitement antiphlogistique. On prescrira donc des frictions sur l'abdomen avec de la pommade mercurielle belladonée, l'application permanente de cataplasmes laudanisés, l'usage presque quotidien de laxatifs et, lorsque les douleurs seront moins vives, quelques grands bains.

On se trouvera encore bien de prescrire de petites injections de glycérine parfaitement neutre, que la malade conservera. Le docteur Chéron a très ingénieusement démontré que la glycérine est un décongestionnant par excellence.

Dès que la période inflammatoire sera calmée, on aura immédiatement recours aux cautérisations, faites avec le crayon de nitrate d'argent, de la surface du col et surtout de sa cavité. Ces cautérisations, qui ne sont nullement douloureuses, devront être renouvelées tous les cinq ou six jours, et, dans leurs intervalles, la malade fera plusieurs fois dans la journée, comme pour la vaginite, différentes injections aiguisées de tannin ou mêlées de coaltar. La guérison complète s'obtient ainsi généralement en un mois.

Contre la blennorrhagie chronique du col de l'utérus, les attouchements des surfaces ulcérées avec de la teinture d'iode pure ou avec une solution cencentrée de nitrate acide de mercure sont, dans quelques cas, préférables à la cautérisation pratiquée avec le crayon de nitrate d'argent. On a encore obtenu de bons résultats, en laissant à demeure dans le col des crayons de chloral ou de tannin. Mais il est préférable, dans les mêmes circonstances, d'après le professeur Courty, d'y abandonner un petit fragment de nitrate d'argent. Cette cautérisation énergique ne présente aucun inconvénient, elle est très bien supportée; nous reviendrons d'ailleurs plus en détail sur ce sujet dans le chapitre suivant.

L'usage des toniques et des reconstituants de toute espèce est l'adjuvant presque indispensable du traitement local. Dans quelques cas invétérés, l'hydrothérapie, un séjour prolongé aux bains de mer peuvent rendre aussi d'importants services. Inutile d'ajouter que, pendant toute cette période de soins, les rapports sexuels devront être absolument interdits, afin de laisser dans un repos complet l'organe malade?

La pelvipéritonite, ou inflammation du feuillet péritonéal qui tapisse les ovaires, est parfois déterminée par la blennorrhagie; Bernutz a même démontré que cette complication n'était pas très rare. La terminaison par résolution complète est de beaucoup la plus fréquente; aussi, dans un grand nombre de cas, n'observe-t-on comme symptômes qu'une certaine sensibilité à la pression dans la région ovarienne, et quelques légères douleurs spontanées. Plus rarement la période d'invasion prend une apparence redoutable; les douleurs sont alors très vives, arrachent des cris; la sensibilité de l'abdomen devient grande et on constate de la fièvre, quelquefois même un léger délire, des hoquets et des vomissements, puis tout rentre bientôt dans le calme, et la maladie reprend son cours normal vers la guérison. Cependant, dans quelques cas exceptionnels, la suppuration s'est déclarée, et des abcès se sont ouverts dans le vagin, dans le rectum, ou même dans la cavité utérine. L'ouverture d'un de ces foyers purulents dans le péritoine a pu déterminer la mort par péritonite suraiguë.

Tel est l'ensemble des manifestations de la blennorrhagie chez la femme ; on voit que cette phlogose peut occuper des régions différentes, se montrer sous des formes diverses et que pourtant aucun de ces aspects n'est absolument l'indice certain d'une origine contagieuse. Cette notion étiologique si variable de la blennorrhagie chez la femme, ou plutôt, pour employer un mot moins spécial, de l'inflammation des voies génitales, doit toujours être exactement présente à l'esprit du médecin ; il évitera ainsi des injustices graves, parfois peut-être un malheur irréparable, qu'une parole imprudente pourrait amener.

CHAPITRE XXI

DE LA LEUCORRHÉE

On distingue deux sortes de leucorrhée : l'utérine et la vaginale. — La leucorrhée utérine ou catarrhe utérin est beaucoup plus fréquente que la leucorrhée vaginale. — Différence des deux écoulements. — Causes du catarrhe utérin. — Signes et diagnostic. — Conséquences. — Traitement local. — Traitement général. — Eaux minérales et thermales qui conviennent au traitement du catarrhe utérin.

Dans le chapitre qui précède, nous avons principalement traité des écoulements ayant leur source dans une inflammation des voies génitales, que cette phlogose des muqueuses vulvaire, vaginale, utérine ou uréthrale reconnût ou non comme cause un principe contagieux. Nous allons nous occuper maintenant d'une autre sécrétion des organes sexuels, bien plus fréquente que les premières, mais ne présentant avec la contagion aucun rapport. Telle est la *leucorrhée*, connue vulgairement sous le nom de *flueurs blanches*.

La leucorrhée peut dépendre soit d'une hypersécrétion vaginale, soit, et cette origine est bien plus commune, d'un état d'irritation chronique (*catarrhe*) de la muqueuse utérine et, en particulier, de la portion de cette muqueuse qui tapisse le col de la matrice. Il existe donc deux variétés bien distinctes de leucorrhée, reconnaissables d'ailleurs à la différence de nature des écoulements.

Le liquide sécrété par le vagin est assez fluide, opalescent ou jaune verdâtre et sa réaction est acide; à l'examen microscopique on y découvre, en dehors des proto-organismes signalés plus haut, de nombreuses cellules d'épithélium pavimenteux et, dans les cas un peu aigus, quelques globules purulents. Il produit sur le linge de larges taches blanchâtres ou jaunâtres qui ne l'empèsent que médiocrement.

Le liquide dû à une hypersécrétion utérine est, au contraire, très épais, visqueux, adhérent; tantôt il est limpide et présente avec l'albumine de l'œuf la plus grande ressemblance, tantôt, suivant le degré de l'irritation, il est blanchâtre ou d'un jaune gris. Pendant l'exploration au spéculum, on le voit sourdre de l'orifice du col de l'utérus; on peut alors l'étirer avec des pinces, et parfois on a beaucoup de mal à le détacher. Sa réaction est alcaline, le microscope y dévoile de nombreuses granulations et des cellules cylindriques ou coniques à cils vibratiles. Il empèse fortement le linge, et les taches y sont si épaisses, qu'une fois sèches, il est possible, en les grattant, de les enlever par petites écailles.

La leucorrhée ou catarrhe utérin est une affection des plus communes, surtout dans nos grandes villes, et bien peu de femmes n'ont jamais eu de flueurs blanches. Beaucoup, il est vrai, en sont si peu incommodées qu'elles ne pensent pas à s'en plaindre; d'autres, au contraire, par un sentiment de pudeur explicable mais non justifié, dissimulent soigneusement leur mal, jusqu'à ce que l'affaiblissement de leur santé, ou d'autres conséquences graves liées à cette irritation permanente de l'utérus, les oblige à réclamer le secours de notre art.

Etiologie. — La leucorrhée peut survenir à tous les âges. On l'observe chez les petites filles, à l'époque de la dentition, elle est alors vaginale ; elle n'est pas rare non plus chez les jeunes filles, surtout lorsque les fonctions menstruelles ne s'établissent que péniblement. Chez la femme, où les excitations sexuelles, la congestion cataméniale périodique et les grossesses deviennent pour l'utérus une cause d'irritation incessante, elle est des plus communes; pour les mêmes raisons, elle devient rare après la ménopause. La constitution et le tempérament ont sur l'apparition de la leucorrhée une notable influence. On l'observe principalement chez les jeunes filles et les jeunes femmes blondes ayant un tempérament lymphatique, que révèle leurs pâles couleurs, des lèvres épaisses, et une prédisposition aux engorgements ganglionnaires.

Cependant la leucorrhée peut atteindre toutes les constitutions, tous les tempéraments. Si les personnes sujettes aux flueurs blanches invétérées sont généralement pâles et amaigries, cette anémie ou cette chlorose doivent légitimement être considérées comme la conséquence et non comme la cause du catarrhe chronique de l'utérus.

La période menstruelle amenant une congestion extrêmement vive de l'utérus, il n'est pas rare qu'elle soit précédée et suivie de flueurs blanches.

Pendant la grossesse, pour une raison identique, les femmes sont sujettes à la leucorrhée ; dans quelques cas même, on a vu chaque grossesse annoncée par un léger degré de catarrhe utérin.

Le froid humide est une cause très fréquente de catarrhe utérin, sur laquelle nous ne saurions trop appeler l'attention. Que de jeunes filles, que de femmes, ont été atteintes de flueurs blanches pour être restées assises sur un gazon encore mouillé, pour avoir marché pendant longtemps sur un sol humide et détrempé, pour être sorties insuffisamment protégées contre un temps pluvieux !

Le catarrhe utérin n'est nullement, en effet, une affection spécifique. La muqueuse de la matrice est sujette à s'irriter tout aussi bien, et pour les mêmes causes, que le revêtement muqueux des fosses nasales, du pharynx, du larynx et des bronches. Que cette leucorrhée, qui s'annonce en général par quelques légers symptômes fluxionnaires soit négligée, qu'elle soit dissimulée, et l'affection passera peut-être à l'état chronique. En un mot, si je puis ainsi dire, le froid humide peut communiquer un véritable *rhume* aigu, puis chronique de l'utérus.

Comme d'autres affections catarrhales, le catarrhe de l'utérus pourrait-il présenter parfois un caractère épidémique? Quelques médecins l'ont pensé, ayant eu l'occasion d'observer un grand nombre de ces affections pendant une même période de temps. Mais ce n'est là qu'une apparence, car si, à certaines époques, les catarrhes utérins sont plus fréquents, cela tient à la permanence, pendant ces périodes, des causes efficientes d'irritation de la muqueuse utérine. « L'influence de ces causes, dit le professeur Courty[1], est encore plus marquée lorsqu'elle se fait ressentir à la fois sur un grand nombre de femmes. A Paris, lorsque le pont des Arts fut achevé, dit Troussel, il devint de mode d'en faire un lieu de promenade et de réunion. Les dames vinrent s'y asseoir, comme dans nos jardins publics, après le coucher du soleil; aussi furent-elles atteintes par l'air frais et humide du fleuve, qui occasionna une espèce d'épidémie de leucorrhée. »

Les lotions froides, si elles ne sont suivies d'une forte friction, ou si elles sont trop prolongées peuvent, par un mécanisme analogue, déterminer la leucorrhée.

L'herpétisme, la scrofule, le lymphatisme sont des agents actifs de leucorrhée. L'existence simultanée, antérieure ou consécutive d'autres manifestations de ces diathèses, l'habitus des malades, la notion des antécédents héréditaires mettront, en général, rapidement sur la voie de ce diagnostic si important de causalité; car il devient ici la clef du traitement.

[1] Courty. — *Traité des maladies de l'utérus.*

Une mauvaise hygiène résultant de l'habitation dans un logement froid et humide, d'une alimentation insuffisante et malsaine, d'un travail excessif, est également une cause très fréquente de leucorrhée chez les femmes de la classe ouvrière.

Parmi les aliments, il en est un dont la réputation est détestable, le café au lait; je ne veux ni l'incriminer ni l'excuser, mais je dois dire cependant que je connais bien des femmes, de mœurs simples et régulières, qui, sans le moindre inconvénient, en consomment chaque matin.

Les excès de coït, par l'excitation violente et répétée qu'ils évoquent dans la zone génitale, sont une cause habituelle de leucorrhée; il en est de même des excitations manuelles.

Un très grand nombre de courtisanes sont leucorrhéiques; l'abus du coït est ici la cause évidente du catarrhe utérin, en même temps que les excès de boisson, les veilles, les fatigues de tous genres.

SYMPTOMES. — Le catarrhe utérin peut se présenter sous deux formes : tantôt il est subaigu, tantôt il revêt d'emblée la forme chronique.

Lorsque la leucorrhée prend le caractère subaigu, son début est entouré des symptômes propres aux affections catarrhales. La malade ressent d'abord des douleurs plus ou moins vives dans le bas-ventre, derrière le pubis, puis ces douleurs s'irradient souvent jusque dans les reins, parfois du côté du coccyx et de l'anus, où elles déterminent une sensation de pesanteur, de faux besoins. En même temps une fièvre légère se déclare, la langue est saburrale et il existe un certain degré d'embarras gastrique. On peut encore observer simultanément, cette coïncidence n'est même pas très rare, un catarrhe aigu des voies aériennes (coryza ou bronchite), ou une légère entérite, ces diverses affections reconnaissant une cause commune, l'impression du froid humide.

Un ou deux jours après ces prodrômes, apparaît l'écoulement leucorrhéique avec les caractères variables, suivant le degré et le siège de l'inflammation, que nous avons déjà signalés.

La catarrhe utérin a une grande tendance à passer à l'état chronique; fréquemment encore cette dernière forme s'étabit d'emblée. L'affection est alors complètement apyrétique, les douleurs sont nulles ou presque nulles et l'écoulement, parfois très abondant, constitue toute la maladie.

Cette hypersécrétion permanente est une cause d'affaiblissement qui, tôt ou tard, suivant les conditions de résistance individuelle, aura son retentissement sur l'état général. C'est à ce moment qu'apparaît ce masque particulier aux femmes atteintes d'affections utérines, cette pâleur spéciale donnant au visage des tons de cire, ces troubles dyspeptiques si fréquents, cette exaltation nerveuse pouvant aller jusqu'aux désordres hystériques, etc.

DIAGNOSTIC. — La leucorrhée n'étant qu'un symptôme pouvant dépendre de causes diverses, il est absolument nécessaire, au moins dans la majorité des cas, pour établir un diagnostic précis, de pratiquer l'examen direct des parties génitales. Toutefois, chez les jeunes filles, où les flueurs blanches sont plutôt le résultat d'une affection constitutionnelle que d'un désordre local, cette exploration pourra être négligée; car très souvent un régime tonique, des douches froides, une ou deux saisons passées aux bords de la mer ou dans une ville d'eaux convenablement choisie, quelques soins locaux, sur lesquels nous insisterons tout à l'heure, suffiront à faire disparaître ou tout au moins à atténuer la leucorrhée et ses conséquences ultérieures.

Pour pratiquer l'examen direct des parties génitales, nous nous servons du spéculum de Cusco, qui est en général le mieux toléré par la malade. Nous examinons d'abord la muqueuse vaginale surtout au niveau du cul-de-sac postérieur, lieu d'élection, comme nous le disions dans le précédent chapitre, des inflammations chroniques du vagin. Pour bien mettre ce cul-de-sac en évidence, il est bon, au moyen d'un hystéromètre introduit à un ou deux centimètres de profondeur dans le col de l'utérus, de soulever légèrement la matrice.

Si la muqueuse vaginale est saine, on porte alors son attention sur le col de l'utérus. On le trouve généralement gros, plus ou moins induré, et portant une ulcération qui siége presque toujours sur sa lèvre postérieure, et peut se prolonger dans l'intérieur même de la cavité cervicale de l'utérus. Il n'est pas rare également, de voir, au moment de l'exploration, sourdre de l'orifice du col une humeur très visqueuse, très adhérente, et que parfois on a un certain mal à détacher. Pour provoquer cette sortie du mucus, lorsqu'elle ne se produit pas spontanément, il suffit d'appuyer un peu sur la matrice avec la valve inférieure du spéculum. Dans quelques cas, le col est très hypertrophié, soit en largeur, soit en longueur, présentant alors une forme conique allongée; enfin on peut encore apercevoir de petites tumeurs rouges, molles, dépressibles (polypes muqueux) venant faire saillie par l'orifice du col.

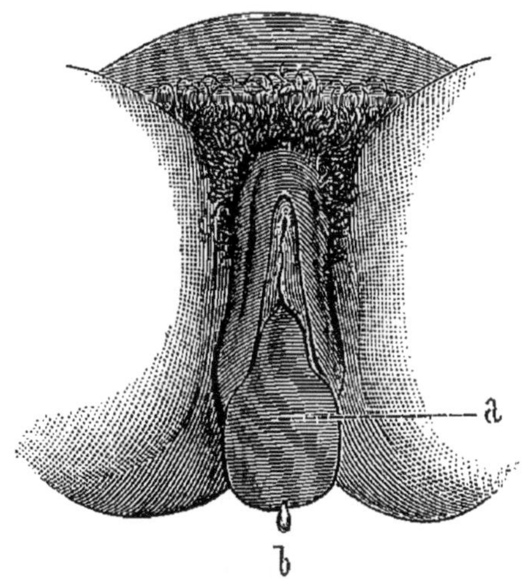

FIG. 24. — Hypertrophie et chute de l'utérus. (D'après le Dr L. de Sinéty.)

a, segment hypertrophié de l'utérus faisant saillie à la vulve : — *b*, Goutte de mucus s'échappant de l'orifice du col.

Chez certaines femmes, le toucher vaginal fera de plus reconnaître l'existence d'un abaissement (FIG. 24) avec mobilité exagérée de la matrice, de déviations (FIG. 25) ou de flexions utérines.

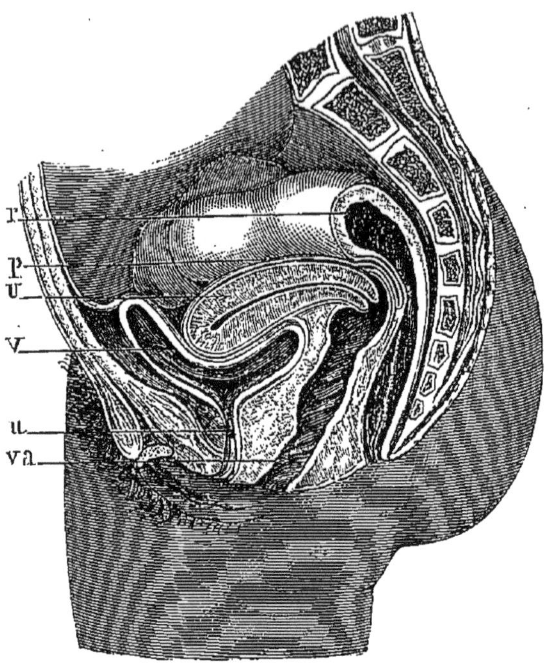

FIG. 25. — Utérus en antéversion. (D'après le Dr de Sinéty.)

u, Utérus; — *v*, Vessie; — *u*, Urèthre; — *r*, Rectum; — *va*, Vagin; — *p*, Péritoine.

Cette simple énumération des lésions que peut seul révéler l'examen direct, suffit amplement à justifier sa nécessité absolue, mais en outre, on pourra encore, excepté, bien entendu, dans les cas où il y aurait lieu de supposer une grossesse commençante, constater au moyen de l'hystéromètre si l'orifice du col n'est pas obstrué, s'il n'est pas rétréci, car ce rétrécissement ainsi que les déviations sont des causes assez fréquentes de stérilité, auxquelles il est d'ailleurs possible de remédier. Dans les cas de catarrhe prolongé, on pourra encore, avec le même instrument, sonder l'utérus, constater sa dilatation et acquérir ainsi la preuve que le catarrhe a sa source dans la cavité même de la matrice. On devra s'enquérir en même temps de la réaction chimique de la sécrétion utérine, car si celle-ci est alcaline à l'état normal, elle peut, sous une influence perturbatrice, devenir acide, et c'est là une cause d'infécondité, les spermatozoïdes ne pouvant vivre dans un milieu acide.

Avant de passer à la question si importante du traitement, nous devons nous demander si la suppression rapide d'un écoulement qui dure depuis longtemps ne pourrait pas amener, dans la suite, certaines complications morbides. Quelques médecins ont manifesté cette crainte, mais cependant nous ne la croyons nullement fondée, au moins pour les femmes anémiques et d'une faible constitution. Chez les femmes atteintes de leucorrhée rebelle, mais d'un tempérament sanguin, ce qui est l'exception, il n'en serait peut-être pas de même; nous devons avouer cependant que jamais, en pareil cas, nous n'avons vu résulter le moindre désordre de la suppression d'un écoulement utérin. La période cataméniale constitue en effet chez la femme l'exutoire par excellence et, par sa plus ou moins grande abondance, compense largement l'effet nuisible que pourrait produire la rétention en excès de certaines humeurs dans l'économie. Les phénomènes de répercussion sont donc bien moins à craindre, à cause de ce dérivatif, chez la femme que chez l'homme.

TRAITEMENT. — Dans tous les cas de leucorrhée chronique originaire d'une irritation de la muqueuse vaginale ou de celle de la cavité cervicale de l'utérus, la cautérisation avec le nitrate d'argent, soit sous forme de crayon, soit en solution plus ou moins concentrée, est un des procédés les plus efficaces.

La leucorrhée est-elle vaginale ; nous nous servirons d'une solution de sel d'argent au dixième ou au quinzième, car les liquides peuvent s'insinuer plus facilement dans le cul-de-sac postérieur, et nous avons vu que c'était là le lieu d'élection des lésions pathologiques de cette variété de leucorrhée. Le manuel opératoire pour pratiquer cette cautérisation est le même que celui qui a déjà été indiqué à propos de la vaginite. Ce pansement sera renouvelé tous les six jours environ et, après un même nombre de séances, on aura, le plus souvent, obtenu une guérison complète.

Lorsque, ce qui est la règle, la leucorrhée dépend d'un catarrhe de la muqueuse utérine, la cautérisation est encore le procédé le plus efficace. On se sert alors d'un crayon de nitrate d'argent qui doit avoir trois centimètres de longueur et qu'on enfonce entièrement dans la cavité du col ; on le laisse ainsi pendant une vingtaine de secondes, en lui imprimant un léger mouvement de rotation, puis on le retire lentement. Si le col est hypertrophié, il est utile d'en cautériser en même temps la surface au moyen de quelques coups de crayon. Cette cautérisation n'est pas douloureuse, la femme ne s'en aperçoit même pas. L'insensibilité presque absolue du col de la matrice, qu'on le scarifie ou qu'on l'incise, qu'on le brûle au fer rouge ou avec de puissants caustiques, est d'ailleurs un fait bien connu des chirurgiens.

Dans quelques cas, les cautérisations au nitrate d'argent peuvent être remplacées par des applications de teinture d'iode, de perchlorure de fer, s'il y a tendance hémorrhagique, ou par l'emploi de crayons de tannin ou de chloral. Mais ces faits constituent l'exception et le crayon d'azotate d'argent est, et restera sans doute longtemps encore, le topique par excellence pour les cautérisations légères de la muqueuse utérine qui tapisse le col.

Si la leucorrhée dépend d'une altération de la muqueuse du corps même de l'utérus, ce qu'on reconnaîtra à la dilatation de la cavité de cet organe, à son augmentation de volume, à la présence d'un très grand nombre de cellules à cils vibratiles dans le mucus dont se compose l'écoulement, la cautérisation au nitrate d'argent restera toujours le procédé de traitement le plus efficace et le moins dangereux.

Courty, le professeur si expérimenté de la faculté de Montpellier, recommande même, en pareil cas, d'abandonner un petit fragment de nitrate d'argent dans l'intérieur de la cavité utérine. « Jamais, dit-il, il n'a vu une leucorrhée, si opiniâtre qu'elle ait été, résister à ce moyen vraiment héroïque de traitement. Ce procédé bien que téméraire en apparence, ne présente en réalité aucun danger. La cavité de l'utérus malade est recouverte d'une couche de mucus qui empêche le contact immédiat de la muqueuse avec le caustique. Le crayon, en coagulant l'albumine du mucus qui l'entoure, s'enveloppe lui-même rapidement d'une couche membraneuse. Il fond alors lentement et incomplètement et exerce ainsi sur la muqueuse une action lente, mais de longue durée et dont le résultat, ainsi que l'a montré l'expérience, est extrêmement favorable. »

Les injections intra-utérines, qui ont également été vantées contre cette forme de leucorrhée, sont loin d'avoir la même efficacité et surtout la même innocuité. Les douleurs atroces qu'elles déterminent parfois, les accidents de pelvipéritonite, dont quelques-uns mortels, qui se sont montrés consécutivement, doivent les faire abandonner.

On se sert en général pour les pratiquer d'une sonde à double courant. Quelques médecins ont également mis en usage une seringue à jet récurrent analogue à celle que mon père a fait fabriquer pour le traitement abortif de la blennorrhagie ; ce dernier procédé, lorsque l'injection du liquide caustique est limitée à la cavité cervicale de l'utérus, peut être considéré comme mettant à l'abri de tout danger ; mais on pourrait alors plus commodément recourir à l'emploi du *porte-topique*.

La seconde partie du traitement local de la leucorrhée est le plus souvent pratiquée par la malade elle-même ; elle comporte les différents procédés d'injection, d'irrigation et de douche ascendante généralement en usage dans les affections utérines.

Les injections, très efficaces contre les inflammations chroniques du vagin, sont sans grande utilité contre le catarrhe utérin proprement dit, puisqu'elles n'arrivent pas en contact avec les parties malades. Les infusions et décoctions de feuilles de noyer, d'écorce de chêne, de roses de Provins, constituent le véhicule ordinaire de ces injections, auxquelles il est bon d'ajouter, pour augmenter leur action astringente, une certaine dose de tannin. Si la sécrétion vaginale présente une odeur très âcre, on doit additionner les injections d'une substance aromatique, eau de Cologne, thymol, teinture de romarin, etc. Nous recommandons encore très souvent des injections au coaltar émulsionné; elles sont très simples à préparer, et presque toujours elles rendent d'excellents services.

L'irrigation n'est qu'une injection prolongée, un lavage vaginal en grand, qu'on fait au moyen d'un siphon. On envoie ainsi dans le vagin une quantité considérable d'eau très légèrement astringente pour en modifier les sécrétions.

On doit préférer aux irrigations les injections lentes et prolongées, qu'une malade peut se donner dans un bain ; c'est là un procédé très en usage dans les stations thermales et qui, en général, procure d'excellents résultats. Dans quelques cas, on recommande encore aux femmes, une fois au bain, de s'introduire dans la cavité vaginale, une grosse canule en porcelaine ou en caoutchouc durci, percée de nombreux trous pour que les parties sexuelles profondes entrent en contact avec le liquide. C'est là un procédé défectueux, et qui est loin de valoir les injections prolongées pratiquées avec une longue canule.

Les douches ascendantes ne sont applicables que dans les affections complètement atoniques du canal vagino-utérin: on doit d'ailleurs les suspendre dès qu'elles provoquent de la douleur.

Dans quelques cas d'affections chroniques du vagin ou du col de l'utérus, il est utile de laisser à demeure, pendant un certain temps, autant que possible dans le cul-de-sac vaginal postérieur, de gros tampons, bien enduits de vaseline et dans lesquels on enferme une substance astringente, un mélange d'alun et de tannin par exemple. Si au lieu d'effets astringents, on désirait obtenir une action décongestionnante, on les remplacerait par des tampons pleins de glygérine ou par des cataplasmes d'amidon enfermés dans de petits sacs de baudruche, en forme de sachet.

Lorsque le catarrhe utérin revêt au début une forme subaiguë, il faut prescrire un léger traitement antiphlogistique, comprenant des bains, une diète modérée, des cataplasmes laudanisés en permanence sur l'abdomen, et, si on le juge nécessaire, quelques cataplasmes internes, un laxatif tous les deux jours pour combattre la constipation alors fréquente, et enfin le repos le plus absolu. Mais, dès que les symptômes inflammatoires auront disparu, on commencera immédiatement les injections astringentes et les cautérisations superficielles.

En même temps qu'on attaque directement le mal par les moyens topiques qui viennent d'être indiqués, il faut agir encore énergiquement sur l'organisme pour relever ses forces, pour lui permettre de réparer, par une nutrition parfaite, les dommages qu'il a subis.

Deux médicaments : le fer et l'arsenic, doivent être ici placés en première ligne.

Le fer sera administré plutôt en solutions qu'en pilules, celles-ci pouvant traverser le tube digestif sans se dissoudre et, en conséquence, rester absolument inertes. Quelque excellentes et parfaites que puissent être aujourd'hui les préparations pharmaceutiques, en fait de solutions médicamenteuses, je n'en connais pas qui puissent être préférées à celles que la nature, on pourrait presque dire dans sa prévoyance, distille elle-même pour nous. L'eau d'Orezza, sous ce rapport, doit être placée en première ligne, les eaux de Renlaigue, de Spa et de Bussang sont également bonnes. A domicile, ces eaux se prennent, en général, pendant les repas.

Nous avons encore une excellente source arsénicale,

celle de la Bourboule; nous l'indiquerons donc de préférence aux liqueurs de Pearsone et de Fowler. L'eau de la Bourboule se prend le matin et dans l'après-midi, on commence d'abord par un quart de verre et on arrive bientôt à en absorber un verre entier.

Le vin de quinquina et les autres vins toniques trouveront évidemment leur place, à moins de contre-indications spéciales, dans ce traitement réparateur.

La malade est-elle en même temps dyspeptique, et c'est là, nous le savons, une complication commune de la leucorrhée; on cherchera, par des eaux faiblement alcalines, telles que celles de Saint-Galmier, de Saint-Alban, de Condillac, etc., à diminuer l'excès d'acidité dû à l'hypersécrétion du suc gastrique. Le ballonnement par distension gazeuse indique-t-il, au contraire l'atonie de l'estomac; on aura recours à la noix vomique pour réveiller les contractions péristaltiques de cet organe. Les eaux de Chatel-Guyon, avec lavage de l'estomac, conviennent également bien contre cette dyspepsie flatulente.

L'alimentation devra être substantielle, c'est-à-dire composée d'aliments très reconstituants et en même temps d'une digestion facile. Le lait et les œufs remplissent cet office pour les femmes ayant un dégoût insurmontable de la viande; car sans cela la viande, sous toutes ses formes, viande de boucherie ou volaille, reste encore l'aliment par excellence. On est arrivé aujourd'hui, d'après les conseils de M. le

Dr Debove, et grâce aussi à l'habile initiative de M. Adrian, à dessécher la viande et à la réduire en poudre impalpable. Cette poudre ayant presque conservé toutes les propriétés de la viande fraîche, dont l'eau de composition a seule été évaporée, peut être mélangée à du bouillon, à une sauce quelconque, et passer ainsi très facilement, sans inspirer de dégoût et au grand profit de la reconstitution organique.

Les mets de haut goût et très excitants, comme le gibier, le poisson, les écrevisses, le homard devront être interdits, ainsi que le café, la bière et les boissons alcooliques. Les légumes, d'une digestion en général laborieuse, ne seront servis que rarement, pour varier les repas, et quant aux crudités, telles que salades, conserves vinaigrées, fruits à peine mûrs, ils seront rigoureusement exclus. Ce n'est pas d'ailleurs sans peine qu'on obtient une pareille privation, tant cette perversion du goût qui porte à préférer ce qui est sûr acide et aigre est fréquente chez ces jeunes malades.

Contre la surexcitation nerveuse, également assez fréquente en pareil cas, nous prescrirons le bromure de potassium et, si elle est compliquée d'insomnie, quelques cuillerées de sirop de chloral.

Le changement d'air, de milieu, sans être cependant une condition indispensable du traitement, procure souvent aux malades une rapide amélioration; l'attrait du voyage, les distractions si variées qu'on rencontre aujourd'hui dans la plupart des villes d'eaux, l'air vivifiant des montagnes, l'exercice, les excursions, un traitement hydro-minéral régulièrement suivi et bien surveillé expliquent la supériorité d'action des eaux prises aux sources mêmes sur celle des eaux transportées.

Pour activer les fonctions de la peau, les bains sulfureux, ou mieux encore ceux de *sulfurine*, peuvent être appelés à rendre les plus grands services. On doit aussi, dans le même but, recommander tous les jours une forte friction pratiquée sur la région dorso-lombaire avec une flanelle chaude ou un gant de crin.

Le catarrhe utérin reconnaissant comme cause fréquente l'influence du froid humide, la nécessité de porter des vêtements chauds, de s'envelopper de flanelle s'impose d'elle-même.

Les rapports sexuels doivent être rigoureusement interdits, si le catarrhe utérin est encore dans sa phase aiguë ou montre une tendance à y rentrer de nouveau. Lorsque la leucorrhée est au contraire complètement indolente, ils peuvent être autorisés avec une mesure de prudence dont la malade sera bon juge.

Chez les jeunes filles ou les jeunes femmes leucorrhéiques, affectées d'anémie ou de chlorose, l'hydrothérapie devient, comme stimulant de l'organisme, un agent précieux. Les douches, formées par la combinaison de la pluie et du jet, devront être courtes et suivies immédiatement d'une forte friction faite sur tout le corps au moyen d'un peignoir de flanelle très chaud. On obtiendra ainsi une réaction vive et rapide des plus favorables à la réparation des forces.

Parmi les divers modes de traitement du catarrhe chronique de l'utérus, un des meilleurs consiste certainement à exiger de la malade qu'elle passe une ou deux saisons dans une ville d'eaux convenablement choisie, on encore aux bords de la mer. Les eaux salines, les bains de mer ont, en effet, amené parfois la cessation d'un écoulement leucorrhéique qui, jusque-là, avait résisté à tout autre traitement. Les injections ou irrigations vaginales faites avec l'eau de mer doivent alors être combinées au traitement par les bains. J'ai vu plusieurs résultats heureux ainsi obtenus et je signalerai, entre autres, le fait d'une couturière de harem qui, revenant en France, se guérit d'une leucorrhée persistante, en prenant, pendant la traversée de Constantinople à Marseille, des bains d'eau de mer et en se faisant de longues et lentes injections vaginales avec l'eau de son bain.

Pour choisir une ville d'eaux qui convienne au traitement de la leucorrhée, il faut tenir compte de deux indications très importantes dépendant de la cause réelle de la leucorrhée et de l'état actuel des lésions.

Lorsque la leucorrhée reconnaît comme cause, ou, au contraire, a déterminé une anémie profonde, nous recommanderons de préférence les eaux carbonatées ferrugineuses ; celles, par exemple, de Spa, de Forges, de Renlaigue, de Vittel (source des demoiselles) de Schwalbach, de Bagnères-de-Bigorre, etc.

Contre les écoulements d'origine lymphatique, on conseillera des bains de mer ou les eaux salines, iodurées, arsénicales de Salins, de Néris, de Saxon, de Challes, de la Bourboule, etc. Les eaux thermales

31.

sulfureuses de Luchon, Saint-Sauveur, Uriage, Cauerets, etc., conviennent également bien contre ces leucorrhées scrofuleuses.

Pour combattre les leucorrhées d'origine arthritique, les eaux alcalines, et surtout les eaux alcalines reconstituantes sont spécialement indiquées. Royat, Vals, le Mont-Dore, la Bourboule, Chatel-Guyon s'il y a des accidents dyspeptiques, Luxeuil, Plombières sont, sous ce rapport, universellement connues.

On voit donc, en résumé, que le traitement de la leucorrhée est complexe, et que les différentes parties qui le composent, traitement local, traitement tonique, traitement anti-diathésique ne peuvent être déterminées que par un examen et un interrogatoire des plus minutieux. De plus, c'est un mal chronique et, comme tel, seulement justiciable d'un traitement de longue durée. Aussi presque toujours faudra-t-il réclamer de sa malade un peu de patience, ainsi qu'une exactitude qu'il n'est pas généralement bien aisé d'obtenir. Et pourtant, c'est d'un traitement méthodique régulièrement suivi, avec une sévère persévérance, que dépend uniquement la guérison.

Le catarrhe utérin peut avoir certaines conséquences locales graves, et il est fréquemment une cause de stérilité. Mais ces lésions diverses, telles que fibrômes utérins, déviations ou abaissement de la matrice, hypertrophie du col, etc., n'ayant avec les affections des organes sexuels de l'homme, aucun rapport de causalité, leur description ne saurait trouver place dans cet ouvrage.

APPENDICE

I

SULFURINE

FOIE DE SOUFRE CRISTALLISÉ

POUR BAINS SULFUREUX OU DE BARÉGES

sans odeur.

La Sulfurine ou Foie de soufre cristallisé donne par sa dissolution dans l'eau d'un bain simple, un bain sulfureux présentant toutes les qualités physiques moins l'odeur, et jouissant des mêmes effets thérapeu, tiques que le bain sulfureux ordinaire. Elle est extraite du foie de soufre du commerce, qui sert à préparer les bains sulfureux ou de Baréges artificiels.

L'acide sulfhydrique ou hydrogène sulfuré qu'exhalent les bains sulfureux ordinaires est complètement inutile à leur action thérapeutique; seul le soufre précipité ou à l'état de sulfure et les sels alcalins (carbonates de soude et de potasse) qui s'y trouvent dissous en constituent les agents actifs. Les médecins de la station thermale de Baréges font ressortir comme un des grands avantsgee de leurs eaux, le peu d'acide sulfhydrique qu'elles laissent dégager. Les eaux d'Aix en Savoie, dont la réputation est justement universelle, n'en renferment également qu'une faible proportion et sont relativement peu odorantes.

L'hydrogène sulfuré, gaz qui sort spontanément des eaux croupies, des égouts et autres lieux impurs, est éminemment toxique. Aussi, malgré son odeur pénétrante, ne se dégage-t-il qu'en très minime quantité d'un bain sulfureux, autrement le baigneur serait promptement asphyxié.

La seule action généralement reconnue de l'hydrogène sulfuré, absorbé par les voies respiratoires, principalement dans les salles d'inhalation attachées aux stations thermales, ne consisterait qu'en une modification de l'hématose, favorable dans quelques cas seulement d'affections chroniques de l'appareil pulmonaire, auxquelles ne s'adresse pas d'ailleurs le bain de *sulfurine*.

La partie de sulfure de potassium et de sodium qui reste dissoute dans l'eau d'un bain sulfureux ordinaire, n'a d'autre effet thérapeutique que celui d'une proportion équivalente de soufre précipité et de sels alcalins. (Gubler).

Pour obtenir la précipitation complète de tout le soufre d'un bain sulfureux ordinaire, il est d'usage dans un grand nombre d'établissements, d'y verser quelques grammes d'acide chlorhydrique ou sulfurique; mais l'hydrogène sulfuré dégagé alors en plus grande quantité, en rend le séjour difficilemeut supportable. Le bain de sulfurine est absolumen identique a ce genre de bain sulfureux, moins toutefois, point capital, *son odcur repoussante.*

Il est tellement vrai que les sulfures alcalins n'agissent que par le soufre et les principes alcalins qu'ils renferment, que la plus puissante des préparations sulfureuses, la pommade d'Helmerich, est uniquement formée de soufre et de carbonate de potasse mélangés dans un corps gras. Le bain de sulfurine n'est autre chose que la composition sulfureuse d'Helmerich en solution dans l'eau d'un bain, les doses étant naturellement appropriées à l'effet qu'on veut en général obtenir d'un bain sulfureux ordinaire, c'est-à-dire une excitation modérée de la peau qui en assure et en exagère même momentanément les fonctions.

La proportion de soufre, à l'état moléculaire, est plus grande dans le bain de sulfurine que dans le bain sulfureux ordinaire. Il est très facile de s'assurer de ce fait par un calcul très simple basé sur les équivalents chimiques. Ce soufre divisé à l'infini, réduit presque à l'état atomique, si je puis ainsi dire, pénètre dans les pores cutanés et y reste longtemps adhérent, ce que démontre péremptoirement la légère émanation sulfureuse qu'exhale la peau pendant les deux ou trois jours qui suivent un bain de sulfurine. C'est évidemment là une des principales causes du succès de ces bains en thérapeutique. Cet effet se produit également avec le bain sulfureux ordinaire, mais il est moindre, la proportion de soufre réduit étant moins grande.

Je pense, mais cela est encore seulement une hypothèse et n'a pas été démontré expérimentalement, qu'une partie de l'action thérapeutique des bains de sulfurine doit être attribuée à une excitation électrique. Personne n'ignore, en effet, qu'en frottant un bâton de soufre avec un morceau de drap, le soufre est électrisé négativement et qu'il possède alors la propriété d'attirer les corps légers pour les repousser ensuite. Je me demande donc si, sous l'influence des frottements inévitables sur le corps, qu'on soit couché ou habillé, les molécules de soufre qui y restent adhérentes ne s'électriseraient pas, électrisant ensuite positivement, par influence, la surface du derme. L'odeur particulière d'ozone qui se dégage, par moments, de la peau, surtout chez les personnes couvertes de flanelle, pendant quarante-huit heures après un bain de sulfurine, une certaine excitation principalement appréciable dans les membres inférieurs, un sentiment de force et un besoin de mouvement, sont autant de raisons qui militent en faveur de l'hypothèse que nous venons de soutenir.

Les effets hygiéniques et thérapeutiques des bains de sulfurine étant absolument identiques à ceux du bain sulfureux ordinaire, il est inutile d'y insister. Disons toutefois que l'absence absolue de toute odeur fétide et méphitique, ainsi que la commodité de pouvoir le prendre dans toute espèce de baignoires et à domicile, d'y ajouter à volonté du son, de l'amidon, de la gélatine, un parfum quelconque, assurent au bain de sulfurine une supériorité incontestable sur son vénérable ancêtre, le bain sulfureux ou de Baréges artificiel.

II

INJECTIONS URÉTHRALES ADHÉRENTES

A L'ÉMULSION DE VASELINE

Le grand défaut des injections pratiquées dans l'urèthre avec des solutions médicamenteuses est la trop courte durée de leur action, qui ne dépasse guère, en réalité, le temps pendant lequel le liquide a été maintenu dans le canal.

C'est pour obvier à cet inconvénient que l'on a imaginé depuis longtemps des injections composées de poudres tenues en suspension dans une quantité variable de liquide, et susceptibles, par leur finesse, de rester en parties adhérentes aux parois de l'urèthre, après la sortie de leur véhicule. Telles sont les injections au sous-nitrate de bismuth, à l'oxyde de zinc porphyrisé, au sulfate de plomb, au cachou, etc., lesquelles ont aussi pour but de s'opposer au contact de la muqueuse avec elle-même, d'où le nom d'*injections isolantes* qui leur a été donné.

La même pensée a conduit également à l'invention des bougies fondantes et médicamenteuses devant être introduites et conservées dans l'urèthre. Ce procédé peu pratique, toujours gênant et non parfois sans danger, n'a pu résister à l'aversion qu'il inspire instinctivement à presque tous les malades.

Ayant pu constater, nombre de fois, les heureux effets de la matière grasse connue sous le nom de *Vaseline* (carbure d'hydrogène extrait du pétrole) employée pure ou sous forme de pommades, dans le traitement des vaginites et de diverses lésions du col utérin, l'idée nous est venue de mettre en usage un procédé analogue contre les blennorrhagies aiguës ou chroniques du canal de l'urèthre. L'imputrescibilité et la neutralité absolues de la vaseline, sa force d'adhérence, etc., constituent sa grande supériorité sur les autres corps gras usités en thérapeutique. Englobant les principes actifs médicamenteux, elle les maintient en contact avec les parties que l'on veut modifier.

Nous avons donc fait émulsionner de la vaseline dans laquelle on avait préalablement incorporé soit du tannin, soit certains sels ordinairement employés dans le traitement des blennorrhagies, tels que sulfates de zinc, de cuivre, de fer, nitrate d'argent, chlorure et salicylate de zinc, sulfate de cadmium, etc., dans le but de les prescrire comme injections uréthrales. L'urèthre se trouve ainsi enduit d'une véritable *pommade émulsionnée* qui, faisant adhérer longtemps à ses parois le principe actif médicamenteux, assure d'autant mieux l'efficacité de son action. La miction même, comme nous avons pu nous en assurer, ne suffit pas à l'enlever immédiatement.

Nous pensons qu'il est inutile de faire ressortir les avantages des injections de vaseline émulsionnée, que nous désignerons sous le nom D'INJECTIONS ADHÉRENTES, sur les autres procédés. Mélangée au bismuth, à l'oxyde de zinc, etc., la vaseline augmentera l'effet des injections isolantes en faisant mieux adhérer les poudres, tout en empêchant leur agglomération à l'état de mortier dans les cryptes du canal de l'urèthre. Enfin, remplissant exactement le même but, *l'injection adhérente* ne présente aucun des inconvénients déjà signalés des bougies fondantes et médicamenteuses.

Quand l'émulsion de vaseline est restée au repos pendant un certain temps, le corps gras remonte à la surface du liquide, mais sans se reprendre en masse, et il suffit d'agiter le flacon pour reproduire le mélange.

Cette émulsion peut être également utilisée en injections vaginales, et nous pensons même, qu'eu égard aux qualités fondamentales de la vaseline, on pourrait, par l'addition de substances antiseptiques, en tirer parti dans la pratique chirurgicale.

Nous ferons remarquer enfin, que nous ne recommandons pas une injection spéciale, mais bien une *méthode générale* dans laquelle une pommade dont la vaseline est toujours l'excipient, quel que soit du reste le principe actif, est simplement émulsionnée, pour être ensuite injectée dans l'urèthre. Cette méthode n'est donc applicable qu'à des préparations magistrales, c'est-à-dire faites sur ordonnance du médecin ; elle ne pourrait, en aucun cas, devenir la base de préparations officinales.

TABLE DES MATIÈRES

CHAPITRE PREMIER

TRAITEMENT DE LA BLENNORRHAGIE

PREMIÈRE PÉRIODE

CHAPITRE II

TRAITEMENT DE LA BLENNORRHAGIE (*Suite*)

DEUXIÈME ET TROISIÈME PÉRIODES

CHAPITRE III

BLENNORRHAGIE CHRONIQUE OU BLENNORRHÉE

I

II

III

IV

CHAPITRE IV

COMPLICATIONS DE LA BLENNORRHAGIE AIGUE

I

CHAUDEPISSE CORDÉE. — CYSTITE

II

ABCÈS PÉRIURÉTHRAUX. — FOLLICULITES

CHAPITRE V

COMPLICATIONS DE LA BLENNORRHAGIE AIGUE (*Suite*)

FUNICULITE. — ÉPIDIDYMITE. — ORCHITE

CHAPITRE VI

COMPLICATIONS DE LA BLENNORRHAGIE AIGUE (*Suite*)

PROSTATITE

CHAPITRE VII

COMPLICATIONS DE LA BLENNORRHAGIE (*Suite et fin*)

BLENNORRHAGIE ANALE. — OPHTHALMIE BLENNORRHAGIQUE. — RHUMATISME BLENNORRHAGIQUE

CHAPITRE VIII

DIAGNOSTIC DES RÉTRÉCISSEMENTS DE L'URÈTHRE

CHAPITRE IX

TRAITEMENT DES RÉTRÉCISSEMENTS DE L'URÈTHRE DILATATION

I

DILATATION LENTE ET TEMPORAIRE

II

DILATATION RAPIDE

III

DILATATION RAPIDE (*Suite*)

CHAPITRE X

TRAITEMENT DES RÉTRÉCISSEMENTS DE L'URÈTHRE
(Suite)

URÉTHROTOMIE

CHAPITRE XI

COMPLICATIONS DES RÉTRÉCISSEMENTS DE L'URÈTHRE

I

II

RÉTENTION INCOMPLÈTE ET RÉTENTION COMPLÈTE D'URINE

III

CHAPITRE XII

BALANO-POSTHITE. — VÉGÉTATIONS — HERPÈS PRÉPUTIAL

CHAPITRE XIII

DE QUELQUES AFFECTIONS CHIRURGICALES DU PÉNIS

CHAPITRE XIV

CHANCRE SIMPLE

I

II

CHAPITRE XV

BUBONS

CHAPITRE XVI

AFFECTIONS DES ENVELOPPES DU TESTICULE

I

DERMATOSES ET TRAUMATISMES DU SCROTUM

CHAPITRE XVIII

IMPUISSANCE

I

II

III

IV

V

VI

IMPUISSANCE DÉPENDANT DE TROUBLES DE LA NUTRITION

VII

VIII

IMPUISSANCE CONSÉCUTIVE AUX AFFECTIONS DES ORGANES GÉNITO-URINAIRES

CHAPITRE XIX

PERTES SÉMINALES

I

II

III

IV

CHAPITRE XX

BLENNORRHAGIE CHEZ LA FEMME

CHAPITRE XXI

DE LA LEUCORRHÉE

TABLE ALPHABÉTIQUE

ÉVREUX, IMPRIMERIE DE CHARLES HÉRISSEY.

OCTAVE DOIN

ÉDITEUR

8, PLACE DE L'ODÉON, PARIS

EXTRAIT DU CATALOGUE GÉNÉRAL

AVRIL 1887

TOUS LES OUVRAGES PORTÉS SUR CE CATALOGUE SERONT EXPÉDIÉS FRANCS DE PORT EN N'IMPORTE QUEL PAYS, AUX PRIX MARQUÉS, A TOUTE PERSONNE QUI EN FERA LA DEMANDE. — LES DEMANDES DEVRONT TOUJOURS ÊTRE ACCOMPAGNÉES D'UN MANDAT POSTAL OU D'UNE VALEUR A VUE SUR PARIS.

DICTIONNAIRES

DICTIONNAIRE ABRÉGÉ DE MÉDECINE, **de chirurgie, de pharmacie et des sciences physiques, chimiques et naturelles**, par Ch. ROBIN, membre de l'Institut et de l'Académie de médecine. Professeur à la Faculté de médecine de Paris. 1 vol gr. in-8 jésus de 1,050 pages imprimées à deux colonnes :

Broché, 16 fr. — Relié en maroquin, plats toile, 20 fr.

DICTIONNAIRE DE THÉRAPEUTIQUE, **de matière médicale, de pharmacologie, de toxicologie et des eaux minérales**, par DUJARDIN-BEAUMETZ, membre de l'Académie de médecine et du Conseil d'hygiène et de salubrité de la Seine, médecin de l'hôpital Cochin, paraissant par fascicules de 180 pages petit in-4 à deux colonnes, avec de nombreuses figures dans le texte.

SONT EN VENTE

Tome Ier (fascicule 1 à 5), 25 fr. — Tome II (fascicule 6 à 10), 25 fr.
Tome III (fascicule 11 à 15), 25 fr.

L'ouvrage sera complet en quatre volumes. Le tome IV paraîtra comme les trois premiers en 5 fascicules. Il paraît quatre fascicules par an.

Tous les fascicules se vendent séparément............. 5 fr.

DICTIONNAIRE DES SCIENCES ANTHROPOLOGIQUES, *Anatomie, Craniologie, Archéologie préhistorique, Ethnographie (Mœurs, Lois, Arts, Industrie), Démographie, Langues, Religions*. Publié sous la direction de MM. **A. Bertillon, Coudereau, A. Hovelacque, Issaurat, André Lefèvre, Ch. Letourneau, de Mortillet, Thulié et E. Véron.**

Avec la collaboration de MM. BELLUCI, J. BERTILLON, BORDIER, L. BUCHNER, A. DE LA CALLE, CARTHAILLAC, CHANTRE, CHERVIN, CHUDZINSKI, COLLINEAU, Mathias DUVAL, KELLER, KUHFF, LABORDE, J.-L. DE LANESSAN, MANOUVRIER, P. MANTEGAZZA, MONDIÈRE, PICOT, POZZI, GIRARD DE RIALLE, Mme Clémence ROYER, DE QUATREFAGES, SALMON, SCHAAFHAUSEN, TOPINARD, VARAMBEY, Julien VINSON, Carl VOGT, ZABOROWOSKI, etc., etc.

Première partie (**A-H**) *livraisons 1 à 12*. — 1 beau vol. petit in-4° de 560 pages imprimé à deux colonnes, avec de nombreuses figures dans le texte 15 fr.

Les livraisons 13 à 19 (**H-P**). — commençant la 2e partie, sont parues. Prix de chaque livraison 1 fr. 25

L'ouvrage sera complet en 24 livraisons.

ANATOMIE, PHYSIOLOGIE, EMBRYOLOGIE

ATLAS D'ANATOMIE TOPOGRAPHIQUE DU CERVEAU ET DES LOCALISATIONS CÉRÉBRALES, par E. GAVOY, médecin principal à l'hôpital militaire de Versailles. 1 magnifique volume in-4° en carton contenant 18 planches chromolithographiques (8 couleurs), exécutées d'après nature, représentant de grandeur naturelle toutes les coupes du cerveau, avec 200 pages de texte.

En carton, 36 fr. — Relié sur onglets en maroquin rouge tête dorée, 42 fr.

AUFFRET (Ch.), professeur d'anatomie et de physiologie à l'école de médecine navale de Brest, ancien chef des travaux anatomiques. — **Manuel de dissection des régions et des nerfs.** 1 vol. in-18. cart. diamant, de 471 pages, avec 60 figures originales dans le texte exécutées, pour la plupart d'après les préparations de l'auteur. 7 fr.

BALBIANI, professeur au Collège de France. — **Cours d'embryogénie comparée du Collège de France.** *De la génération des vertébrés.* Recueilli et publié par F. HENNEGUY, préparateur du cours. Revu par le professeur. 1 beau vol. grand in-8 avec 150 figures dans le texte et 6 planches chromolithographiques hors texte. 15 fr.

BRIEGER, professeur assistant à l'Université de Berlin, **Microbes, Ptomaïnes et Maladies,** trad. par MM. ROUSSY et WINTER avec une préface de M. le prof. HAYEM. 1 vol in-18 de 250 pages. 3 fr. 50

CADIAT (O.), professeur agrégé à la Faculté de médecine de Paris. **Cours de Physiologie professé à la Faculté.** 1882-1883. Petit in-4° de 250 pages. Avec des dessins autographiés .. 9 fr.

CARNOY (le chanoine J.-B.). docteur ès sciences naturelles, professeur à l'Université de Louvain. — **La Biologie cellulaire,** étude comparée de la cellule dans les deux règnes, 1er fasicule : 1 vol. de 300 pages avec 141 figures dans le texte...... 12 fr.

L'ouvrage sera publié en trois fascicules, payables séparément. — On peut dès maintenant souscrire à l'ouvrage complet pour 25 *fr.*

DEBIERRE, professeur agrégé à la Faculté de médecine de Lyon. — **Manuel d'Embryologie humaine et comparée.** 1 vol. in-18, cartonné diamant, de 800 pages, avec 321 figures dans le texte et 8 planches en couleur hors texte.............. 8 fr.

DUVAL (Mathias), membre de l'Académie de médecine, professeur à la Faculté de Paris, professeur à l'École des Beaux-Arts. — **Leçons sur la Physiologie du Système nerveux (Sensibilité),** recueillies par P. DASSY, revues par le professeur. In-8 de 130 pages, avec 30 figures dans le texte .... 3 fr.

FOSTER et LANGLEY. — **Cours élémentaire et pratique de physiologie générale.** Traduit sur la 5e édition anglaise par F. PRIEUR. 1 vol. in-18 jésus de 450 pages avec 115 figures. 5 fr.

JULIEN (Alexis), répétiteur d'anatomie. — **Aide-mémoire d'anatomie** (muscles, ligaments, vaisseaux, nerfs), avec figures, cartonnage toile.................................. 3 fr. 50

KLEIN (E.), professeur adjoint d'Anatomie générale et de physiologie à l'École médicale de Saint-Bartholomew's Hospital. Londres. — **Nouveaux éléments d'histologie,** traduits sur la 2e édition anglaise, et annotés par G. VARIOT, préparateur des travaux pratiques d'Histologie à la Faculté de médecine de Paris, chef de clinique à l'hôpital des Enfants-Malades, et précédés d'une préface de M. le professeur Ch. ROBIN, 1 vol. in-18 jésus cartonné diamant de 540 pages avec 185 figures dans le texte......... 8 fr.

LEE ET HENNEGUY. — **Traité des méthodes techniques de l'anatomie microscopique.** avec une préface de M. le professeur RANVIER, 1 vol. in-8, de 500 pages .... 12 fr.

PATHOLOGIE INTERNE, HYGIÈNE ET MATIÈRE MÉDICALE

BARDET et EGASSE. — **Formulaire annuel des nouveaux remèdes, 1887.** 1 vol in-18, cartonné de 350 pages.. 4 fr.

BLONDEL (R.), préparateur à la Faculté de médecine de Paris. — **Le Droguier de la Faculté de médecine de Paris. — Histoire naturelle.** — Diagnose. — Matière médicale. — Action physiologique et emploi thérapeutique des substances qui le composent. 1 vol. in-18, cartonné diamant, de 900 pages avec 300 figures dans le texte. (Sous presse)

CAMPARDON (Ch.). — **Guide de thérapeutique aux eaux minérales et aux bains de mer,** avec une préface du docteur DUJARDIN-BEAUMETZ, membre de l'Académie de médecine, etc. 1 vol. in-18, cartonné diamant............................ 5 fr.

CANDELLÉ (Dr Henri), ancien interne des hôpitaux de Paris, membre de la Société d'hydrologie médicale. — **Manuel pratique de médecine thermale,** 1 vol. in-18 jésus de 450 pages, cartonné diamant.................................... 6 fr.

DANION (L.) docteur. — **Traitement des affections articulaires par l'électricité,** leur pathogénie, 1 volume grand in-8 de 240 pages .... 5 fr.

DELMAS (Paul). — **Manuel d'hydrothérapie.** 1 vol. in-18, cartonné diamant de 600 pages, avec 39 figures dans le texte, 9 tableaux graphiques et 60 tracés sphygmographiques hors texte... 6 fr.

DUCHESNE (L.), ancien interne des hôpitaux de Paris, membre de la Société de thérapeutique, de la Société de médecine pratique de Paris, etc., etc. — **Aide-mémoire et formulaire du médecin-praticien.** 1 vol. petit in-18, cartonné, de 380 pages.. 3 fr. 50

DUCHESNE (L.) et Éd. MICHEL. — **Traité élémentaire d'hygiène** à l'usage des lycées, collèges, écoles normales primaires, etc., 3e édition. 1 vol. in-18 de 225 pages, cartonné toile..... 3 fr.

DUJARDIN-BEAUMETZ, membre de l'Académie de médecine, médecin de l'hôpital Cochin, membre du Conseil d'hygiène et de salubrité de la Seine. — **Leçons de clinique thérapeutique** contenant le traitement des maladies du cœur et de l'aorte, de l'estomac et de l'intestin, du foie et des reins, du poumon et de la plèvre, du larynx et du pharynx, des maladies du système nerveux, le traitement des fièvres et des maladies générales. 3 vol. grand in-8, de 800 pages chacun, avec figures dans le texte et planches chromolithographiques hors texte, 4e *édition* entièrement remaniée. 48 fr.

DUJARDIN-BEAUMETZ. — *Conférences thérapeutiques de l'hôpital Cochin*, 1884-1885. **Les nouvelles médications.** 1 vol. in-8, de 216 pages avec figures, 2e édition, broché.......... 6 fr.
cart. .... 7 fr.

DUJARDIN-BEAUMETZ. — *Conférences thérapeutiques de l'hôpital Cochin*, 1885-1886. **L'Hygiène alimentaire,** 1 vol. de 240 pages avec figures, et une planche en chromo hors texte, br. 6 fr.
cart. .... 7 fr.

DUJARDIN-BEAUMETZ. — (Voyez *Dictionnaire de thérapeutique*.)

LAVERAN (A.), médecin principal, professeur à l'École de médecine militaire du Val-de-Grâce. — **Traité des fièvres palustres** avec la description des microbes du paludisme, un beau vol. in-8, de 558 pages avec figures dans le texte.............. 10 fr.

LEWIS (Richard). — **Les microphytes du sang** et leurs relations avec les maladies. 1 vol. in-18, avec 29 figures dans le texte. 1 f. 50

MONIN (E.), secrétaire de la Société d'hygiène. — **L'hygiène de la Beauté. Formulaire cosmétique.** 3e mille. 1 vol. in-18, cartonné diamant, de 250 pages. . . . . 3 fr. 50

PAULIER (A.-B.), ancien interne des hôpitaux de Paris. — **Manuel de thérapeutique et de matière médicale.** 2e *édition*, revue, très corrigée et augmentée 1 beau vol. in-18, de 1300 pages, avec 150 figures intercalées dans le texte. . . . . 12 fr.

PAULIER (A.-B.). — **Manuel d'hygiène publique privée et ses applications thérapeutiques.** 1 fort vol. in-18, de 800 pages. . . . . 8 fr.

PAULIER (A.-B.) et F. HÉTET, professeur de chimie légale à l'École navale de Brest, pharmacien en chef de la Marine. — **Traité élémentaire de médecine légale, de toxicologie et de chimie légale.** 2 vol. in-18, formant 1,350 pages, avec 150 figures dans le texte et 24 planches en couleur hors texte. . . . . . . 18 fr

RÉGIS (E.), ancien chef de clinique des maladies mentales à la Faculté de médecine de Paris. — **Manuel pratique de médecine mentale,** avec une préface de M. BALL, professeur de clinique des maladies mentales de la Faculté de médecine de Paris. 1 vol. in-18 jésus, cartonné diamant, de 640 pages. . . . . 7 fr. 50

RITTI (Ant.), médecin de la maison nationale de Charenton. — **Traité clinique de la Folie à double forme (Folie circulaire, délire à formes alternes).** Ouvrage couronné par l'Académie de médecine. 1 vol. in-8, de 400 pages. . . . . 8 fr.

VULPIAN (A.), ancien doyen de la Faculté de médecine, membre de l'Institut et de l'Académie de médecine, médecin de l'hôpital de la Charité, etc. — **Maladies du système nerveux.** Leçons professées à la Faculté de médecine de Paris. Recueillies par le Dr BOURCERET, ancien interne des hôpitaux. Revues par le professeur, *Maladies de la Moelle*. 1 grand in-8. . . . . 16 fr.

VULPIAN (A.). — **Maladies du système nerveux.** Leçons professées à la Faculté de médecine de Paris. Deuxième volume : *Maladies de la Moelle* (fin), 1 vol. grand in-8, de 800 pages. . . . . 16 fr.

VULPIAN. — **Leçons sur l'action physiologique des substances toxiques et médicamenteuses,** 1 vol. in-8 de 700 pages. . . . . 13 fr

VULPIAN (A.). — **Clinique médicale de l'hôpital de la Charité.** Considérations cliniques et observations, par le Dr F. RAYMOND, médecin des hôpitaux. Revues par le professeur. — RHUMATISME, MALADIES CUTANÉES, SCROFULES, MALADIES DU CŒUR, DE L'AORTE ET DES ARTÈRES, DE L'APPAREIL DIGESTIF, DU FOIE, DE L'APPAREIL GÉNITO-URINAIRE, DE L'APPAREIL RESPIRATOIRE, MALADIES GÉNÉRALES, EMPOISONNEMENTS CHRONIQUES, SYPHILIS, MALADIES DU SYSTÈME NERVEUX. fort vol. in-8, de 958 pages. 14 fr.

PATHOLOGIE DES PAYS CHAUDS

ARCHIVES DE MÉDECINE NAVALE. — Recueil fondé par le Cte DE CHASSELOUP-LAUBAT, ministre de la marine et des colonies, publié sous la surveillance de l'inspection générale du service de santé. Directeur de la rédaction : M. TREILLE médecin en chef. Les *Archives de médecine navale* paraissent le 15 de chaque mois par cahier de 80 pages, avec figures dans le texte et planches hors texte.

France et Algérie....... 14 fr, | Etranger........ 17 fr.
Les abonnements partent du 1er janvier de chaque année et ne sont reçus que pour un an.

BÉRENGER-FÉRAUD (L.-J.-B.), directeur du service de santé de la Marine, membre correspondant de l'Académie de médecine. — **Traité théorique et clinique de la Dysenterie**, Diarrhée et Dysenterie aiguës et chroniques, 1 fort vol. in-8, de 800 p....................................... 12 fr.

BÉRENGER-FÉRAUD (L.-J.-B.). — **Traité clinique des maladies des Européens aux Antilles** (Martinique), 2 vol. in-8, de 1193 pages.................................. 16 fr.

BERTRAND (L.-E.), professeur d'hygiène à l'école de Brest, et J. FONTAN, professeur d'anatomie à l'Ecole de Toulon. — **De l'entéro-colite endémique des pays chauds**, diarrhée de Cochinchine, diarrhée chronique des pays chauds, etc., etc., 1 volume in-8 de 450 pages avec figures dans le texte et planches en couleurs hors texte.. 9 fr.

BUROT (P.), médecin de 1re classe de la Marine. — **De la Fièvre dite bilieuse inflammatoire à la Guyane.** Application des découvertes de M. PASTEUR à la pathologie des pays chauds, 1 vol. in-8, de 535 pages, avec 5 planches hors texte, dont une coloriée.. 10 fr

CORRE (A.) médecin de 1re classe de la marine, professeur agrégé à l'Ecole de médecine navale de Brest. — **Traité des Fièvres bilieuses et typhiques des pays chauds**, 1 beau vol. in-8, de près de 600 pages, avec 35 tracés de température dans le texte 10 fr.

CORRE (A.). — **De l'étiologie et de la prophylaxie de la fièvre jaune**, in-8, avec une planche en couleur...... 3 fr. 50

CORRE (A.) et LEJANNE. — **Résumé de la matière medicale et toxicologique coloniale.** 1 vol. in-18, de 200 pages avec figures dans le texte.................................. 3 fr. 50

JOUSSET (A.), ancien médecin de la marine. — **Traité de l'acclimatement et de l'acclimatation**, 1 beau vol. in-8, de 450 pages avec 16 planches hors texte................. 10 fr.

MAUREL (E.), médecin de 1re classe de la Marine. Contribution à la pathologie des pays chauds. - **Traité des maladies paludéennes à la Guyane.** In-8, 212 pages.......... 6 fr.

MOURSOU (J.), médecin de 1re classe de la Marine. — **De la fièvre typhoïde dans la Marine et dans les Pays chauds**, 1 vol. in-8, de 310 pages.................................. 6 fr.

ORGEAS, médecin de la Marine. — **Pathologie des races humaines et le problème de la colonisation.** Etudes anthropologiques et économiques, 1 vol. in-8, de 420 pages. 9 fr

PATHOLOGIE EXTERNE ET MÉDECINE OPÉRATOIRE

A. BRISSAY (de Rio-de-Janeiro), docteur. — **Fragments de chirurgie et de Gynécologie opératoire contemporaines**, complétés par des notes recueillies au cours d'une mission scientifiques du Gouvernement Français en Autriche et en Allemagne, précédés d'une introduction par J.-A. DOLÉRIS, accoucheur des hôpitaux de Paris, 1 vol. gr. in-8 de 210 pages avec 43 figures dans le texte.. 7 fr. 50

CHALOT, professeur à la Faculté de médecine de Montpellier. — **Nouveaux éléments de chirurgie opératoire.** 1 vol. in-18 cartonné diamant de 750 pages avec 498 figures dans le texte. 8 fr.

CHAVASSE, professeur agrégé au Val-de-Grâce. — **Nouveaux éléments de petite chirurgie.** *Pansements, Bandages* et *Appareils*. 1 vol. in-18 cartonné diamant de 900 pages avec 525 figures.. 9 fr.

POULET (A.), médecin major, professeur agrégé au Val-de-Grâce, lauréat de l'Académie de médecine, membre correspondant de la Société de chirurgie, et H. BOUSQUET, médecin-major, professeur agrégé au Val-de-Grâce, lauréat de la Société de chirurgie. — **Traité de pathologie externe.** 3 vol. grand in-8 formant 3,114 pages avec 716 figures intercalées dans le texte.

Prix broché, 50 fr. » — Relié en maroquin, 57 fr. 50

POULET (A.) — **Traité des corps étrangers en chirurgie.** *Voies naturelles : tube digestif, voies respiratoires, organes génito-urinaires de l'homme et de la femme, conduit auditif, fosses nasales, canaux glandulaires*. 1 vol. in-8 de 800 pages, avec 200 gravures intercalées dans le texte.............................. 14 fr.

SCHREIBER (J.), ancien professeur libre à l'Université de Vienne, etc. **Traité pratique de massage et de gymnastique médicale.** 1 vol. in-18 cartonné diamant de 360 pages, avec 117 figures dans le texte.. 7 fr.

VAILLARD (L.), professeur agrégé au Val-de-Grâce. — **Manuel pratique de vaccination animale.** Technique. Procédés de conservation du vaccin. 1 vol. in-18 cartonné toile, avec figures dans le texte et 2 pl. en couleur hors texte........... 2 fr. 50

VOIES URINAIRES, MALADIES VÉNÉRIENNES ET DE LA PEAU

Atlas des maladies des voies urinaires, par F. GUYON, professeur de pathologie externe à la Faculté de médecine de Paris, membre de l'Académie de médecine, chirurgien de l'hôpital Necker, et P. BAZY chirurgien des hôpitaux de Paris, membre de la Société anatomique et de la Société clinique. 2 vol. in-4 contenant 700 pages de texte et 100 planches chromolithographiques dessinées *d'après nature* et représentant les différentes affections des voies urinaires, la plupart de *grandeur naturelle* .

L'ouvrage paraît par livraison de 10 planches avec le texte correspondant. — Il sera complet en 10 livraisons.

Prix de chaque livraison............. 12 fr. 50

Le Tome 1er (livraisons 1 à 5) est en vente. Un magnifique volume de 400 pages avec 50 planches et table des matières.

En carton, 62 fr. 50. Relié sur onglets en maroquin rouge, tête dorée 70 fr.

BERLIOZ (F.), professeur à l'école de médecine de Grenoble. — **Manuel pratique des maladies de la peau,** 1 vol. in-18, cartonné de 470 pages.. 6 fr.

DELFAU (Gérard), ancien interne des hôpitaux de Paris, — **Manuel complet des maladies des voies urinaires et des organes génitaux.** 1 fort vol. in-18 de 1000 pages, avec 150 figures dans le texte.. 11 fr.

HILLAIRET (J.-B.), médecin honoraire de l'hôpital Saint-Louis, membre de l'Académie de médecine, du Conseil d'hygiène et de salubrité de la Seine, etc., et GAUCHER (E.), médecin des hôpitaux de Paris, ancien interne de l'hôpital Saint-Louis. — **Traité théorique et pratique des maladies de la peau.**

Tome Ier : *Anatomie et physiologie de la peau ; Pathologie générale ; Dermatoses inflammatoires communes*, 1 beau vol. gr. in-8 de 670 pages, avec figures dans le texte et 8 planches chromolithographiques hors texte exécutées d'après nature..... 17 fr.

L'ouvrage sera complet en deux volumes : le tome II qui contiendra 12 planches hors texte, est actuellement sous presse.

LANGLEBERT, ancien interne des hôpitaux de Paris. — **Traité pratique des maladies des organes sexuels.** 1 vol. in-18 jésus, cartonné diamant de 600 pages avec figures dans le texte. 7 fr.

RIZAT (A.). — **Manuel pratique et complet des maladies vénériennes.** 1 vol. in-18, cartonné de 600 pages, avec 24 planches en couleur, dessinées et coloriées d'après nature, représentant les différentes affections syphilitiques chez l'homme et chez la femme .... 11 fr.

YVON (P.), ancien interne des hôpitaux de Paris. — **Manuel clinique de l'analyse des urines.** 2e *édition*, revue et augmentée. 1 vol. in-18, cartonné diamant, de 320 pages, avec figures dans le texte et 4 planches hors texte.......................... 6 fr.

ACCOUCHEMENTS, MALADIES DES FEMMES ET DES ENFANTS

BOURGEOIS (A.), médecin de la garde républicaine. — **Manuel d'hygiène et d'éducation de la première enfance.** 1 vol. in-18 de 180 pages.................................. 2 fr.

BUDIN (P.), professeur agrégé à la Faculté de médecine de Paris. — **Obstétrique et gynécologie.** Recherches expérimentales et cliniques. 1 beau vol. gr. in-8 de 720 p. avec 101 fig. dans le texte et 13 planches lithographiques et en couleur hors texte. 15 fr.

BUDIN (P.). — **Mécanisme de l'accouchement normal et pathologique** et recherches sur l'insertion vicieuse du placenta, les déchirures du périnée, etc., par J. Mattews DUNCAN, président de la Société obstétricale d'Edimbourg. Traduit de l'anglais. In-8 de 520 pages, avec figures intercalées dans le texte.

Broché, 12 fr. — Cartonné, 13 fr.

CADET DE GASSICOURT, médecin de l'hôpital Sainte-Eugénie. — **Traité clinique des maladies de l'Enfance :** Leçons professées à l'hôpital Sainte-Eugénie. 2e *édition*, revue et corrigée, 3 vol. grand in-8 formant 1800 pages avec 220 figures.... 36 fr.

CORRE (A.). — **Manuel d'accouchement et de pathologie puerpérale,** 1 vol. in-18 de 650 pages, avec 80 figures dans le texte et 4 planches en couleur hors texte.

Broché, 5 fr. — Cartonnage diamant, tranches rouges, 6 fr.

ELLIS (Edward), médecin en chef honoraire de l'hôpital Victoria pour les enfants malades, de l'hôpital de la Samaritaine pour les femmes et les enfants, ancien assistant de la chaire d'obstétrique au collège de l'Université de Londres. — **Manuel pratique des maladies de l'enfance,** suivi d'un formulaire complet de thérapeutique infantile. Traduit de la quatrième édition anglaise par le Dr WAQUET, et précédé d'une préface de M. le Dr CADET DE GASSICOURT, médecin de l'hôpital Sainte-Eugénie. 1 fort vol. in-18 de 600 pages .... 5 fr.
Cartonné diamant, tranches rouges.......................... 6 fr.

GODLESKI (A.). — **La Santé de l'enfant.** Guide pratique de la mère de famille. 1 joli vol. in-12 de 210 pages........ 2 fr. 50

LAWSON TAIT, président de la Société de gynécologie de Londres, chirurgien de l'hôpital des femmes de Birmingham — **Traité des**

maladies des ovaires suivi d'une étude sur quelques progrès récents de la chirurgie abdominale et pelvienne, (enlèvement des annexes de l'utérus. Cholécystotomie, hépatotomie, etc.) Traduit de l'anglais avec l'autorisation de l'auteur, par le Dr Adolphe OLIVIER, ancien interne des hôpitaux de la Maternité de Paris, membre de la Société obstétricale et gynécologique de Paris, etc. Précédé d'une préface de M. O. TERRILLON, professeur agrégé à la Faculté de médecine de Paris, chirurgien des hôpitaux. 1 beau vol. grand in-8 de 500 pages, avec 58 figures dans le texte............ 12 fr.

PLAYFAIR (W.-S.), professeur d'obstétrique et de gynécologie à King's College, président de la Société obstétricale de Londres. — **Traité théorique et pratique de l'Art des Accouchements**, traduit de l'anglais et annoté par le Dr VERMEIL. 1 beau vol. grand in-8 de 900 pages, avec 208 figures dans le texte.. 15 fr.

RODRIGUES DOS SANTOS, directeur de la Maternité de Rio-Janeiro. — **Clinique obstétricale**, précédée d'une préface de M. A. PINARD. professeur agrégé à la Faculté de médecine de Paris. Tome I. Un vol. in-8° de 400 pages avec 57 figures. .... 10 fr.

SCHULTZE (B.-S.), professeur de gynécologie à l'Université d'Iéna. — **Traité des déviations utérines**, traduit de l'allemand et annoté par le Dr. F.-J. HERRGOTT, professeur de clinique obstétricale à la Faculté de médecine de Nancy. 1 beau vol. in-8° de 470 pages, avec 120 figures dans le texte.......................... 10 fr.

SINÉTY (L. de). — **Traité pratique de gynécologie et des maladies des femmes**, 2e *édition*, revue corrigée et augmentée de près de 200 pages. 1 beau vol. in-8° de 1,000 pages, avec 181 figures dans le texte.............................. 15 fr.

TRIPIER (A.). — **Leçons cliniques sur les maladies des femmes. Thérapeutique générale et applications de l'électricité à ces maladies.** 1 vol. in-8° de 600 pages avec figures dans le texte........................... 10 fr.

TOUSSAINT (E.), docteur, inspecteur du service de protection des enfants du premier âge, etc., etc. — **Hygiène de l'enfant en nourrice et au sevrage**, guide pratique de la femme qui nourrit. 1 vol. in-18 jésus de 150 page................. 1 fr. 50

MALADIES DES YEUX, DES OREILLES, DU LARYNX, DU NEZ ET DES DENTS

ABADIE (Ch.), ancien interne des Hôpitaux, professeur libre d'Ophtalmologie. **Traité des maladies des yeux.** 2e *édition*, revue et augmentée. 2 vol. in-8° de 500 pages chacun, avec 150 fig. 20 fr.

ABADIE (Ch). — **Leçons de clinique ophtalmologique**, recueillies par le Dr PARENTEAU, revues par l'auteur, contenant les découvertes récentes. 1 vol. in-8° de 280 pages......... 7 fr.

ANDRIEU (E.), docteur en médecine de la Faculté de Paris, président de l'Institut odontotechnique de France; président honoraire de la Société odontologique ; Professeur de clinique à l'Ecole dentaire de France ; dentiste de l'hospice des Enfants assistés et de la Maternité. — **Traité de prothèse buccale et de mécanique dentaire**, 1 vol. grand in-8 de 600 pages avec 358 figures intercalées dans le texte .... 18 fr.

ANDRIEU (E.), **Leçons sur les maladies des dents.** — 1 vol. grand in-8° .... 7 fr.

ATLAS D'ANATOMIE PATHOLOGIQUE DE L'ŒIL par les professeurs H. PAGENSTECHER et G. GENTH, traduit de l'allemand par le Dr PARENT, chef de clinique du Dr GALEZOWSKI, avec une préface de M. GALEZOWSKI. 1 fort vol. grand in-4°, contenant 34 planches sur cuivre d'une splendide exécution, représentant en 267 dessins tous les différents cas d'anatomie pathologique des affections de l'œil.

En regard de chaque planche se trouve le texte explicatif des dessins représentés.

En cart., 90 fr.—Relié sur onglets en maroq. rouge, tête dorée, 100 f.

CHARPENTIER (Aug.), professeur à la Faculté de médecine de Nancy. — **L'examen de la vision au point de vue de la médecine générale.** In-8° de 137 pages, avec 15 figures dans le texte .... 2 fr.

GAILLARD (Dr Georges), Lauréat de la Faculté de médecine de Paris, membre de la Société d'anthropologie, secrétaire de la Société odontologique, etc. etc. — **Des déviations des arcades dentaires et de leur traitement rationnel.** 1 vol. in-8° de 200 pages, avec 80 figures dans le texte, dessinées d'après nature... 8 fr.

GUERDER (P.). — **Manuel pratique des maladies de l'oreille.** 1 joli vol. cartonné diamant de 300 pages........ 5 fr.

LANDOLT, directeur adjoint au laboratoire d'ophtalmologie à la Sorbonne. — **Manuel d'ophtalmoscopie.** 1 vol. in-18, cartonné diamant avec figures dans le texte........ 3 fr. 50

MASSELON (J.), premier chef de clinique du professeur de Wecker. — **Examen fonctionnel de l'œil**, comprenant : *La Réfraction. Le Choix des Lunettes. La Perception des couleurs. Le Champ visuel et le Mouvement des Yeux.* 1 joli vol. in-18 cartonné avec figures dans le texte et 15 planches en couleur et hors texte. 8 fr.

MASSELON (J.). — **Mémoires d'ophtalmoscopie.**

I. CHORIO-RÉTINITE SPÉCIFIQUE. — Grand in-8° avec 12 dessins photographiques d'après nature........ 4 fr.

II. INFILTRATION VITREUSE DE LA RÉTINE ET DE LA PAPILLE, avec 12 dessins photographiques........ 4 fr.

III. DES PROLONGEMENTS ANORMAUX DE LA LAME CRIBLÉE, avec 12 dessins photographiques........ 4 fr.

MORELL-MACKENSIE, médecin à l'hôpital des maladies de la gorge et de la poitrine à Londres, etc. etc. — **Traité pratique des maladies du larynx, du pharynx, et de la trachée,** traduit de l'anglais et annoté par MM. les Drs E.-J. MOURE et F. BERTHIER. 1 fort vol. in-8° de 800 pages, avec 150 figures... 13 fr.

MOURE (E.-J.). — **Manuel pratique des maladies des fosses nasales.** 1 vol cartonné diamant de 300 pages avec 50 figures et 4 planches hors texte........ 5 fr.

POLITZER (A.), professeur d'otologie à l'Université de Vienne. — **Traité des maladies de l'oreille,** traduit par le Dr JOLY (de Lyon). 1 beau vol. grand in-8° de 800 pages, avec 258 fig. 20 fr.

POYET (G.), ancien interne des hôpitaux de Paris. — **Manuel clinique de laryngoscopie et de Laryngologie.** 1 vol. in-18 cartonné diamant de 400 pages, avec 50 figures dans le texte et 24 dessins chromolithographiques hors texte........ 7 fr. 50

Société française d'ophtalmologie (*Bulletins et Mémoires*), publiés par MM. ABADIE, ARMAIGNAC, CHIBRET, COPPEZ, GAYET, MEYER, PANAS, et PONCET.

3e année. — 1885. Un beau vol. grand in-8° de 380 pages, avec fi-

gures et 8 planches en chromo et en héliogravure hors texte. 10 fr.
4e année. — 1886. Un beau volume grand in-8° de 420 pages avec 5 planches en couleur.......................... 10 fr.

SOUS (G.), de Bordeaux. — **Hygiène de la vue.** 1 joli vol in-18 cartonné diamant de 360 pages avec 67 figures intercalées dans le texte.. 6 fr.

SOUS (G.). — **Traité d'optique,** considérée dans ses rapports avec l'examen de l'œil. 1 vol. in-8° de 400 pages, avec 90 figures dans le texte. 2e *édition*.......................... 10 fr.

TOMES, professeur à l'hôpital dentaire, membre de l'Institut royal de Londres. — **Traité d'anatomie dentaire humaine et comparée,** traduit de l'anglais et annoté par le Dr Cruet, ancien interne en chirurgie des hôpitaux de Paris. 1 vol. in-8° de 450 pages, avec 175 figures dans le texte................ 10 fr.

WECKER (L. de). — **Thérapeutique oculaire.** Leçons cliniques recueillies et rédigées par le Dr Masselon. Revues par le professeur. 1 vol. in-8° de 800 pages, avec figures dans le texte.... 13 fr.

WECKER (L. de). — **Chirurgie oculaire.** Leçons cliniques recueillies et rédigées par le Dr Masselon. Revues par le professeur. 1 vol. in-8° de 420 pages, avec 88 figures dans le texte........ 8 fr.

WECKER (L. de) et J. MASSELON. — **Echelle métrique pour mesurer l'acuité visuelle le sens chromatique et le sens lumineux.** 2e *édition* augmentée de planches en couleur. 1 vol. in-8° et atlas séparé, contenant les planches murales. Le tout cartonné à l'anglaise.................................. 8 fr.

WECKER (L. de) et J. MASSELON. — **Ophtalmoscopie clinique.** Beau vol in-18 cartonné de 280 pages, avec 40 photographies hors texte représentant, d'après nature, les différentes modifications pathologiques de l'œil.......................... 11 fr.

WECKER (L. de) et J. MASSELON. — **Oftalmoscopia clinica.** Traducedo por Real gefe de clinica, en el gabeneto oftalmico del professor de Wecker, 40 *fotographias fuero de texto.* 13 fr.

HISTOIRE DE LA MÉDECINE ET OUVRAGES ADMINISTRATIFS

Annuaire de l'Administration des forêts. Tableau complet au 1er février 1887 du personnel de l'Administration des forêts de France et d'Algérie, 1 vol. grand in-8 de 165 pages... 3 fr. 50

AUDET, médecin major à l'Ecole spéciale militaire de Saint-Cyr. — **Manuel pratique de Médecine militaire.** 1 joli vol. in-18, cartonné diamant avec planches hors texte............ 5 fr.

BARNIER médecin de 1re classe de la marine. — **Aide-Mémoire du Médecin de la Marine.** In-8 de .... 2 fr. 50

GUARDIA (J.-M.). — **Histoire de la médecine** d'Hippocrate à Broussais et ses successeurs. 1 vol. in-18 de 600 pages cartonné diamant.. 7 fr.

PETIT (A.), médecin-major de l'armée. — **Guide du Médecin et du Pharmacien auxiliaires de l'armee,** programme de l'examen d'aptitude prescrit par le dernier règlement ministériel en date du 25 mai 1886, pour les docteurs en médecine, les pharmaciens, les officiers de santé et les étudiants à douze inscriptions (deuxième édition, revue et corrigée), 1 vol. in-18 de 200 pages avec figures.................................. 3 fr. 50

ROBERT (A.), médecin principal, professeur agrégé au Val-de-Grâce, membre correspondant de la Société de chirurgie. — **Traité des manœuvres d'ambulance et des connaissances militaires pratiques**, à l'usage des médecins de l'armée active, de la réserve et de l'armée territoriale. 1 beau vol. grand in-8° de 640 pages avec 253 figures dans le texte.............. 13 fr.

BOTANIQUE

Atlas des champignons comestibles et vénéneux de la France et des pays circonvoisins, contenant 72 planches en couleur où sont représentées les figures de 210 types des principales espèces de champignons recherchés pour l'alimentation et des espèces similaires suspectes ou dangereuses avec lesquelles elles peuvent être confondues, dessinées d'après nature avec leurs organes reproducteurs amplifiés par Charles RICHON, docteur en médecine, membre de la Société botanique de France. Accompagné d'une monographie de ces 210 espèces et d'une histoire générale des champignons comestibles et vénéneux, par Ernest ROZE, lauréat de l'Institut, membre de la Société botanique de France, etc. Texte illustré de 45 photogravures des dessins primitifs des anciens auteurs, d'après des reproductions exécutées par Charles ROLLET. *L'ouvrage sera publié en 9 fascicules in-4, Chaque fascicule contient 8 planches et 32 pages de texte.* Prix de chaque fascicule.. 10 fr.

Les six premiers fascicules sont parus. — Le septième paraîta le 15 juin 1887 et les suivants de deux en deux mois.

On peut souscrire dès maintenant à l'ouvrage complet au prix de 75 fr. — Les souscriptions à ce prix de 75 francs ne seront plus acceptées à partir de l'apparition du 7° fascicule. L'ouvrage, dont nous avons *tout le manuscrit et les planches* entre les mains, sera terminé avant la fin de la présente année.

BAILLON (H.), professeur d'histoire naturelle médicale à la Faculté de médecine.—**Le jardin botanique de la Faculté de médecine de Paris.** — Guide des élèves en médecine et des personnes qui étudient la botanique élémentaire et les familles naturelles des plantes. Contenant un résumé de leurs affinités et de leurs propriétés. 1 vol. in-18, cartonné diamant avec un plan du jardin collé sur toile...................................... 5 fr.

BAILLON (H.). — **Iconographie de la Flore Française**, paraissant par séries de 10 planches chromolithographiées (10 couleurs), d'après les aquarelles faites d'après nature sous les yeux de l'auteur. — Le texte explicatif, très complet, est imprimé au verso même des planches. Chaque planche porte un numéro qui n'indique que l'ordre de publication. Un index méthodique et des clefs dichotomiques établissant les séries naturelles suivant lesquelles les espèces doivent être disposées, seront publiées ultérieurement. Le nom des plantes qui appartiennent à la Flore parisienne est accompagné d'un signe particulier (*). Les principales localités des environs de Paris sont indiquées à la fin du paragraphe relatif à l'habitat.

Prix de chaque série de 10 planches avec couverture. 1 fr. 25

L'ouvrage sera publié en 40 ou 50 séries. Les 16 premières séries sont en vente (mars 1887). Il parait en moyenne une série par mois.

BAILLON (H.). — **Guide élémentaire d'herborisations et de botanique pratique**, petit volume avec figures dans le texte.. 1 fr.

CRIÉ (Louis), professeur à la Faculté des sciences de Rennes, Dr ès sciences, pharmacien de 1re classe. — **Nouveaux éléments de botanique**, pour les candidats au baccalauréat ès sciences, et les élèves en médecine et en pharmacie, contenant l'organographie, la morphologie, la physiologie, la botanique rurale et des notions de géographie botanique et de botanique fossile. 1 gros vol. in-18, de 1160 pages avec 1332 figures dans le texte.......... 10 fr.

CRIÉ (L.) —**Cours de Botanique** (organographie, familles naturelles), pour la classe de quatrième, et à l'usage des Écoles d'agriculture et forestières et des Écoles normales primaires. 3e *édition*. 1 beau vol. in-18, cartonné, de 500 p., avec 863 fig. dans le texte. 4 f. 50

CRIÉ (L.). — **Anatomie et Physiologie végétales** (cours rédigé conformément aux nouveaux programmes), pour la classe de philosophie et les candidats au baccalauréat ès lettres. 2e *édition*. 1 vol. in-18, cart., de 250 p., avec 230 fig. dans le texte... 3 fr.

CRIÉ (L.). — **Premières notions de Botanique**, pour la classe de huitième et les écoles primaires, 1 vol. in-18, cartonné, de 150 pages avec 132 figures... .... 2 fr.

CRIÉ (L.). — **Essai sur la Flore primordiale**: ORGANISATION. — DÉVELOPPEMENT. — AFFINITÉS. — DISTRIBUTION GÉOLOGIQUE ET GÉOGRAPHIQUE. Grand in-8°, avec nombreuses figures dans le texte. 3 fr.

FLUCKIGER, professeur à l'Université de Strasbourg, et HANBURY, membre des Sociétés royale et linnéenne de Londres. — **Histoire des drogues d'origine végétale**, traduite de l'anglais, augmentée de très nombreuses notes par le Dr J.-L. DE LANESSAN, professeur agrégé d'histoire naturelle à la Faculté de médecine de Paris. 2 vol. in-8° d'environ 700 pages chacun, avec 350 figures dessinées pour cette traduction.................. 25 fr.

FORQUIGNON (L.), professeur à la Faculté des sciences de Dijon. — **Les Champignons supérieurs**. PHYSIOLOGIE. — ORGANOGRAPHIE. — CLASSIFICATION. — Avec un vocabulaire des termes techniques. 1 vol. in-18, cartonné diamant, avec 100 figures.. 5 fr.

GÉRARD (R.), professeur agrégé à l'école supérieure de pharmacie de Paris. — **Traité pratique de micrographie** appliquée à l'étude de la Botanique, de la Zoologie, des Recherches cliniques et des Falsifications. 1 vol. gr. in-8°, cartonné en toile, de 500 pages de texte, avec 300 figures dans le texte et 40 planches sur cuivre hors texte, contenant plus de 1200 dessins, 1 vol. grand in-8°, cartonné toile.. 18 fr.

LANESSAN (J.-L. de), professeur agrégé d'histoire naturelle à la Faculté de médecine de Paris. — **Manuel d'histoire naturelle médicale (botanique, zoologie)**. 2e *édition*. Corrigée et augmentée. 2 forts volumes in-18 formant 2,200 pages avec 2,050 figures dans le texte, 20 fr. — Cartonné en toile........ 22 fr.

LANESSAN (J.-L. de). — **Flore de Paris** (phanérogames et cryptogames), contenant la description de toutes les espèces utiles ou nuisibles, avec l'indication de leurs propriétés médicales, industrielles et économiques, et des tableaux dichotomiques très détaillés, permettant d'arriver facilement à la détermination des familles des tribus, des genres et des espèces de toutes les phanérogames et cryptogames de la région parisienne, augmentée d'un tableau donnant les synonymes latins, les noms vulgaires, l'époque de floraison, l'habitat et les localités de toutes les espèces, d'un vocabulaire des termes techniques et d'un memento des principales herborisations. 1 beau vol. in-18 jés. de 950 pag. avec 702 fig. dans le texte

Prix broché, 8 fr. -- Cartonné diamant, 9 fr.

LANESSAN (J.-L. de). — **Histoire des Drogues simples d'origine végétale**. 2 vol. in-8°. (Voir *Fluckiger et Hanbury*). 25 fr.

LANESSAN (J.-L. de). — **Flore générale des Champignons**. (Voir *Wunsche*.)

LORENTZ et PARADE. — **Cours élémentaire de Culture des Bois**. 6e *édition* publiée par MM. A. LORENTZ, directeur des forêts au ministère de l'Agriculture, et L. TASSY. 1 beau vol. in-8°, de 750 pages, avec une planche hors texte.................... 9 fr.

MARCHAND (Léon), professeur à l'école supérieure de pharmacie de Paris. **Botanique Cryptogamique pharmaceutico-médicale**, 2 vol. gr. in-8° de 500 pages avec de nombreuses figures dans le texte et des planches hors texte dessinées par FAGUET.

Le tome 1, qui comprend la 1re et la 2e partie est en vente. Il forme 1 vol. de 500 pages, avec 130 figures dans le texte et une planche en taille-douce, hors texte, prix............ 12 fr.

PORTES (L.), chimiste expert de l'Entrepôt, pharmacien en chef de Lourcine, et F. RUYSSEN. — **Traité de la Vigne et de ses produits**, précédé d'une préface de M. A. CHATIN, membre de l'Institut, directeur de l'École supérieure de pharmacie de Paris 2 forts volumes de plus de 700 pages chacun, avec de nombreuses figures dans le texte. Prix de l'ouvrage complet........ 24 fr.

Le Tome Ier et le 1er fascicule du tome II sont en vente, la fin de l'ouvrage, qui se paye d'avance, sera remise aux souscripteurs en 1887.

POULSEN (V.-A.) **Microchimie végétale**, guide pour les recherches phytohistologiques à l'usage des étudiants, traduit d'après le texte allemand par J. Paul LACHMANN, licencié ès sciences naturelles. 1 vol. in-18.. 2 fr.

QUELET (Lucien). — **Enchiridion Fungorum in Europa Media** et præsertim in Gallia vigentium. 1 vol. in-18, cartonnage percaline verte, toile rouge.............................. 10 fr.

Exemplaire interfolié de papier blanc quadrillé.......... 14 fr.

TASSY (L.), conservateur des forêts. — **Aménagement des forêts**. 1 vol. in-8° de 700 pages. 3e *édition* très augmentée, 1887. 8 fr.

TASSY (L.). — **État des Forêts en France**, travaux à faire et mesures à prendre pour les rétablir dans les conditions normales. Une brochure de 120 pages.............................. 2 fr.

Ce travail est extrait de la 3e édition de « l'Aménagement des Forêts ».

WUNSCHE (Otto), professeur au Gymnasium de Zwickau. — **Flore générale des Champignons**. Organisation, propriétés et caractères des familles, des genres et des espèces, traduit de l'allemand et annoté par J.-L. de LANESSAN, professeur agrégé à la Faculté de médecine de Paris. 1 vol. in-18 de plus de 550 pages. 8 fr

Cartonné diamant.............................. 9 fr.

ZOOLOGIE ET ANTHROPOLOGIE

BÉRENGER-FÉRAUD (L.-J.-B.), médecin en chef de la marine. — **La Race provençale.** Caractères anthropologiques, mœurs, coutumes, aptitudes, etc. et ses peuplades d'origine. 1 vol. in-8°, de 400 pages .... 8 fr.

CORRE (A.), professeur agrégé à l'École de Brest. — **La Mère et l'Enfant dans les Races humaines.** In-18 de 300 pages, avec figures dans le texte........................ 3 fr. 50

DICTIONNAIRE DES SCIENCES ANTHROPOLOGIQUES. (Voir aux *Dictionnaires.*)

HOVELACQUE (Abel).—**Les débuts de l'humanité. L'homme primitif contemporain.** In-18 de 336 pages, avec 40 figures dans le texte.. 3 fr. 50

HUXLEY (Th.), secrétaire de la Société royale de Londres et MARTIN (H.-N.). — **Cours élémentaire et pratique de Biologie**, traduit de l'anglais par F. Prieur. 1 vol. in-18 de 400 pages. 4 fr.

LANESSAN (J.-L. de), professeur agrégé d'histoire naturelle à la Faculté de médecine de Paris. — **Traité de Zoologie. Protozoaires.** 1 beau vol. gr. in-8° de 350 pages, avec une table alphabétique, et 300 figures dans le texte.................................. 10 fr.

Le traité de zoologie paraît par volumes ou parties à 300 ou 400 pages, ornés de très nombreuses figures, contenant chacune l'histoire complète d'un ou plusieurs groupe d'animaux, et terminés par une table analytique.

1re partie. — *Les Protozoaires* (parue).

2e partie. — *Les Œufs et les Spermatozoïdes des Métazoaires. Les Cœlentérés,* (sous presse).

3e, 4e et 5e partie. — *Les Vers et les Mollusques.*

6e et 7e partie. — *Les Arthropodes.*

8e 9e 10e partie. — *Les Proto-Vertébrés et les Vertébrés.*

LANESSAN (J.-L. de). — **Manuel de Zootomie**, guide pratique pour la dissection des animaux vertébrés et invertébrés à l'usage des étudiants en médecine, des écoles vétérinaires et des élèves qui préparent la licence ès sciences naturelles, par August Mojsisovics Elden Von Mosjvar, privat-docent de zoologie et d'anatomie comparée à l'Université de Gratz. Traduit de l'allemand et annoté par J.-L. de Lanessan. 1 vol. in-8° d'environ 400 pages avec 128 figures dans le texte.. 9 fr.

LANESSAN (J.-L. de). — **Le Transformisme. Évolution de la matière et des êtres vivants.** 1 fort vol. in-18, de 600 pages, avec figures dans le texte.......................... 6 fr.

PHILIPPON (Gustave), Ex-professeur d'Histoire naturelle au Lycée Henri IV. — **Cours de zoologie, l'homme et les animaux,** rédigé suivant les nouveaux program., pour les Lycées et Collèges, et à l'usage des Écoles normales primaires. Un joli vol. in-18 cart. toile, de 500 pages, avec 300 figures dans le texte.... 4 fr. 50

RAY-LANKESTER (E.), professeur de zoologie et d'anatomie comparée à l' « University college » de Londres. — **De l'embryologie et de la classification des animaux.** 1 vol. in-18 de 107 pages, avec 37 figures hors texte.......................... 1 fr. 50

VÉRON (Eugène). — **Histoire naturelle des Religions.** — Animisme. — Religions mères. — Religions secondaires, — Christianisme. — 2 vol. in-18 formant 700 pages.................. 7 fr.

WAGNER (Moritz), — **De la Formation des espèces par la ségrégation.** traduit de l'allemand. 1 vol. in-18....... 1 fr. 50

MINÉRALOGIE ET PALÉONTOLOGIE

JAGNAUX (R.), membre de la Société Minéralogique de France et de la Société des Ingénieurs. — **Traité de Minéralogie appliquée** aux arts, à l'industrie, au commerce et à l'agriculture, comprenant les principes de cette science, la description des minéraux, des roches utiles et celle des procédés industriels et métallurgiques auxquels ils donnent naissance, à l'usage des candidats à la licence, des ingénieurs, des chimistes, des métallurgistes, des industriels, etc., etc. Un très fort volume gr. in-8 de 900 pages, avec 468 figures dans le texte.......................... 20 fr.

PORTES (L.), pharmacien en chef de l'hôpital de Lourcine. — **Manuel de minéralogie**. 1 vol. in-18 jésus, cartonné diamant, de 366 pages, avec 66 figures intercalées dans le texte..... 5 fr.

ZITTEL (Karl), professeur à l'Université de Munich, et SCHIMPER (Ch.), professeur à l'Université de Strasbourg. — **Traité de Paléontologie**. Traduit de l'allemand par Ch. Barrois, maître de conférences à la Faculté des sciences de Lille, 3 vol. grand in-8 de 700 à 800 pages chacun, avec 1800 figures dans le texte.

Le tome I — *Paléozoologie*. 1 vol. in-8 de 770 pages, avec 563 figures dans le texte, est en vente................. 37 fr. 50

Le Tome II — *Paléozoologie* (fin). — Comprenant les mollusques et les articulés, 900 pages, avec 1.109 fig. dans le texte. 45 fr.

Le Tome III — *Paléobotanique*. (Sous presse).

CHIMIE, ÉLECTRICITÉ ET MAGNÉTISME

BARDET (G.). — **Traité élémentaire et pratique d'électricité médicale** avec une préface de M. le prof. C. M. Gariel, 1 beau vol. in-8 de 640 pages, avec 250 figures dans le texte. 10 fr.

BARÉTY (A.), ancien interne des hôpitaux de Paris. — **Le Magnétisme animal**, étudié sous le nom de force neurique rayonnante et circulante, dans ses propriétés physiques, physiologiques et thérapeutiques. Un vol. gr. in-8 de 640 pages avec 82 figures.. 14 fr.

BERNHEIM, professeur à la Faculté de médecine de Nancy. — **De la suggestion et de ses applications à la thérapeutique**. 1 vol. in-18 cartonné diamant de 450 pages avec figures dans le texte... 6 fr.

BOUDET DE PARIS, ancien interne des hôpitaux de Paris. — **Électricité médicale**. Études électrophysiologiques et cliniques. 1 vol. gr. in-8 de 600 pages, avec de nombreuses figures dans le texte. Cet ouvrage paraîtra en 3 fascicules. Le 1er fascicule est en vente, il forme 100 pages.................................. 3 fr.

Le 2e et le 3e fascicule paraîtront en 1887.

BOUDET DE PARIS : **La Photographie sans appareils** pour la reproduction des dessins, gravures, photographies et objets plans quelconque, in-8 avec 10 planches hors texte en héliogravure...................................... 3 fr. 50

DUTER (E.), agrégé de l'Université, docteur ès sciences physiques, professeur de physique au lycée Louis-le-Grand. — **Cours d'é-**

lectricité rédigé conformément aux nouveaux programmes. 1 vol. in-18, cartonné toile, de 280 pages, avec 200 figures dans le texte.. 3 fr. 50

GARIEL (C.-M.), professeur à la Faculté de médecine de Paris, membre de l'Académie de médecine, ingénieur en chef des Ponts et chaussées. — **Traité pratique d'électricité**, comprenant les les applications aux *Sciences* et à l'*Industrie* et notamment à la *Télégraphie*, à l'*Éclairage électrique*, à la *Galvanoplastie*, à la *Physiologie*, à la *Médecine*, à la *Météorologie*, etc., etc. Deux beaux volumes grand in-8 formant 1000 pages avec 600 figures dans le texte. Ouvrage complet.................. 24 fr.

GIBIER (P.). — **Le Spiritisme** (Fakirisme occidental), un vol. in-18 de 400 pages avec figures........................ 4 fr.

GRAHAM (professeur). — **La chimie de la panification**, traduit de l'anglais, 1 vol. in-18.............................. 2 fr.

HÉTET, pharmacien en chef de la marine, professeur de chimie à l'École de médecine navale de Brest. — **Manuel de chimie organique** avec ses applications à la médecine, à l'hygiène et à la toxicologie. 1 vol. in-18, de 880 pages, avec 50 figures dans le texte. Broché, 8 fr. — Cartonné........................ 9 fr.

JAGNAUX (R.), professeur de chimie à l'Association philotechnique, membre de la Société Minéralogique de France, et de la Société des ingénieurs civils, etc. — **Traité de chimie générale analytique et appliquée**, 4 vol. grand in-8 formant 2200 pages avec 800 figures dans le texte, et deux planches en couleur, hors texte.. 48 fr.

JAGNAUX (R.). — **Traité pratique d'analyses chimiques et d'essais industriels**, méthodes nouvelles pour le dosage des substances minérales, minerais, métaux, alliages et produits d'art, à l'usage des ingénieurs, des chimistes des métallurgistes, etc. 1 vol. in-18 de 500 pages avec figures................. 6 fr.

OCHOROWICZ (J.), ancien professeur agrégé à l'Université de Lemberg. **La Suggestion mentale**. 1 vol. in-18 jésus, de 500 pages.. 5 fr.

YUNG (Émile), Privat-Docent à l'Université de Genève. — **Le Sommeil normal et le Sommeil pathologique**, magnétisme animal, hypnotisme névrose hystérique, 1 vol. in-18...... 2 fr. 50

1565. — Tours imp. Rouillé-Ladevèze, DESLIS Frères successeurs.

www.ingramcontent.com/pod-product-compliance
Ingram Content Group UK Ltd.
Pitfield, Milton Keynes, MK11 3LW, UK
UKHW012141240726
13966UKWH00001B/92